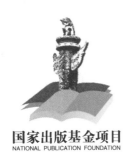

国家出版基金项目
NATIONAL PUBLICATION FOUNDATION

传染病症候群监测与检测技术丛书 第 六 分 册

—— 杨维中　总主编／侯云德　主　审——

传染病症候群病原体变异研究技术

Pathogen Evolution Research Techniques for Infectious Diseases

袁正宏　陈　瑜◎主编

U0388462

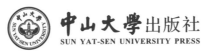

中山大学出版社
SUN YAT-SEN UNIVERSITY PRESS

· 广州 ·

图书在版编目（CIP）数据

传染病症候群病原体变异研究技术/袁正宏，陈瑜主编．—广州：中山大学出版社，2016.10

（传染病症候群监测与检测技术丛书/杨维中总主编，侯云德主审）

ISBN 978 - 7 - 306 - 05845 - 4

Ⅰ．①传⋯　Ⅱ．①袁⋯　②陈⋯　Ⅲ．①传染病—病原体—型异　Ⅳ．①R51

中国版本图书馆 CIP 数据核字（2016）第 230535 号

CHUANRANBING ZHENGHOUQUN BINGYUANTI BIANYI YANJIU JISHU

出版人：徐　劲
责任编辑：鲁佳慧
封面设计：曾　斌
责任校对：王　琦
责任技编：黄少伟
出版发行：中山大学出版社
电　　话：编辑部电话（020）84111996，84113349，84111997，84110779
　　　　　发行部电话（020）84111998，84111981，84111160
地　　址：广州市新港西路 135 号
邮　　编：510275　　传真：（020）84036565
网　　址：http：//www. zsup. com. cn　E-mail：zdcbs@ mail. sysu. edu. cn
印 刷 者：佛山市浩文彩色印刷有限公司
规　　格：787mm×1092mm　　1/16　　18.5 印张　　500 千字
版次印次：2016 年 10 月第 1 版　　2016 年 10 月第 1 次印刷
定　　价：58.00 元

丛书编委会

主　　审　侯云德
总 主 编　杨维中
副总主编　黎孟枫　景怀琦　许文波　刘　玮　吴建国　袁正宏　任丽丽
　　　　　黄留玉　赵世文　赵　卓　王新华　陈　瑜

本书编委会

主　　编　袁正宏　陈　瑜
副 主 编　胡芸文　朱召芹　郑书发

编委会成员（按姓氏笔画排序）

刁保卫　中国疾病预防控制中心传染病预防控制所
王世文　中国疾病预防控制中心病毒病预防控制所
王环宇　中国疾病预防控制中心病毒病预防控制所
孔海深　浙江大学附属第一医院
王　蔚　上海市公共卫生临床中心
王　鑫　中国疾病预防控制中心传染病预防控制所
史智扬　中国疾病预防控制中心传染病预防控制所
许文波　中国疾病预防控制中心病毒病预防控制所
朱召芹　上海市公共卫生临床中心
朱兵清　中国疾病预防控制中心传染病预防控制所
任丽丽　北京协和医学院病原生物学研究所
闫梅英　中国疾病预防控制中心传染病预防控制所
孙强正　中国疾病预防控制中心传染病预防控制所
张万菊　上海市公共卫生临床中心
李中杰　中国疾病预防控制中心
李丹地　中国疾病预防控制中心病毒病预防控制所
沈玉娟　中国疾病预防控制中心寄生虫病预防控制所
宋志刚　上海市公共卫生临床中心
杨　青　浙江大学附属第一医院

张茂俊　中国疾病预防控制中心传染病预防控制所
张建中　中国疾病预防控制中心传染病预防控制所
李建东　中国疾病预防控制中心病毒病预防控制所
邵祝军　中国疾病预防控制中心传染病预防控制所
陈　晓　浙江大学附属第一医院
陈海丽　上海市公共卫生临床中心
陈　瑜　浙江大学附属第一医院
杨维中　中国疾病预防控制中心
杨瑞馥　军事医学科学院微生物流行研究所
何　静　上海市公共卫生临床中心
张　燕　中国疾病预防控制中心病毒病预防控制所
周冬生　军事医学科学院微生物流行研究所
周海健　中国疾病预防控制中心传染病预防控制所
胡芸文　上海市公共卫生临床中心
逢　波　中国疾病预防控制中心传染病预防控制所
郝　琴　中国疾病预防控制中心传染病预防控制所
徐子乾　中国疾病预防控制中心病毒病预防控制所
袁正宏　复旦大学上海医学院
郭辰仪　军事医学科学院微生物流行研究所
贾宝迁　北京协和医学院病原生物学研究所
夏胜利　河南省疾病预防控制中心传染病预防控制所
高荣保　中国疾病预防控制中心病毒病预防控制所
高晓艳　中国疾病预防控制中心病毒病预防控制所
阎笑梅　中国疾病预防控制中心传染病预防控制所
崔大伟　浙江大学附属第一医院
梁未丽　中国疾病预防控制中心传染病预防控制所
曹开源　中山大学
黄　芳　中国疾病预防控制中心寄生虫病预防控制所
曹建平　中国疾病预防控制中心寄生虫病预防控制所
景怀琦　中国疾病预防控制中心传染病预防控制所
赖圣杰　中国疾病预防控制中心
管文彩　上海市公共卫生临床中心
阚　飙　中国疾病预防控制中心传染病预防控制所

出版说明

　　在国家"十一五"和"十二五"期间，我国实施了"艾滋病和病毒性肝炎等重大传染病防治"科技重大专项，技术总师侯云德院士建议在整体研究中设立了若干能力建设平台，"传染病监测技术平台"就是其中之一。侯云德院士指导专家组设计了"传染病监测技术平台"研究框架，在中国疾病预防控制中心（中国 CDC）杨维中副主任牵头组织下，编制了发热呼吸道、腹泻、发热伴出疹、发热伴出血和脑炎脑膜炎五大症候群病原谱及其变异变迁规律的研究设计书。该研究以国家卫生和计划生育委员会传染病防治重大专项实施管理办公室杨维中副主任为总牵头人，联合卫生、科研、教育、农业、军队等多个行业和机构的 12 家核心实验室、79 家区域监测实验室和 290 家监测哨点医疗机构，建立覆盖我国不同区域、不同层级的国家传染病症候群监测研究与检测实验室网络，实施发热呼吸道、腹泻、发热伴出疹、发热伴出血和脑炎脑膜炎五大症候群病原谱及其病原体变异变迁规律的研究。

　　为保障研究质量，研究组在设计书的框架下，制订了统一的五大症候群监测研究方案与病原体检测技术操作规范。在实施的 7 年中，监测研究方案和检测操作技术规范被不断地修改、完善，先后形成了 2009 年版和 2012 年版技术方案。在此基础上，全体专家结合实践经验和学科进展，对 2012 年版的方案做了全面的补充和更新，编写了《传染病症候群监测与检测技术丛书》。为使读者更好地了解本丛书，现将传染病监测技术研究的基本情况介绍如下。

一、研究概况

　　该研究联合地方和军队的疾控、医疗、科研院校等单位，建立覆盖全国的传染病症候群监测实验室网络；揭示我国不同地区发热呼吸道、腹泻、发热伴出疹、发热伴出血以及脑炎脑膜炎五大症候群的病原谱并开展其病原体变异变迁规律研究，为提高新发、突发传染病的检测能力积累经验、提供基础。

　　按照研究设计书，建立覆盖全国的传染病症候群监测网络，制定并实施统一的技术方案和运行机制；规范地开展发热呼吸道、腹泻、发热伴出疹、发热伴出血以及脑炎脑膜炎等五大症候群病例的发现、信息收集、标本采集和病原学检测研究；建立病例和标本信息库、标本生物资源库、菌（毒、虫）株库；建立可以实时收集、传送、共享和分析的信息管理系统；建立相应的盲样考核和监督检查等质量管理体系；通过对长期、系统、大样本监测数据的综合分析，掌握主要症候群病原谱的构成及其变化规律，探索重要病原体的变异变迁规律，不断提高及时发现、识别新发、突发传染病病原体和预测预警的能力。（图 1）

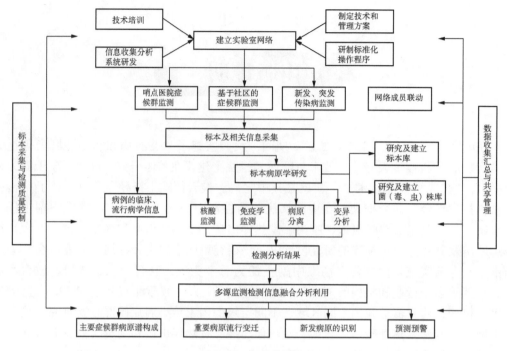

图 1　总体研究路线

该研究由中国疾病预防控制中心牵头，联合卫生、科研、教育、农业、军队等多个行业和机构的实验室，建立不同层级的、覆盖我国不同区域的国家传染病监测实验室网络。"十二五"期间，该项目分为 12 个课题，由国内传染病领域的 12 家核心实验室、79 家区域监测实验室和 290 家哨点医院共同组织实施。研究实验室网络组织架构和哨点医院分布见图 2。

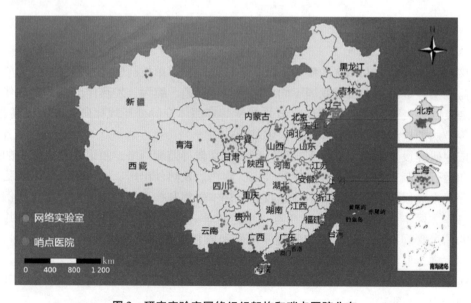

图 2　研究实验室网络组织架构和哨点医院分布

二、组织实施

研究采取分级管理的方式，总负责人负责总体协调和全面管理；各监测研究和检测实验室按任务合同书的要求完成各自承担的研究任务。设立管理执行办公室，负责日常协调与管理。（图3）

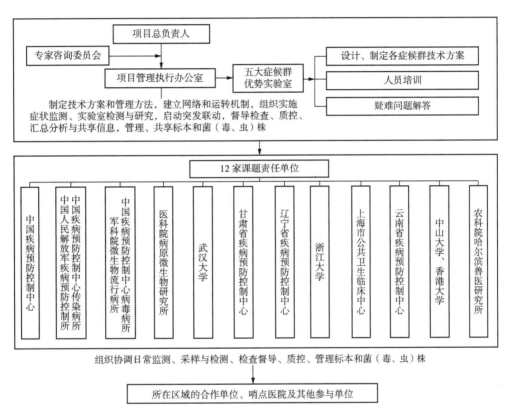

图3 项目组织管理框架
军科院：中国人民解放军军事医学科学院；医科院：中国医学科学院；农科院：中国农业科学院。

为有效指导研究的有序开展，2008年12月24日，原卫生部传染病防治重大专项实施管理办公室在北京组织召开了传染病监测技术研究工作会，安排部署了各项管理和技术方案的编写工作。2009年1—2月，该研究组的各承担单位多次召开了管理和技术方案编写会议。各方案编写小组组织相关领域专家，经过反复研讨与完善，完成了各项管理和技术方案的编写。2009年12月14日，原卫生部传染病防治重大专项实施管理办公室正式印发了2009年版的14个管理和技术方案，包括发热呼吸道、腹泻、发热伴出疹、发热伴出血和脑炎脑膜炎等五类症候群监测研究，新发、突发病原研究，病原体变异研究，人兽共患病病原谱研究，传染病症候群监测及多源监测信息融合分析技术研究，标本库和菌（毒、虫）株库建设，实验室质量控制，信息管理系统设计等技术方案以及项目管理办法。各症候群监测和变异变迁技术方案及牵头单位见表1。

表1 五大症候群和变异变迁技术方案及牵头单位

技 术 方 案	牵 头 单 位
发热呼吸道症候群	中山大学
腹泻症候群	中国疾病预防控制中心传染病预防控制所
发热伴出疹症候群	中国疾病预防控制中心病毒病预防控制所
发热伴出血症候群	军事医学科学院微生物流行病研究所
脑炎脑膜炎症候群	武汉大学
传染病症候群病原体变异变迁研究	上海市公共卫生临床中心

"十二五"期间，监测研究病原体共90余种（涵盖了近30种法定报告传染病、60多种非法定报告传染病以及不明原因/新发疾病），监测的病原体种类见表2。此外，对其中12种重点病原开展了变异变迁研究，制定了研究方案和明确了分工。各重点病原变异变迁研究牵头单位和协作单位见表3。

表2 各症候群开展监测的病原体种类

症候群	检测病原体		
	病 毒	细 菌	其 他
发热呼吸道	必检病原：流感病毒、呼吸道合胞病毒、腺病毒、副流感病毒、偏肺病毒、冠状病毒、博卡病毒、鼻病毒 扩展检测病原：中东呼吸综合征新型冠状病毒	必检病原：金黄色葡萄球菌、肺炎克雷伯菌、A组乙型链球菌、铜绿假单胞菌、流感嗜血杆菌、肺炎链球菌、军团菌 扩展检测病原：结核分枝杆菌、卡他莫拉汉菌、鲍曼不动杆菌	必检病原：肺炎支原体、肺炎衣原体
腹泻	必检病原：轮状病毒、肠道腺病毒、诺如病毒、札如病毒、星状病毒	必检病原：致泻大肠杆菌、非伤寒沙门菌、志贺菌、弯曲菌、小肠结肠炎耶尔森菌、假结核耶尔森菌、霍乱弧菌、副溶血弧菌、嗜水气邻单胞菌、类志贺邻单胞菌、副溶血弧菌、拟态弧菌、河弧菌	必检病原：阿米巴、蓝氏贾第鞭毛虫、隐孢子虫
发热伴出疹	必检病原：肠道病毒、麻疹病毒、风疹病毒、水痘-带状疱疹病毒、登革病毒、人类小DNA病毒B19、EB病毒、单纯疱疹病毒6型	必检病原：伤寒沙门菌、副伤寒沙门菌、链球菌	必检病原：伯氏疏螺旋体、立克次体

续表2

症候群	检测病原体		
	病　　毒	细　　菌	其　　他
发热伴出血	必检病原：汉坦病毒、登革病毒、新疆出血热病毒、新布尼亚病毒 扩展检测病原：埃博拉出血热病毒	必检病原：鼠疫菌、猪链球菌	必检病原：钩端螺旋体、立克次体、无形体、埃立克体
脑炎脑膜炎	必检病原：流行性乙型脑炎病毒、腮腺炎病毒、肠道病毒、单纯疱疹病毒、脊髓灰质炎病毒 扩展检测病原：麻疹病毒、呼吸道合胞病毒、西尼罗病毒、蜱传脑炎病毒	必检病原：脑膜炎奈瑟菌、b型流感嗜血杆菌、金黄色葡萄球菌、肺炎链球菌、猪链球菌、大肠杆菌、B族链球菌 扩展检测病原：单增李斯特菌	必检病原：恶性疟原虫、弓形虫、带绦虫、新型隐球菌 扩展检测病原：肺吸虫、并殖吸虫、旋毛虫、广州管圆线虫、裂头蚴

表3　12种重点病原变异变迁研究牵头单位和协作单位

病原体名称	牵头单位	参研单位
腺病毒	中国疾病预防控制中心病毒病所	军科院微生物所、医科院病原所、甘肃省疾病预防控制中心、辽宁省疾病预防控制中心、上海市公共卫生临床中心、云南省疾病预防控制中心、中山大学
非伤寒沙门菌	中国疾病预防控制中心传染病所	中国人民解放军疾病预防控制中心、甘肃省疾病预防控制中心、辽宁省疾病预防控制中心、浙江大学、上海市公共卫生临床中心、云南省疾病预防控制中心
新布尼亚病毒	军科院微生物所	辽宁省疾病预防控制中心
志贺菌	中国人民解放军疾病预防控制中心	中国疾病预防控制中心传染病所、甘肃省疾病预防控制中心、辽宁省疾病预防控制中心、上海市公共卫生临床中心、浙江大学
冠状病毒	医科院病原所	中国疾病预防控制中心病毒病所、甘肃省疾病预防控制中心、辽宁省疾病预防控制中心、上海市公共卫生临床中心、云南省疾病预防控制中心、中山大学
呼吸道合胞病毒	武汉大学	中国疾病预防控制中心病毒病所、军科院微生物所、甘肃省疾病预防控制中心、辽宁省疾病预防控制中心、上海市公共卫生临床中心、中山大学
布鲁氏杆菌	辽宁省疾病预防控制中心	中国疾病预防控制中心传染病所、甘肃省疾病预防控制中心

续表3

病原体名称	牵头单位	参研单位
致病性弧菌	浙江大学	中国疾病预防控制中心传染病所、中国人民解放军疾病预防控制中心、辽宁省疾病预防控制中心、上海市公共卫生临床中心、云南省疾病预防控制中心
鼻病毒	上海市公共卫生临床中心	中国疾病预防控制中心病毒所、医科院病原所、辽宁省疾病预防控制中心、中山大学
金黄色葡萄球菌	云南省疾病预防控制中心	中国疾病预防控制中心传染病所、武汉大学、中山大学
博卡病毒	中山大学	中国疾病预防控制中心病毒所、军科院微生物所、医科院病原所、辽宁省疾病预防控制中心、上海市公共卫生临床中心、云南省疾病预防控制中心
隐孢子虫	中国疾病预防控制中心寄生虫病所	中国疾病预防控制中心传染病所、中国人民解放军疾病预防控制中心、辽宁省疾病预防控制中心、浙江大学、上海市公共卫生临床中心、云南省疾病预防控制中心、甘肃省疾病预防控制中心

该研究实施4年后，根据在研究中发现的问题，又进一步完善了各症候群监测研究方案，优化了采样策略，提高了监测的代表性和科学性。2013年，对发热呼吸道、腹泻和发热伴出疹症候群方案中的采样对象、采样频次、采样时间、样本类型等进行了进一步规范调整，于2014年1月1日开始实施调整后的新方案。

自2009年以来持续、稳定地开展五大症候群病原学的监测研究，项目完整收集了标本来源病例的人口学信息、临床症状、样本和检测结果等。对各个症候群的所有个案调查、标本背景资料及实验室检测结果全部通过纸质材料与电子文档进行完整记录，并将相关信息录入项目信息系统。

项目组先后制订和发布了2010年版、2012年版"传染病症候群病原体变异研究方案"，并在广泛征求传染病病原学、流行病学等相关领域专家和各参研单位的意见后，最终形成了"重点传染病病原深入研究实施方案"。

根据"标本库和菌（毒、虫）株库建设和管理方案"，各单位已建立起较具规模的标本库与菌（毒、虫）株库实体，并将相关信息录入信息管理系统。

为实现研究相关资料和数据与信息的整合、共享与利用，满足项目信息电子化、网络化管理的需要，根据研究任务的要求，研究组研发了"传染病监测技术平台信息管理系统"，包括五大症候群监测研究、病原体变异研究、样本与菌（毒、虫）株库管理、环境标本禽流感病毒监测、症状监测与预警等子系统，并不断改进升级，目前已升级至2.0版。（图4）

针对监测研究质量控制的需要，建立了完整的质控方案，对网络实验室监测研究的整个过程进行有效的质量管理，建立了监测数据质量评价指标，制订了五大症候群双份

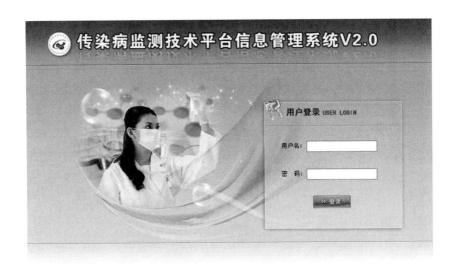

图 4　传染病监测技术平台信息管理系统

血清采样和检测计划，以及实验室检测试剂现况调查，并对大部分参研单位开展了现场督导调研工作，保障了研究的管理与实施能有效开展。

　　通过在国家"十一五"至"十二五"期间的持续监测和深入研究，研究组构建了跨区域、跨系统的以传染病五类症候群为切入点的多病原传染病监测网络，形成了可以共享的症候群监测研究技术、资源、人才、信息平台，建立了研究与应用紧密结合的传染病五大症候群监测国家协同创新体系。初步揭示了我国传染病五大症候群的病原谱和流行变化规律；参与发现或确定了新发、突发传染病病原，如甲型 H1N1 流感病毒、H7N9 禽流感病毒、新疆输入性脊髓灰质炎病毒、甘肃鼠疫病原等；在重点病原体的变异变迁规律研究上取得一系列成果，如腺病毒 55 型、麻疹 D8 基因型、成人腹泻病原体的变异变迁等。网络所覆盖的实验室和哨点医院的监测、检测分析等研究能力都有了显著的提升。

序

　　传染病仍然是危害人类健康的重要疾病。不仅一些古老传染病病原体不断发生变异变迁，新的病原体也层出不穷，这给传染病的发现、诊断和防治工作带来了新的挑战。国家"艾滋病和病毒性肝炎等重大传染病防治"科技重大专项在国家"十一五"之初，在传染病监测技术平台中设立了"传染病五大症候群病原谱流行规律研究项目"，旨在通过对发热呼吸道症候群、腹泻症候群、发热伴出疹症候群、发热伴出血症候群、脑炎脑膜炎症候群等传染病五大症候群病原谱监测及其病原体变异变迁的研究，了解我国传染病五大症候群病原谱流行特征及变异变迁规律，同时，使我国传染病监测网络保持并不断提高对新发突发传染病的发现、诊断能力。

　　传染病五大症候群病原谱流行规律研究在全国构建了跨区域、跨系统的传染病监测、检测网络。网络覆盖了全国 12 家传染病核心实验室、79 家区域网络实验室和 290 家哨点医院。研究涵盖了传染病五大症候群共 90 余种重要病原体，覆盖面广，研究内容丰富，参与的实验室和医院多，研究时间跨度长，需要有统一的监测和检测技术方案和操作规程，以控制监测、检测工作质量，确保研究结果的可比性和可靠性。在国家"艾滋病和病毒性肝炎等重大传染病防治"项目技术总师侯云德院士指导下，传染病五大症候群病原谱流行规律研究项目总负责人杨维中教授，组织近百名传染病监测、防治和实验室检测专家和研究人员，编写了发热呼吸道症候群、腹泻症候群、发热伴出疹症候群、发热伴出血症候群、脑炎脑膜炎症候群等传染病五大症候群监测及其病原体检测研究技术方案，以及病原体变异变迁研究技术方案，供各项目单位在项目实施中遵照执行。

　　研究历经国家"十一五"和"十二五"，截至 2015 年 11 月，共完成各类症候群 385 490 例病例信息及其 464 010 份标本的采集和检测的研究，初步建成了可以共享的症候群监测研究的技术、资源、人才和信息平台，建成了研究与应用紧密结合的传染病五大症候群监测国家协同创新体系。研究期间，项目组根据研究实践和学科的最新进展，对监测、检测研究技术方案进行了两次修订与更新，使之日臻完善。

　　为了尽早发挥国家重大传染病科技专项的科技示范效应，项目组在"十二五"即将结束之际，对发热呼吸道症候群、腹泻症候群、发热伴出疹症候群、发热伴出血症候群、脑炎脑膜炎症候群等传染病五大症候群监测及其病原体检测研究技术方案，以及病原体变异变迁研究技术方案做了进一步的修改、完善与更新，编纂成《传染病症候群监测与检测技术丛书》出版发行，以期供更多的临床医生、疾病预防控制工作者、研究人员以及相关院校师生等参考和借鉴。

本丛书按照发热呼吸道症候群、腹泻症候群、发热伴出疹症候群、发热伴出血症候群、脑炎脑膜炎症候群五大症候群监测及其病原体检测和病原体变异变迁研究6方面内容分为6个分册。丛书基本内容包括：传染病症候群罹患特征，监测基本概念和设计，标本采集、运输、储存及其病原体（细菌、病毒、寄生虫）病原学特征、检测策略和技术方法。本丛书有较好的系统性、实用性和操作指导性。

本书在编写、审稿过程中，得到了国家"艾滋病和病毒性肝炎等重大传染病防治"科技专项办公室及其总体专家组的支持和指导，得到了中山大学在出版方面的支持和帮助，在此致以衷心的感谢。

限于我们的水平，本书难免存在疏漏和不妥之处，敬请读者批评指正。

国家"艾滋病和病毒性肝炎等重大传染病防治"科技重大专项技术总师

传染病五大症候群病原谱流行规律研究项目总负责人

2015 年 12 月　北京

前　言

　　近年来，新发感染病不断涌现，而不少曾经被控制的传染病又死灰复燃，新发及再发感染病越来越引起重视。为了有效应对新发及再发传染病、提高人民健康水平、维护国家安全，国家在"艾滋病和病毒性肝炎等重大传染病防治"专项研究中设置了"传染病监测技术平台"项目研究，以了解我国主要的五大症候群相关传染病病原体。通过从国家"十一五"到"十二五"的持续监测和深入研究，初步明确了我国主要传染病的病原谱构成和流行规律，为我国传染病防控策略的制定提供了新的科学依据。病原体分型变异研究方案是基于对我国细菌性和病毒性传染病病原体构成的研究，经相关专家和项目各网络实验室不断讨论、论证、修订和完善，应用于病原体鉴定、分型和信息分析的技术体系。为更好地推广应用"传染病监测技术平台"项目多年实践中积累的经验与成果，本书对传染病症候群病原体分型变异研究方案进行了系统介绍。

　　本书首先对传染病监测技术平台项目的传染病症候群病原体变异研究方案进行概述；随后分病毒、细菌、寄生虫和螺旋体四大章节对单一病原体的分型鉴定和变异研究操作规程进行逐一介绍，各个病原体独立为一节，介绍其分型鉴定和变异研究的国内外研究进展，并对其基本病原学、致病性特征与目前常用的检测技术方法进行详述。本书还针对病原鉴定的最新技术发展，对病原体核酸的液态芯片高通量筛查检测和病原体核酸的二代测序鉴定这两种方法在未知病原体高通量筛查分型鉴定和变异研究的应用及详细操作规程进行了阐述。尽管，关于病原体分型鉴定和变异检测的相关参考书已有不少，但迄今尚无从症候群角度，系统描述五大症候群细菌、病毒和寄生虫常见病原体分型变异研究方案的著作，希望本书能弥补这一不足。同时希望上述结构编排能方便读者查询使用，使之成为实验室检测的桌旁工具书。

　　编写本书的宗旨不仅是希望为广大读者提供一本专业参考书，有助于基础医学、医学诊断学、微生物学、传染病学和流行病学等领域的研究人员及检验技术人员系统理解和掌握相关知识；更期望能帮助全国传染病相关预防控制、检验和临床医疗工作者利用此书，对五大症候群病原体进行长期、系统地监测，使我国准确掌握不同地区、不同时间的病原谱构成和流行变化规律。

当然，在"传染病监测技术平台"项目前期的实践中，我们也发现病原体分型鉴定和变异研究技术正在不断更新，部分分型变异检测技术也存在一定的不足和缺陷，不同实验室对技术方法的参数也存在一定的争议。希望大家在使用中，不断检验、完善和反馈，持续发展传染病病原体分型鉴定和变异技术，推动我国传染病病原体分型鉴定和变异的研究水平。最后，我们对本书的各位编者表达最真诚的谢意，也希望广大读者对本书的不妥之处不吝赐教和指正。

2016 年 6 月

目 录

第一章　传染病监测与检测研究概述

　　在国家"十一五"和"十二五"期间，我国实施了传染病监测与检测技术的研究，主要包括发热呼吸道、腹泻、发热伴出疹、发热伴出血和脑炎脑膜炎五大症候群病原谱及其病原体变异变迁规律的研究。

　　通过全国 12 家核心实验室、79 家区域监测实验室和 290 家监测哨点医疗机构，建立了覆盖我国不同区域、不同层级的国家传染病症候群监测研究与检测实验室网络。制订了五大症候群监测研究方案与病原体检测技术操作规范。建立了病例和标本信息库、标本生物资源库、菌（毒、虫）株库，以及可以实时收集、传送、共享和分析的信息管理系统"传染病监测技术平台信息管理系统 V 2.0"。通过对长期、系统、大样本监测数据的综合分析，掌握主要症候群病原谱的构成及其变化规律，探索重要病原体的变异变迁规律，不断提高及时发现、识别新发、突发传染病病原体和预测预警的能力。

　　监测研究病原共 90 余种（涵盖了近 30 种法定报告传染病、60 多种非法定报告传染病以及不明原因/新发疾病）。见表 1 - 1。

表 1 - 1　各症候群开展监测的病原体种类

症候群	检测病原体		
	病　毒	细　菌	其　他
发热呼吸道	必检病原：流感病毒、呼吸道合胞病毒、腺病毒、副流感病毒、偏肺病毒、冠状病毒、博卡病毒、鼻病毒 扩展检测病原：中东呼吸综合征新型冠状病毒	必检病原：金黄色葡萄球菌、肺炎克雷伯菌、A 组乙型链球菌、铜绿假单胞菌、流感嗜血杆菌、肺炎链球菌、军团菌 扩展检测病原：结核分枝杆菌、卡他莫拉汉菌、鲍曼不动杆菌	必检病原：肺炎支原体、肺炎衣原体
腹泻	必检病原：轮状病毒、肠道腺病毒、诺如病毒、札如病毒、星状病毒	必检病原：致泻大肠杆菌、非伤寒沙门菌、志贺菌、弯曲菌、小肠结肠炎耶尔森菌、假结核耶尔森菌、霍乱弧菌、副溶血弧菌、嗜水气邻单胞菌、类志贺邻单胞菌、副溶血弧菌、拟态弧菌、河弧菌	必检病原：阿米巴、蓝氏贾第鞭毛虫、隐孢子虫

续表 1 – 1

症候群	检测病原体		
	病　毒	细　菌	其　他
发热伴出疹	必检病原：肠道病毒、麻疹病毒、风疹病毒、水痘－带状疱疹病毒、登革病毒、人类小 DNA 病毒 B19、EB 病毒、单纯疱疹病毒 6 型	必检病原：伤寒沙门菌、副伤寒沙门菌、链球菌	必检病原：伯氏疏螺旋体、立克次体
发热伴出血	必检病原：汉坦病毒、登革病毒、新疆出血热病毒、新布尼亚病毒 扩展检测病原：埃博拉出血热病毒	必检病原：鼠疫菌、猪链球菌	必检病原：钩端螺旋体、立克次体、无形体、埃立克体
脑炎脑膜炎	必检病原：流行性乙型脑炎病毒、腮腺炎病毒、肠道病毒、单纯疱疹病毒、脊髓灰质炎病毒 扩展检测病原：麻疹病毒、呼吸道合胞病毒、西尼罗病毒、蜱传脑炎病毒	必检病原：脑膜炎奈瑟菌、b 型流感嗜血杆菌、金黄色葡萄球菌、肺炎链球菌、猪链球菌、大肠杆菌、B 族链球菌 扩展检测病原：单增李斯特菌	必检病原：恶性疟原虫、弓形虫、带绦虫、新型隐球菌 扩展检测病原：肺吸虫、并殖吸虫、旋毛虫、广州管圆线虫、裂头蚴

对传染病五大症候群病原谱监测检测的深入持续研究，可提升对重点病原体变异变迁的监测研究、快速发现以及溯源等总体能力，提升国家疾病预防控制与应急的能力。

（杨维中　李中杰　赖圣杰）

第二章　传染病症候群病原体分型变异研究概述

国家传染病病原体分型变异研究，采用统一的细菌和病毒实验室分子分型技术，分子分型信息通过传染病监测信息系统平台上传汇总。通过对全国的数据进行分型分析及遗传特征比对、发现特征型别的簇，从而提出预警信息，进而结合流行病学调查，发现不同地理区域的暴发关联，查找危险因素，分析传播途径，追溯传染来源。

一、概述

传染病病原体分型变异研究是在国家传染病防控的总体框架下，针对发热呼吸道、腹泻病、发热伴出疹、发热伴出血、脑炎脑膜炎等五大临床症候群，开展病原谱监测研究，以及对新发、突发和不明原因传染病事件监测中分离到的病原体开展深入的研究，建立主要病原体的分型鉴定及其变异研究的技术方案；对症候群病原学监测中所获得的重要病原体进行分型鉴定，并对其中具有特殊流行病学和/或临床意义的病原体进行基因变异、分子分型及菌群变迁特征分析，建立相关病原体的基因信息库；阐明相关病原的流行优势型别和重要位点的变异及其意义，结合流行病学和临床分析病原体变迁，及时发现传染病新的流行态势。该研究有助于我国传染病暴发的早期预警分析、突发公共卫生事件的应对、暴发疫情的溯源以及新发传染病的发现等；着力于解决传染病的跨地区传播问题，可为我国疾病控制管理和技术部门对传染病疫情分析、预警和防控策略的制订提供科技支撑和服务，同时也为我国疫苗使用策略和研制新型疫苗提供科学依据。

该研究针对病原谱监测研究以及新发、突发和不明原因传染病事件监测研究中分离到的病原体，开展深入的病原学研究，建立相关病原体的病原和基因信息库，了解已知或新发传染病的病原生物学特征以及其变异变迁，动态掌握病原体的分布特征，分析重要抗原变异趋势。

哨点医院采集的标本运送到网络实验室进行标本监测，包括核酸、免疫检测和病原分离等，在此基础上进行分型变异分析等（图 2-1）。

研究的主要环节包括病原体检测或分离，分型变异检测分析，信息收集、分析与通报。

1. 病原体检测或分离

各监测实验室从症候群监测以及新发、突发和不明原因传染病事件监测研究中分离到的病原体进行检测。根据我国传染病流行特征及国内外的动态，本章选择常见和重要

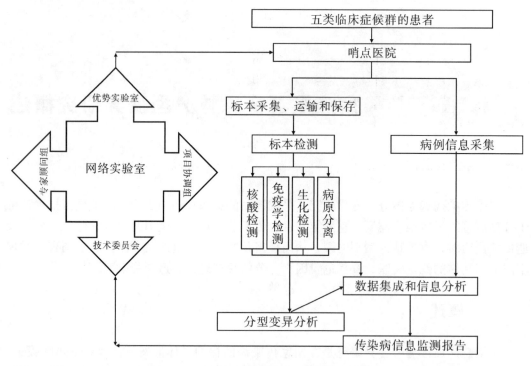

图2-1 传染病病原体分型变异研究路线图

的病原体，涵盖的细菌病原体包括霍乱弧菌、大肠杆菌O157：H7、伤寒副伤寒沙门菌、痢疾志贺菌、小肠结肠炎耶尔森菌、单核细胞增多性李斯特菌、空肠弯曲菌、副溶血弧菌等；涵盖的病毒病原体包括流感病毒、麻疹病毒、冠状病毒、轮状病毒、流行性乙型脑炎病毒、登革热病毒、RSV病毒等；涵盖的寄生虫有隐孢子虫和疟原虫；涵盖的螺旋体为伯氏疏螺旋体。

2. 实验室分型变异检测分析

实验室分析技术方案主要包括菌（毒、虫）株的血清型别、基因型、其他生物型别、毒力基因、耐药谱、保护性抗原和重要监测抗原基因变异、分子分型等。对于明确的病原体，确定标准化的技术方法。菌（毒、虫）株分析由监测实验室和中国疾病预防控制中心相应实验室共同完成。从分型方法上，细菌分型除了包括血清学分型，还包括脉冲场凝胶电泳（PFGE）、重复序列扩增多态性（MLVA）、多基因座序列测定（MLST）和耐药监测等。病毒分型包括血清分型或基因分子分型。

3. 信息收集、分析与通报

中国疾病预防控制中心相应实验室建立各病原体的实验室分析数据库，收集来自本项目各监测实验室获得的病原体实验室分析数据。各病原体的优势实验室负责该病原体所有分型数据的汇总，中国疾病预防控制中心和上海市公共卫生临床中心实验室在统计分析的基础上形成年度报告（对于有意义的发现需实时报告），向国家卫生和计划生育委员会、中国疾病预防控制中心、相关地区的卫生行政和疾病控制部门以及本项目各监测实验室通报。

主要涉及 14 家网络监测实验室，分为中心实验室、优势实验室和网络实验室三种。

1. 中心实验室

中心实验室主要由中国疾病预防控制中心的专业实验室组成，上海市公共卫生临床中心实验室主要发挥协调作用。其主要的工作职责包括：

（1）中心实验室负责组织技术方案的建立、标准化和推广应用，包括提供技术标准及新方法的开发、推广和应用评价。

（2）中心实验室负责汇总各病原体的优势实验室对该病原体全国分子分型监测资料的汇总和分析报告，通过确定特征型别的簇，识别传染病病例间的关联，提出预警建议。

（3）负责向各网络实验室定期发布监测信息，公布相关病原传染病的流行情况和病原型别特征。

（4）负责建立数据库，保障数据信息交流。

（5）负责组织制定质量控制技术标准，协助技术委员会开展质量保障和质量控制考核。

（6）负责联络和辅助各病原体优势实验室对网络实验室提供技术培训、技术服务和咨询，包括分型资料的查询比对，以及在突发疫情或紧急状况时，提供人员、技术支持等。

（7）负责促进网络实验室开展特殊菌型病原菌的扩大监测，包括支持网络实验室开展监测相关的科研和疾控活动等。

2. 优势实验室

优势实验室主要为在病原变异等方面有专长的实验室。其主要工作内容为：

（1）建立和规范病原体分型技术方案。

（2）负责为区域性网络实验室提供检测技术培训。

（3）建立每种病原体的质控标准品，并进行每年 2 次的室间质控考核。

（4）对各网络实验室提供的一定比例标本进行鉴定和变异的验证复核，并反馈相关复核信息。

（5）对各网络实验室提供的病原体分型变异检测数据，进行汇总和分析。

3. 网络实验室

网络实验室包括参与该项目的所有实验室，由实验室技术人员和流行病学技术人员组成，执行网络实验室功能的主体是各牵头单位。网络实验室的主要工作内容为：

（1）负责辖区内菌（毒、虫）株收集、分离、分型实验以及图谱（数据）录入、上传和分析等。

（2）按照中心实验室发布的标准化实验方法，及时开展分型实验分析，通过数据库平台，进行相关信息的查询比对，确定辖区内特征型别病原体的暴发簇，获得传染病病例间的关联提示和预警信息。

（3）通过及时全面地收集整理辖区内监测病原菌病原学和流行病学信息，及时进行流行病学调查和溯源，提早发现危险因素，控制传染病疫情。

（4）重点根据区域特点，建立和完善实验室检测方法，选择部分病原体进行鉴定和变异分析。

（5）接受优势实验室组织的技术培训和室间质控考核。

（6）为中心或优势实验室提供一定比例的病原体及其核酸，接受数据复核。

上述三类实验室均同时从事病原谱监测、分子分型和变异检测工作，但通过相互交流和学习，能不断提高病原体变异研究水平。一方面，中心或优势实验室建立和规范检测方法并对区域网络实验室进行指导；另一方面，区域网络实验室向优势实验室传送病原体变异的信息，并提供一定比例的标本接受优势实验室的复核验证。

二、传染病分型变异检测项目及优势实验室

（一）分型变异研究和检测项目

通过不断的修改和完善，确定传染病病原体分型变异研究的病原体及检测项目，并确定变异研究优势实验室。

从分型方法上，细菌分型除了包括血清学分型，还包括脉冲场凝胶电泳（pulsed field gel electrophoresis，PFGE）、重复序列扩增多态性（multiple locus variable-number tandem-repeat analysis，MLVA）、多基因座序列测定（multilocus sequence typing，MLST）和耐药监测等。病毒分型包括血清分型或基因分子分型。根据可行及有意义的原则，确定每种症候群涵盖 3～4 种病原体，共确定对 29 种病原体进行分型鉴定和变异分析，其中包括 15 种细菌、11 种病毒、2 种寄生虫和 1 种螺旋体。

此外，根据讨论，病毒病原体分型变异研究项目统一归纳为"血清分型或基因分子分型"；霍乱弧菌分型开展 PFGE 工作；副溶血弧菌通过 PFGE 和 MLST 开展分型工作；流感病毒的研究项目除 HA/NA 基因分型外，增加与毒力和暴发相关的基因研究。具体内容详见表 2-1 至表 2-4。

表 2-1　五个症候群细菌病原体分型鉴定、变异研究和检测项目

病原体名称	血清分型	变异	实验材料
金黄色葡萄球菌	血清型	PFGE，MLST，蛋白 A 基因多态性分析	标本、病原体核酸、菌种
A 组链球菌	—	Emm，PFGE，MLST	标本、病原体核酸、菌种
非伤寒沙门菌	血清型	PFGE	标本、病原体核酸、菌种
志贺菌	血清型	PFGE，MLST，MLVA	标本、病原体核酸、菌种
小肠结肠炎耶尔森菌	血清型，生物分型	MLST，PFGE，MLVA	标本、病原体核酸、菌种
空肠弯曲菌	—	MLST，PFGE	标本、病原体核酸、菌种
肺炎克雷伯菌	血清型	MLST	标本、病原体核酸、菌种
霍乱弧菌	血清型	PFGE	标本、病原体核酸、菌种
副溶血弧菌	血清型	PFGE，MLST	标本、病原体核酸、菌种
致泻性大肠杆菌	血清型	PFGE（O157），MLST	标本、病原体核酸、菌种

续表 2-1

病原体名称	血清分型	变异	实验材料
伤寒副伤寒沙门菌	—	PFGE	标本、病原体核酸、菌种
脑膜炎奈瑟菌	血清型	MLST，PFGE	标本、病原体核酸、菌种
猪链球菌	血清型	PFGE，MLST	标本、病原体核酸、菌种
气单胞菌	—	MLST，PFGE	标本、病原体核酸、菌种
鲍曼不动杆菌	—	PFGE，MLST	标本、病原体核酸、菌种

表 2-2 五个症候群病毒病原体分型鉴定、变异研究和检测项目

病原体名称	血清分型或基因分子分型	实验材料
流感病毒	HA/NA 基因分型，H、N 基因，与毒性和暴发相关的基因	标本、病原体核酸、毒种
人冠状病毒	4 个血清型：229E、OC43、NL63、HKU1，SARS-CoV S 基因	标本、病原体核酸、毒种
轮状病毒	基因型，VP7/VP4	标本、病原体核酸、毒种
副流感	血清型 I～IV，HN，F 基因	标本、病原体核酸、毒种
登革病毒	血清型 1～4，RT-PCR 检测基因分型多重 PCR 基因分型，One Step Real-time PCR 基因分型	标本、病原体核酸、毒种
麻疹病毒	血清型，H 基因	标本、病原体核酸、毒种
汉坦病毒	血清型，M 基因保守区 RT-PCR 方法基因分型	标本、病原体核酸
流行性乙型脑炎病毒	血清型，E 基因	标本、病原体核酸、毒种
呼吸道合胞病毒	A／B 型，G 基因	标本、病原体核酸、毒种
手足口病相关肠道病毒	血清型，VP1 基因	标本、病原体核酸、毒种
鼻病毒	VP4/VP2 和 5'-UTR	标本、病原体核酸、毒种

表 2-3 五个症候群寄生虫病原体分型鉴定、变异研究和检测项目

病原体名称	血清分型或基因分子分型	实验材料
疟原虫	耐药检测	标本、病原体核酸、毒种
隐孢子虫	基因型	标本、病原体核酸、毒种

表 2-4 五个症候群螺旋体病原体分型鉴定、变异研究和检测项目

病原体名称	血清分型或基因分子分型	实验材料
伯氏疏螺旋体	基因型，RFLP	标本、病原体核酸、毒种

为保证每个网络实验室在研究期间均能在病原分子分型等方面得到提高，要求每家网络实验室在每个症候群至少选择 1 种病原体进行分型变异监测，并对一定数量的阳性标本开展分型变异工作。

为保证病原体研究的特色和分型变异研究的深度，确定了每种病原体的优势实验室和重点病原变异研究实验室。

（二）病原优势实验室

各病原优势实验室详见表 2-5。

表 2-5 各病原优势实验室

病原体名称	优势实验室
疟原虫 隐孢子虫	中国疾病预防控制中心
流感病毒 副流感病毒、麻疹病毒 RSV、轮状病毒	中国疾病预防控制中心病毒病预防控制所
冠状病毒	中山大学、香港大学
登革病毒	中国疾病预防控制中心病毒病预防控制所
汉坦病毒	军事医学科学院微生物流行病研究所
流行性乙型脑炎病毒	中国疾病预防控制中心病毒病预防控制所、 　武汉大学
肺炎克雷伯菌	中国疾病预防控制中心传染病预防控制所、 　军事医学科学院微生物流行病研究所
金黄色葡萄球菌 A 组链球菌 非伤寒沙门菌 志贺菌 小肠结肠炎耶尔森菌 空肠弯曲菌 致病性弧菌 致泻性大肠杆菌 伤寒副伤寒沙门菌 脑膜炎奈瑟菌 猪链球菌 伯氏疏螺旋体	中国疾病预防控制中心传染病预防控制所

三、信息系统开发

网络实验室在五大症候群病原体监测过程中，对阳性标本或分离培养物进行血清型别、基因型、其他生物型别、致病基因、耐药谱、保护性抗原和重要监测抗原基因变异、分子分型等的研究工作，所获得的原始数据和分析结果通过信息系统上传至中国疾病预防控制中心，以便中央级实验室及时掌握流行病学信息和病原体变异变迁情况，并为进一步的病原体变异研究提供基本信息。

为保证信息的完整性，确定的信息库框架如下。

（1）常规信息。病人基本信息、疫情信息、标本号码、标本种类、分离培养结果、种属检测结果。

（2）病毒分析信息。病毒基因型、血清型或生物型别的鉴定结果、核酸序列及翻译的氨基酸序列、核酸序列比对及进化树分析结果等。

（3）细菌 MLST 信息。病原菌的种类、靶标基因及其参考序列、扩增引物及其序列、测序引物及其序列；测定序列、分型结果（如比较图、进化树图等）。

（4）细菌 PFGE 信息。病原菌的种类、PFGE 的重要参数（如酶切及其条件、PFGE 的条件）、PFGE 图谱、PFGE 分型结果。

（5）信息反馈的内容包括信息上传是否成功、中央级实验室抽调标本或菌（毒、虫）种的通知、中央级实验室对网络实验室送检标本的分型鉴定结果和/或变异分析结果等。

（6）通过检索界面对信息库内的共享信息数据进行检索和下载。

四、标本和菌（毒、虫）株的运输及规范

由于对病原体进一步分型鉴定和变异分析的需要，区域性网络实验室根据中央级实验室的要求需运输感染性标本、病原体核酸和/或菌（毒、虫）株至中央级实验室，或区域性网络实验室之间根据重点病原变异的需要进行感染性标本、病原体核酸和或菌毒种的运输。

除遵循重大专项确定的知识产权共享规定等外，为规范人间传染的病原微生物菌（毒、虫）株或样本的运输，标本和或菌毒种的运输需按照国务院《病原微生物实验室生物安全管理条例》和卫生部《可感染人类的高致病性病原微生物菌（毒、虫）株或样本运输管理规定》，结合区域网络实验室所在地的相关规定，严格执行申报审批程序，对转运的材料必须进行正确地标记、包装。病原微生物菌（毒、虫）株或样本需通过民航运输的，其容器或包装材料应当达到国际民航组织《危险物品航空安全运输技术细则》的要求。

（袁正宏　陈　瑜）

第三章 单个病毒病原体分型变异操作规程

病毒病原体是各监测实验室从症候群监测以及新发、突发和不明原因传染病事件监测研究中分离到的病毒。根据我国传染病流行特征及国内外的动态，本章选择了常见和重要的病原体，涵盖的病毒病原体包括流感病毒、麻疹病毒、冠状病毒、轮状病毒、乙脑病毒、登革病毒、RSV 病毒、手足口相关肠道病毒和鼻病毒等。

实验室分析技术方案主要包括菌（毒）株的血清型别、基因型、其他生物型别、致病基因、耐药谱、保护性抗原和重要监测抗原基因变异、分子分型等。对于明确的病原体，确定标准化的技术方法。从分型方法上，病毒分型包括血清分型、基因分子分型。

根据可行及有意义的原则，对进行分型或变异研究的病原进行筛选，每种症候群涵盖 3～4 种病原体。

第一节 流行性感冒病毒分型变异操作规程

流感性感冒病毒，简称流感病毒，是一类可引起人和动物感染的正粘负链单股RNA 病毒。根据感染对象，流感病毒可分为人类流感病毒、猪流感病毒、马流感病毒以及禽流感病毒等类群。根据流感病毒核蛋白的抗原性可以分为三类，分别为甲（A）、乙（B）、丙（C）三型。其中，甲型流感病毒影响最为广泛，可造成人和动物的感染发病，在人群中可引起区域和暴发流行；乙型病毒常常仅引起人的感染和区域性流行；丙型病毒一般只引起散发轻症感染个案，较少引起流行。另外，甲型流感病毒根据其表面蛋白 HA 和 NA 的抗原性不同再分为若干亚型。目前发现 17 种 HA 亚型（HA，H1～H17）和 10 种 NA 亚型（NA，N1～N10），其中 HA17N10 仅在蝙蝠中检测到，且未分离到病毒，其他 H1～H16 和 N1～N10 亚型流感病毒均在禽类中存在，水禽被认为是流感病毒的天然宿主。

一、流感病毒感染

流感病毒是一种流行最为广泛的病毒，每年在全球都会造成季节性流行，据世界卫生组织（WHO）统计，全球每年有5%～10%的成人和20%～30%的儿童遭到流感病毒感染，其中会导致300万～500万人重症感染和约50万人死亡。90%以上因流感而导致死亡的患者为老年人群。目前，感染人类的流感病毒主要包括季节性流感病毒、历史上曾出现大规模流行的 H2 亚型流感病毒以及在人群出现偶发感染的 H5、H7 和 H9 等亚型禽流感病毒。2009 年以来，全球流行的季节性流感病毒包括 H1N1pdm09、H3N2 病毒和 B 型流感病毒。此外，尽管流感病毒有着明显宿主特异性，跨种属感染并不容易发生，但是近年来还是出现了禽流感病毒跨种属感染人的偶发或者散发病例，其中包括 H5N1、H5N6、H7N3、H7N7、H7N9、H9N2 和 H10N8 等亚型禽流感病毒。除了 H7N3、H7N7 和 H9N2 主要引起结膜炎和（或）呼吸道症状等轻症感染外，其他几种亚型禽流感病毒主要引起重症肺炎及并发急性呼吸道窘迫综合征等重症感染，其中 H5N1 禽流感病毒自从 1997 年在我国香港首次发现感染人以来，在全球已经造成 16 个国家超过 650 例感染病例，病死率接近 60%[1]。另外，2013 年 3 月中国上海和安徽首次发现一种新型重配 H7N9 禽流感病毒感染人，截至 2014 年 10 月，共造成 453 例感染，死亡 175 例，病死率达 38.6%[2]。目前，禽流感病毒感染人的方式主要还是禽—人传播，还没有证据显示禽流感病毒能造成有效的人传人的发生[1,2]。

二、流感病毒大流行

当一种新的流感病毒在人类中出现，人群对其缺乏免疫力，导致其能有效地在人际间传播，即有可能造成全球范围的大流行。20 世纪以来，人类历史上共暴发过 4 次流感大流行，其病原分别是 1918 年西班牙 H1N1 流感病毒、1957 年 H2N2 流感病毒、1968 年香港 H3N2 流感病毒和 2009 年的甲型 H1N1 流感病毒。其中，1918 年西班牙流感大流行是已知的引起流感死亡人数最多的一次，全球有 2 000 万到 5 000 万人死亡[3]。而对 2009 甲型 H1N1 流感大流行的疫情，总体评价认为是温和的，但该疾病还是在流行的第一年里在全球范围内仍造成约 28 万人的死亡[4]。

三、流感病毒变异

流感病毒是一种易变异的 RNA 病毒，通过 2 种变异方式——抗原漂移和抗原转换造成病毒抗原性的改变。抗原漂移是指随着时间的流逝，病毒会有持续性的基因突变，进而形成抗原性明显发生改变的毒株，抗原漂移产生的新病毒株不会被机体免疫系统所识别；抗原转换是流感病毒通过重排或者重组，导致感染人类的流感病毒出现新的血凝素和/或新的血凝素和神经酰胺酶蛋白，抗原转换会产生新的流感病毒，而这种病毒一般只发生在甲型流感病毒。近年来，新的流感病毒变异株在我国不断被检测到，尤其是禽流感病毒，包括 2013 年暴发的人感染 H7N9 和 H10N8 禽流感病毒，2014 年人感染 H5N6 禽流感病毒，这些病毒均是通过基因重配而产生的新的变异株。禽流感病毒在中国动禽间流行非常普遍且存在多种亚型同时流行，这为新的流感病毒变异株的出现创造了条件和机会。另外，中国人群的生活习惯造成人群与活禽直接或间接接触的机会很频繁，这种变异株对人群造成感染的可能性也相对增加。

四、流感病毒检测

常见的流感病毒感染的实验室检测方法包括：病毒分离、核酸检测和血清学抗体检测等，不同的检测方法存在不同优缺点。流感病毒分离常用 MDCK 细胞和鸡胚进行分离。病毒分离培养方法灵敏度较高，但操作费时，一般需要 2 天至 1 周才能完成，而且对实验室的要求也较高（如对高致病性禽流感需要具备生物安全 3 级实验室），但是对于新发流感病毒感染的确认，病毒分离被认为是不可或缺的，且对流感病毒性状和基因特性的分析，也需要获得流感病毒病原体。血清学方法是确诊流感病毒感染较为常用的检测技术，目前采用的检测技术包括红细胞血凝抑制实验、ELISA、Western Blot 等。血清学检测一般只能反映既往感染情况，对于急性期感染病例尚不可用。而核酸检测是目前应用最为广泛的流感病毒检测手段，其中最为常用的技术是 PCR 或 real-time PCR 技术，其存在快速、灵敏和特异等优势，不过针对不同基因 PCR 扩增的敏感性也存在差异，一般情况下，M 或者 NP 基因用于甲型流感病毒的型别鉴定。M 基因具有型特异性，进化率低于其他内部蛋白基因，受到机体免疫压力小，突变主要受自然突变影响；而 NP 基因是另一个较为保守的基因，且具有种属相对特异性。针对甲型流感病毒亚型鉴定，需要针对 HA 和 NA 基因进行特异的检测。而乙型流感病毒的鉴定常采用 NS 基因。随着分子生物学的发展，现已出现 NASBA、multiplex RT-PCR、nested RT-PCR、RT-PCR ELISA 及 RT-PCR RFLP 等方法用于流感病毒的检测型和亚型的鉴定。此外，由于不同呼吸道病毒可引起相似流感样临床表现，目前使用多重病原的核酸检测技术成为一种需求。

五、real-time RT-PCR 分型变异操作规程

（一）原理

实时荧光定量（real-time）RT-PCR 技术，是指在 RT-PCR 反应体系中加入荧光基团，利用荧光信号积累实时监测整个 RT-PCR 进程，最后通过标准曲线对未知模板进行定量或定性分析的方法。本实验应用 *Taq*Man 探针法进行检测，*Taq*Man 探针法是使用 5′端带有荧光物质（如 FAM 等），3′端带有淬灭物质（如 TAMRA 等）的 *Taq*Man 探针进行荧光检测的方法。当探针完整时，5′端的荧光物质受到 3′端的淬灭物质的制约，不能发出荧光。而当 *Taq*Man 探针被分解后，5′端的荧光物质便会游离出来，发出荧光。当 PCR 反应液中加入荧光探针后，在 PCR 反应的退火过程中，荧光探针便会和模板杂交。在 PCR 反应的进一步延伸过程中，*Taq* DNA 聚合酶的 5′→3′Exonuclease 活性可以分解与模板杂交的荧光探针，游离荧光物质发出荧光。通过检测反应体系中的荧光强度，可以达到检测 PCR 产物扩增量的目的。

（二）材料

1. 试剂

（1）Ag Path-IDTM One-step RT-PCR 试剂盒（以 ABI 公司该试剂盒为例）。

（2）正反向引物（40 μM）。

（3）双标记探针（10 μM）。

（4）分子级无菌、无核酶水。

（5）阳性对照组。

2. 耗材

（1）1.5 mL 离心管。

（2）0.2 mL PCR 管。

（3）10 μL 带滤芯枪头。

（4）20 μL 带滤芯枪头。

（5）100 μL 带滤芯枪头。

（6）1 000 μL 带滤芯枪头。

3. 设备

（1）BSL-2 生物安全柜。

（2）涡旋混合器。

（3）10 μL、100 μL、200 μL、1 000 μL 量程的移液器。

（4）real-time PCR 仪。

（三）方 法

1. 设备准备

操作台的表面、枪头和离心机应保持洁净，可用 5% 漂白剂或其他清洁剂清洁，如可用去除 DNA 的酶试剂擦拭台面，以减少核酸污染的风险。

2. 试剂准备

（1）融化引物和探针，振荡所有引物和探针（表 3 - 1）。

（2）短暂离心引物和探针，然后放置在低温装置上。

（3）将 25 × RT-PCR enzyme mix 放置在低温装置上。

（4）融化 2 × RT-PCR 缓冲液，颠倒混匀。

（5）短暂离心 2 × RT-PCR 缓冲液后放置在低温装置上。

表 3 - 1 甲型、乙型流感病毒 real-time RT-PCR 鉴定引物序列

病毒分类	类型	引物序列（5′→3′）
甲型	*Flu*A-Forward	GACCRATCCTGTCACCTCTGAC
	*Flu*A-Reverse	GGGCATTYTGGACAAAKCGTCTACG
	*Flu*A-Probe	TGCAGTCCTCGCTCACTGGGCACG
乙型	*Flu*B-F	TCCTCAACTCACTCTTCGAGCG
	*Flu*B-R	CGGTGCTCTTGACCAAATTGG
	*Flu*B-Probe	CCAATTCGAGCAGCTGAAACTGCGGTG
甲型 H5	H5HA-Forward	TGGAAAGTGTAARAAACGGAACGT
	H5HA-Reverse	TGATTGCCAGYGCTAGGGAACT
	H5HA-Probe	TGACTACCCGCAGTATTCAGAAGAAGCAAGACTAA

续表 3 - 1

病毒分类	类型	引物序列（5′→3′）
甲型 H7	CNIC-H7F	AGAAATGAAATGGCTCCTGTCAA
	CNIC-H7R	GGTTTTTTCTTGTATTTTTATATGACTTAG
	CNIC-H7P	AGATAATGCTGCATTCCCGCAGATG
甲型 N9	CNIC-N9	TGGCAATGACACACACTAGTCAGT
	CNIC-N9R	ATTACCTGGATAAGGGTCGTTACACT
	CNIC-N9P	AGACAATCCCCGACCGAATGACCC
甲型 H9	H9HA-Forward	CAAGCTGGAATCTGARGGAACTTACA
	H9HA-Reverse	GCATCTGCAAGATCCATTGGACAT
	H9HA-Probe	CCCAGAACARGAAGGCAGCAAACCCCATTG
RNP	RNP-Forward	AGATTTGGACCTGCGAGCG
	RNP-Reverse	GAGCGGCTGTCTCCACAAGT
	RNP-Probe	TTCTGACCTGAAGGCTCTGCGCG

注意：在配制反应液期间，尽量保持所有试剂放置在低温装置中，如预冷的冰盒。

3. 反应体系配制

（1）反应体系如表 3 - 2 所示。

表 3 - 2　RT-PCR 反应体系

组　分	体　积/μL
2 × RT-PCR 缓冲液	12.5 × n
25 × RT-PCR enzyme mix	1.0 × n
40 mM 引物-Forward	0.5 × n
40 mM 引物-Reverse	0.5 × n
20 mM probe	0.5 × n
RNase free water	5.0 × n
总计	20 × n

（2）将上述反应液混匀，分装到 0.2 mL PCR 小管中，每管 20 μL，分别做好标记。

（3）将上述分装好的 PCR 小管分别加入模板（在核酸提取区操作）。首先加入阴性对照（5 μL 无菌水），然后分别加标本 RNA（每管 5 μL），最后加入阳性对照 RNA（每管 5 μL）。

4. real-time one-step RT-PCR 反应循环条件

将上述加好模板的反应管混匀，短暂离心后放入 PCR 仪进行 RT-PCR 扩增（仪器操作参照相应的 SOP），反应程序如表 3 - 3 所示。

表 3 −3 RT-PCR 反应循环条件

96 孔仪器		Smart Cycler Ⅱ 和 Applied Biosystems 7900HT Fast		循环数
温度/℃	时间（分：秒）	温度/℃	时间（分：秒）	
45	10:00	45	10:00	1
95	10:00	95	15:00	1
95	00:15	95	00:15	40
60	00:45	60	00:60	

注：Smart Cycler Ⅱ 仪器升降温度设为 1.6 ℃/s；适用此反应条件的 96 孔仪器有 AB7500、7900HT 和 Stratagene 3500P。

5. 结果说明

（1）阴性对照应无任何荧光信号，如果阴性对照产生假阳性则说明有污染产生，此次检测结果无效，然后严格按照操作程序重复实验。

（2）所有的临床标本 RNP 检测都必须为阳性，且 Ct 值在 35.0 以内才足以证明样品的质量是可接受的。如果临床标本 RNP 检测为阴性，则可能是以下原因：

1）核酸提取不正确导致 RNA 的丢失或临床标本里存在大量的 RT-PCR 反应抑制剂。

2）样品中人源细胞成分太少，以至于不能检测到。

3）反应液配制错误或程序设置错误。

4）试剂或仪器失灵。

（3）阳性对照的检测结果应为阳性，且 Ct 值为 20～30。如果阳性对照检测结果未达到要求，则需严格按照操作程序重复试验。

（4）当所有对照成立，临床标本的检测在 40 个循环内出现荧光信号，则为阳性，若 Ct 值超过 40，则建议重做。重做结果无数值者为阴性，否则为阳性。

（四）质量控制

1. 试剂控制

（1）不同批次的试剂盒要进行质量评估，并填写 real-time one-step RT-PCR 试剂盒质量评估记录；使用新、旧批号的试剂对相同的模板进行检测，2 个批号试剂盒检测灵敏度无明显差异时，新批号的试剂盒才可应用到流感病毒 real-time one-step RT-PCR 检测实验中。

（2）进行流感病毒 real-time one-step RT-PCR 检测前，认真检查所有本实验用到的试剂，保证试剂均在保质期内。

（3）记录本实验所使用试剂的批号及失效日期。

2. 设备控制

（1）所有设备应避免阳光直射，并及时清洁以免落灰。

（2）离心机、移液器、PCR 仪等仪器按照校准周期定期进行校准及维护。

3. 质量保证

由于 PCR 检测灵敏度高，因此必须采取一些预防污染的措施，以避免假阳性结果的出现，建议采取如下方法：

（1）核酸提取、反应液配制及检测反应，应在独立的房间中进行。

（2）不同的房间配备相应的专用耗材和设备，不可交叉使用。

（3）配制反应液时，应穿着干净的实验服，带无粉手套进行操作。

（4）实验操作期间，如怀疑有污染，请更换手套。

（5）试剂及反应管的盖子应尽可能盖上。

参考文献

［1］WHO：Influenza at the human-animal interface，summary and assessment as of 2 October 2014.

［2］WHO：who risk assessment，human infections with avian influenza a（H7N9）virus 2 October 2014.

［3］Zimmer S M，Burke D S. Historical perspective—emergence of influenza a（H1N1）viruses［J］. N Engl J Med，2009，361：279 – 85.

［4］Dawood F S，Iuliano A D，Reed C，et al. Estimated global mortality associated with the first 12 months of 2009 pandemic influenza a H1N1 virus circulation：a modelling study［J］. Lancet Infect Dis，2012，12：687 – 95.

（高荣保）

第二节　呼吸道合胞病毒分型变异操作规程

一、概述

人呼吸道合胞病毒（human respiratory syncytial virus，HRSV）属于副粘病毒科（Paramyxoviridae）肺病毒亚科（Pneumovirinae）肺病毒属（*Genus pneumovirus*）。因其能够引起培养细胞产生独特地细胞融合，并且形成合胞体现象，故命名为"人呼吸道合胞病毒"。病毒具有包膜，颗粒有不规则球形和长丝状 2 种形态，以长丝状病毒颗粒为主，直径 60 ～ 200 nm，长约 10 μm；不规则球形病毒颗粒直径为 100 ～ 350 nm。基因组为不分节段单股负链 RNA，长度 15 191 ～ 15 226 bp，5′端无帽子结构，3′端无多聚腺苷酸尾。基因组编码 11 个蛋白质，从 3′到 5′的顺序依次是非结构蛋白 1（NS1）、非结构蛋白 2（NS2）、核蛋白（N）、磷酸化蛋白（P）、基质蛋白（M）、小疏水蛋白（SH）、吸附蛋白（G）、融合蛋白（F）、转录加工因子（M2-1）、转录调节因子（M2-2）和聚合酶大亚基（L）[1]。其中 G、F 和 SH 3 个蛋白为病毒的跨膜蛋白，在病毒入侵宿主时起重要作用。G 蛋白为Ⅱ型跨膜糖蛋白，含有 3 个结构域：N 末端胞质区（1～37 aa）、疏水锚区（38～66 aa）和 C 端胞外区（67～282 aa）。其中，胞外段大部分未折叠，且高度糖基化，可以分为两个可变区（67～155 和 207～282 aa）以及两者之间的保守区（155～206 aa），保守区中的 164～176 位的 13 个氨基酸残基在所有毒株中均很保守。其中 G 蛋白第二个高可变区可以作为 HRSV 分型的主要依据。分泌型 G 蛋白是从开放阅读框中第二个起始密码子翻译产生的，约占 G 蛋白表达总量的 20%。分泌型 G 蛋白被认为是一种抗原诱饵，从而帮助病毒逃避宿主免疫反应[2]。F 蛋白为Ⅰ型糖蛋白，抗原具有保守性，F 蛋白可以介导病毒包膜与宿主细胞膜发生融合，促使病毒核酸进入宿主细胞，并且还发现 F 蛋白也可以引起感染细胞与邻近细胞发生融合现象[1]。HRSV 在感染宿主细胞时首先由 G 蛋白结合细胞膜表面受体，然后由 F 蛋白介导病毒与宿主细胞膜融合，使得 HRSV 核酸进入胞浆，病毒在胞浆中复制[1]。

　　HRSV 有包膜，因此对乙醚、乙醇、丙酮及其他脂溶剂敏感。在干燥的环境中、紫外线和阳光照射以及福尔马林处理可以灭活病毒。56 ℃ 30 min 也可灭活病毒。Hep-2 和 Vero 细胞常用于 HRSV 的分离培养[1]。

　　HRSV 是人类重要急性下呼吸道疾病的病原之一，主要通过飞沫或直接接触进行传播。可引起婴、幼儿严重下呼吸道感染、毛细支气管炎和肺炎等急性呼吸道疾病，较大年龄组儿童和成年人感染后则多引起鼻炎、感冒等上呼吸道疾病[3]。对于老人、骨髓移植病人和其他免疫力低下人群易感染该病毒[4]。血清学研究表明，约 50% 的婴儿在出生的第一年就会感染 HRSV，到 2 岁时约有 90% 幼儿会再次被感染。虽然 HRSV 只有一个血清型，却能够引起反复感染[1]。HRSV 的流行存在季节性，主要发生在春季和秋冬季[5-7]。HRSV 感染在发达国家和发展中国家都导致了一定的经济和社会负担。在发达国家，5 岁以下住院儿童中因 HRSV 感染占总住院数的 24%；因 HRSV 感染而死亡的病例 99% 发生在发展中国家[8]。由于 HRSV 不能在体外进行培养并且物理性质不稳定，大大制约了疫苗的研制过程，到目前为止尚无有效的疫苗或抗病毒药物问世。

　　基于免疫荧光方法和 ELISA 方法检测 HRSV 的试剂盒已经商品化，可用于临床实验室对样本的快速筛查。基于 PCR 方法等核酸检测和序列分析的方法则多用于研究型实验室，有助于深入分析病毒的变异。

二、分型变异的概况

　　1985 年，Anderson 和 Mufson 两个研究团队通过单克隆抗体技术发现不同的 HRSV 存在抗原差异，根据 G 蛋白抗原特性的不同将其分为 A 和 B 基因型[9,10]。在 A 和 B 基因型间 F 蛋白和 N 蛋白在相似度上分别为 91% 和 96%，显示出高度保守性。而 G 蛋白比其他蛋白的变异程度高，A 和 B 基因型在 G 基因核苷酸与编码蛋白的氨基酸序列的同源性分别只有 53% 和 67%，其中变异最大区域位于胞外区。

　　HRSV 的分型是通过比较分析 G 蛋白基因序列的差异，常用 G 蛋白基因第二个高可变区序列。本专项中提供的筛查方法是针对 F 基因进行 A、B 基因型的分型，而进一步的变异分型方法是针对 G 基因。HRSV 亚型没有统一的命名规则。HRSV 变异速度较快，几乎每年都会有新型别的报道。到目前为止，共报道 37 个亚型，其中 A 基因型包括 13 个亚型：GA1 ～ GA7、SAA1、NA1 ～ NA4 和 ON1；B 基因型包括 24 个亚型：GB1 ～ GB4、SAB1 ～ SAB4、URU1、URU2、CB1、BAC 和 BA1 ～ BA12[11-13]。ON1 亚型于 2010 年首次发现，其 G 基因第二个高可变区有 72 个核苷酸的插入，使得 G 蛋白多肽长度增加 24 个氨基酸[12]。B 基因型中 BA 亚型在 G 基因第二高可变区有 60 个核苷酸片段的插入，使得 BA 亚型氨基酸序列长度增加 20 个氨基酸残基[13]。这种核苷酸片段的插入可能有利于 HRSV 逃避宿主免疫反应，同时插入的片段可作为遗传标记，用来监测 ON1 和 BA 亚型的流行和起源。[12,13]我国在 HRSV 变异研究也获得较大进展。研究地域主要分布于北京、上海和重庆等地[5,7,15,16]。A 和 B 基因型呈交替流行。对北京地区 2007 年至 2012 年 HRSV G 蛋白基因序列研究发现主要流行株为 NA1 和 BA9 2 种亚型，同时也分离到 ON1 亚型毒株。序列分析提示可能存在 NA3、NA4、CB1 和 BAC 4 种新亚型的流行，同期上海地区也发现了 NA1、NA3、NA4 和 ON1 4 种 A 基因型以及 5 种 B 基因型的流行（BA10、SAB4、CB1、BAC、BA）。这些研究结果为监测 HRSV 流行及趋势提供了重要的数据参考。

三、分型变异操作规程

1. 引物扩增序列及片段[18]（表 3 - 4）

表 3 - 4　引物扩增序列及片段

引物	引物序列（5′→3′）	基因型	片段大小/bp
RSVGPA-1F	GAAGTGTTCAACTTTGTACC		
RSVGPA-2F	TATGCAGCAACAATCCAACC		
RSVGPB-1F	AAGATGATTACCATTTTGAAGT	G	RSVA：421
RSVGPB-2F	GTGGCAACAATCAACTCTGC		RSVB：419
RSVF1-ABR	CAACTCCATTGTTATTTGCC		

2. 第一轮 RT-PCR

（1）在配液室配制反应体系。

A 基因型分型体系如表 3 - 5 所示。

表 3 - 5　A 基因型分型体系

体系组成	体积/μL
扩增的酶和缓冲液等	x
RSVGPA-1F（50 μmol/L）	0.4
RSVF1-ABR（50 μmol/L）	0.4
RNase free water	补足至 18

B 基因型分型体系如表 3 – 6 所示。

表 3 – 6　B 基因型分型体系

体系组成	体积/μL
扩增的酶和缓冲液等	x
RSVGPB-1F（50 μmol/L）	0.4
RSVF1-ABR（50 μmol/L）	0.4
RNase free water	补足至 18

（2）在加样室，向每个 PCR 管加 2 μL 模板。

（3）PCR 参数设置。反转录 45 ～ 50 min（若模板为 cDNA 则进入 PCR 反应程序）。反转录和变性的温度和时间与试剂盒说明一致。（表 3 – 7）

表 3 – 7　PCR 参数设置

温度/℃	时间/min	循环数
95	2	1
94	1	30
50	1	1
72	1	1
72	10	1

3. 第二轮 PCR

（1）在配液室配制反应体系。

A 基因型分型体系如表 3 – 8 所示。

表 3 – 8　A 基因型分型体系

体系组成	体积/μL
RNase free water	补足至 18
10×缓冲液	2
dNTP（10 mmol/L）	0.4
RSVGPA-2F（50 μmol/L）	0.2
RSVF1-ABR（50 μmol/L）	0.2
DNA 聚合酶（5 U/μL）	0.1

B 基因型分型体系如表 3 -9 所示。

表 3 -9　B 基因型分型体系

体系组成	体积/μL
RNase free water	补足至 18
10 × 缓冲液	2
dNTP（10 mmol/L）	0.4
RSVGPB-2F（50 μmol/L）	0.2
RSVF1-ABR（50 μmol/L）	0.2
DNA 聚合酶（5 U/μL）	0.1

（2）将配制的混合液分装到 PCR 管中（每管 18 μL）。

（3）在加样室，向每个 PCR 管加入第一次 PCR 扩增产物 2 μL。

（4）PCR 扩增条件见表 3 -10 所示。

表 3 -10　PCR 扩增条件

温度/℃	时间/min	循环数
95	2	1
94	1	30
50	1	1
72	1	1
72	10	1

4. 结果分析

（1）用 2% 的琼脂糖凝胶分析扩增产物，扩增产物片段大小见表 3 -4。

（2）扩增产物电泳后将条带回收并测序。

参考文献

[1] Collins P L, Karron R A. Respiratory Syncytial Virus and Meta *pneumovirus* ［M］ // Knipe D M, Howley P M. Fields Virology. Philadelphia：Lippincott Williams & Wilkins, 2013：1086 – 1090.

[2] Teng M N, Whitehead S S, Collins P L. Contribution of the respiratory syncytial virus G glycoprotein and its secreted and membrane-bound forms to virus replication *in vitro* and *in vivo* ［J］. Virology, 2001, 289：283 – 296.

[3] Nair H, Nokes D J, Gessner B D, et al. Global burden of acute lower respiratory infections due to respiratory syncytial virus in young children：a systematic review and

meta-analysis ［J］. Lancet. 2010, 375: 1545 – 1555

［4］ Johnstone J, Majumdar S R, Fox J D, et al. Viral infection in adults hospitalized with community-acquired *pneumonia*: prevalence, pathogens, and presentation ［J］. Chest, 2008, 134: 1141 – 1148.

［5］ Xiang Z, Gonzalez R, Ren L, et al. Prevalence and clinical characteristics of human respiratory syncytial virus in Chinese adults with acute respiratory tract infection ［J］. J Med Virol, 2013, 85: 348 – 353.

［6］ Deng J, Qian Y, Zhu R, et al. Surveillance for respiratory syncytial virus subtypes A and B in children with acute respiratory infections in Beijing during 2000 to 2006 seasons ［J］. Chin J Pediatr, 2006, 44: 924 – 927.

［7］ Zhang Z Y, Du L N, Chen X, et al. Genetic variability of respiratory syncytial viruses (RSV) prevalent in Southwestern China from 2006 to 2009: Emergence of subgroup B and A RSV as dominant strains ［J］. J Clin Microbiol, 2010, 48: 1201 – 1207.

［8］ HallCB, Sim es E A, Anderson L J. Clinical and epidemiologic features of respiratory syncytial virus. Curr ［J］ Top Microbiol Immunol, 2013, 372: 39 – 57.

［9］ Anderson L J, Hierholzer J C, Tsou C, et al. Antigenic characterization of respiratory syncytial virus strains with monoclonal antibodies ［J］. J Infect Dis, 1985, 151: 626 – 633.

［10］ Mufson M A, Orvell C, Rafnar B, et al. Two distinct subtypes of human respiratory syncytial virus ［J］. J Gen Virol, 1985, 66 (Pt 10): 2111 – 2124.

［11］ Sato M, Saito R, Sakai T, et al. Molecular epidemiology of respiratory syncytial virus infections among children with acute respiratory symptoms in a community over three seasons ［J］. J Clin Microbiol, 2005, 43: 36 – 40.

［12］ Cane P A, Pringle C R. Molecular epidemiology of respiratory syncytial virus: a review of the use of reverse transcription-polymerase chain reaction in the analysis of genetic variability ［J］. Electrophoresis, 1995, 16: 329 – 333.

［13］ Eshaghi A, Duvvuri V R, Lai R, et al. Genetic variability of human respiratory syncytial virus A strains circulating in Ontario: a novel genotype with a 72 nucleotide G gene duplication ［J］. PloS one, 2012, 7: e32807.

［14］ Trento A, Viegas M, Galiano M, et al. Natural history of human respiratory syncytial virus inferred from phylogenetic analysis of the attachment (G) glycoprotein with a 60-nucleotide duplication ［J］. J Virol. 2006, 80: 975 – 984.

［15］ Tan L, Coenjaerts F E, Houspie L, et al. The comparative genomics of human respiratory syncytial virus subgroups A and B: genetic variability and molecular evolutionary dynamics ［J］. J Virol, 2013, 87: 8213 – 8216

［16］ Cui G1, Zhu R, Qian Y, et al. Genetic variation in attachment glycoprotein genes of human respiratory syncytial virus subgroups A and B in children in recent five consecutive years ［J］. PloS one, 2013, 8: e75020.

[17] Liu J, Mu Y, Dong W, et al. Genetic variation of human respiratory syncytial virus among children with fever and respiratory symptoms in Shanghai, China, from 2009 to 2012 [J]. Infect Genet Evol, 2014, 27: 131 –136.

[18] Sato M, Saito R, et al. Molecular epidemiology of respiratory syncytial virus infections among children with acute respiratory symptoms in a community over three seasons [J]. J Clin Microbiol, 2005, 43: 36 –40.

（任丽丽　贾宝迁）

第三节　副流感病毒分型变异操作规程

一、概述

人副流感病毒（human parainfluenza virus, HPIVs）属于副粘病毒科（Paramyxoviridae），副粘病毒亚科（Paramyxovirinae）。HPIVs 有包膜，颗粒大小为 150～200 nm，呈椭圆形，表面有 11～20 nm 的小刺突。包膜由脂质双层和包括融合蛋白（F 蛋白）和血凝素 - 神经氨酸酶（HN 蛋白）的表面糖蛋白组成。病毒基因组为不分节段的单股负链 RNA，长度在 15～19 kb，编码 6 种蛋白：核衣壳蛋白（N）、磷酸化蛋白（P）、基质蛋白（M）、融合蛋白（F）、血凝素 - 神经氨酸酶（HN）和大聚合酶蛋白（L）。HN 蛋白具有血凝素和神经氨酸酶活性。病毒在胞质中复制[1]。

HPIVs 具有包膜，因此对乙醇、丙酮和乙醚等脂溶去污剂敏感。在干燥的环境中、紫外线和阳光照射以及福尔马林处理可以灭活病毒。56 ℃ 30 min 可灭活病毒。在病毒培养基中 4 ℃ 可保持活力达 5 天以上。PIVs 的敏感细胞包括 Vero、Hela、LLC-MK2、BHK-21 和 Hep-2 等多种常用细胞系[2]。HPIV-4 的分离培养较其他型别难。

HPIVs 在世界范围内都有分布，是引起人类呼吸道感染的常见呼吸道病毒，人类普遍易感，初次感染多发生在婴儿期。病毒通过直接接触和气溶胶传播。病毒感染后在呼吸道上皮细胞中复制，临床表现为发热伴呼吸道症状，可表现为鼻炎、咽炎、喉炎、支气管炎和肺炎。疾病多呈自限性。病毒感染可激发机体天然免疫反应、细胞免疫反应和体液免疫反应。针对病毒 HN 和 F 蛋白的抗体具有中和活性，HPIVs1～HPIVs4 之间具有保守的中和表位。但是，机体针对病毒的免疫反应持续时间较短，因此人类可反复感染此病毒。HPIVs 感染无特效治疗和药物，以支持治疗为主；无预防药物，也无疫苗[1]。增强机体抵抗力，注意个人卫生，避免接触病人，加强居室通风等预防呼吸道病毒性传染病的方法，有助于预防副流感病毒的感染。

HPIVs 的实验室检测包括病毒分离、免疫荧光和反转录 - 聚合酶链式反应（RT-PCR）方法检测病毒、抗原或核酸来确定。RT-PCR 方法具备灵敏度高和检测周期短等特点，是进行样本快速筛查中优先使用的方法。采样样本包括鼻咽抽吸物、鼻洗液、鼻咽拭子和支气管肺泡灌洗液等呼吸道样本。核酸检测方法虽然灵敏，但阳性检出结果不能确定病毒的有效感染是否为导致疾病的病原，需要结合其他临床表现和分析结果等综合判定。

二、分型变异的概况

根据基因组特点和血清学特征，分为 1、2、3 和 4（包括 4A 和 4B 亚型）4 个血清型。其中 1 和 3 型属于呼吸道病毒属（genus respirovirus），2 和 4（包括 4A 和 4B 亚型）属于腮腺炎病毒属（genus rubulavirus）。HPIVs 1～4 HPIVs 在 1956 至 1960 年间陆续被发现，其后除了 4 型根据血凝抑制活性和基于单克隆抗体反应特性被进一步分成 A 和 B 2 个型别，尚无其他新血清型的报道。1～4 各血清型间的 F 和 HN 蛋白的氨基酸序列相似度低于 50%，L 蛋白的氨基酸序列相似度在 50%～60%。4A 和 4B 之间的 F 与 HN 氨基酸序列相似度分别为 95% 和 87%，因此，常针对 F 与 HN 基因设计分型检测引物。本研究实施期间采用的分型方法是 Coiras 等在 2004 年发表的文献中所采用的方法，为巢式（RT）PCR 方法[3]。根据扩增产物片段的大小来判断型别，通过对扩增产物的测序可以获得部分基因片段的序列信息。由于检测过程需要进行凝胶电泳，要求具备相应的设备和技术人员，此方法更适用于有一定实力的临床实验室和研究型实验室。近年来，基于探针引物对 HPIVs 进行分型的方法逐步完善，以及荧光定量 PCR 仪的普及使得临床、基础研究疾病控制等单位的实验室具有更多的选择。

HPIVs 通过基因突变方式适应自然选择压力而进化，未发现其基因组的重组现象。对每个血清型的进一步分型主要基于 HN 基因，HN 基因的突变速率最大，基于 HN 的进化关系对 HPIV1～HPIV3 的基因分型有了更进一步的认识。HPIV-1 的基因组和 HN 基因的突变速率分别是每年 7.61×10^{-4} 和 1.37×10^{-3} 个核苷酸/位点。目前认为，至少存在 A～D 4 个基因型和 3 个不同的进化分枝[4-6]。HN 的突变速率较快，选择压力计算表明其为纯化选择（阴性选择）。

目前报道 HPIV-2 可能有 4 个不同的进化分枝 G1～G4，其中 G1 分为 G1a 和 G1b，G4 分为 G4a 和 G4b。对 2002—2009 年在日本大阪流行的 272 例 HPIV-3 的研究发现，其 HN 基因的进化速率在每年 1.10×10^{-3} 替换速率/位点，毒株之间的相似度 >90%，发现 4 个氨基酸突变热点和酶催化位点处的突变，表明 HN 的突变较快，但其突变导致的生物学功能的变化尚不清楚[7]。采用二代测序方法对 HPIV-4 的研究发现，其序列存在多样性，针对 HN 进化分析发现，位于 4a 的毒株在多个区域如 3′端引导区与 4b 的特点相近[8]。关于各血清型的流行特点有时间、人群以及地域差异，同时也受检测技术方法的影响。如早期研究多基于细胞培养和免疫荧光的方法，对不易分离的 HPIV-4 的流行特点的认识可能存在偏差。随着分子检测方法的应用，对 HPIVs 各基因型的流行特点的认识也越来越全面。随着重大专项的实施，对 HPIVs 分型变异的分析有了更好的样本基础，更能全面认识该病毒在人群中的流行情况，对于明确其临床意义和导致的疾病负担具有重要的意义。

三、分型变异操作规程

1. 引物序列及扩增片段（表3-11）

表3-11 引物序列及扩增片段信息

引物	引物序列（5'→3'）	扩增基因	目标片段长度/bp
RT-PCR		HN	PIV1：439
1PIV13	AGGWTGYSMRGATATAGGRAARTCAT		PIV2：297
2PIV13	CTWGTATATATATRTAGATCTTKTTRCCTAGT		PIV3：390
1PIV2	TAATTCCTCTTAAAATTGACAGTATCGA		PIV4：174
1PIV4	ATCCAGARRGACGTCACATCAACTCAT		
2PIV24	TRAGRCCMCCATAYAMRGGAAATA		
nested PCR			
3PIV13	ACGACAAYAGGÁARTCATGYTCT		
4PIV1	GACAACAATCTTTGGCCTATCAGATA		
4PIV3	GAGTTGACCATCCTYCTRTCTGAAAAC		
3PIV24	CYMAYGGRTGYAYTMGAATWCCATCATT		
4PIV2	GCTAGATCAGTTGTGGCATAATCT		
4PIV4	TGACTATRCTCGACYTTRAAATAAGG		

2. 第一轮 RT-PCR

（1）在配液室配制反应体系（表3-12）。

表3-12 RT-PCR 反应体系

体系组成	体积/μL
扩增的酶和缓冲液等	x（具体根据扩增的酶的使用说明）
Primer 1PIV13（50 μmol/L）	0.16
Primer 2PIV13（50μmol/L）	0.16
Primer 1PIV2（50μmol/L）	0.16
Primer 1PIV4（50μmol/L）	0.16
Primer 2PIV24（50μmol/L）	0.16
RNase free water	补足至18

（2）在核酸加样区加入 2 μL 模板。

（3）在扩增区进行扩增（条件见表3-13）。

表3-13　PCR扩增条件

逆转录48 ℃ 45～50 min（若模板为cDNA则进入PCR反应程序）	
变性温度和时间与试剂盒说明一致	
94 ℃ 30 s	
55 ℃ 1 min	45个循环
72 ℃ 1 min	
72 ℃ 10 min	

3. 第二轮巢式PCR

（1）在配液室配制反应体系（表3-14）。

表3-14　巢式PCR反应体系

体系组成	体积/μL
RNase free water	16.12
10×缓冲液	2.00
dNTP（10 mmol/L）	0.50
Primer 3PIV13（50 μmol/L）	0.16
Primer 4PIV1（50 μmol/L）	0.16
Primer 4PIV3（50 μmol/L）	0.16
Primer 3PIV24（50 μmol/L）	0.16
Primer 4PIV2（50 μmol/L）	0.16
Primer 4PIV4（50 μmol/L）	0.16
*Taq*等聚合酶（5 U/μL）	0.10

（2）在核酸加样区加入2 μL模板，终体积20 μL。

（3）在扩增区进行扩增（表3-15）。

表3-15　PCR扩增条件

温度/℃	时间	循环数
95	4 min	1
94	30 s	35
55	1 min	35
72	1 min	35
72	10 min	1

（4）用2%的琼脂糖凝胶分析扩增产物，扩增产物片段大小见表3-11所示。

（5）扩增产物电泳后，若对结果存在疑虑，则需要将条带回收后测序验证。

参考文献

［1］Karron R A, Collins P L. Parainfluenza Viruses ［M］∥Knipe D M, Howley P M, eds. Fields Virology. Philadelphia: Lippincott Williams & Wilkins, 2013: 996 – 1023.

［2］Richman D D, et al. 临床病毒学 ［M］. 陈敬贤等, 译. 3 版. 北京: 科学出版社, 2012.

［3］Coiras M T, Aguilar J C, García M L, et al. Simultaneous detection of fourteen respiratory viruses in clinical specimens by two multiplex reverse transcription nested-PCR assays ［J］. J Med Virol, 2004, 72: 484 – 495.

［4］Henrickson K J, Savatski L L. Genetic variation and evolution of human parainfluenza virus type 1 hemagglutinin neuraminidase: analysis of 12 clinical isolates ［J］. J Infect Dis, 1992, 166 (5): 995 – 1005.

［5］Beck E T, He J, Nelson M I, et al. Genome sequencing and phylogenetic analysis of 39 human parainfluenza virus type 1 strains isolated from 1997—2010 ［J］. PloS one, 2012, 7 (9): e46048.

［6］Kiptinness J K, Wurapa E K, Wamunyokoli F, et al. Molecular characterization of human parainfluenza virus type 1 in infants attending Mbagathi District Hospital, Nairobi, Kenya: a retrospective study ［J］. Virus Genes. 2013, 47 (3): 439 – 447.

［7］Almajhdi F N1, Alshaman M S, Amer H M. Human parainfluenza virus type 2 hemagglutinin neuramindase gene: sequence and phylogenetic analysis of the Saudi strain Riyadh 105/2009 ［J］. Virol J, 2012, 9: 316.

［8］MizutaK, Tsukagoshi H, Ikeda T, et al. Molecular evolution of the haemagglutinin neuraminidase gene in human parainfluenza virus type 3 isolates from children with acute respiratory illness in Yamagata prefecture, Japan ［J］. J Med Microbiol, 2014, 63 (Pt 4): 570 – 577.

［9］Ren L, Richard G, Wang Z, et al. Prevalence of human respiratory viruses in adults with acute respiratory tract infections in Beijing, 2005—2007 ［J］. Clin Microbiol Infect, 2009, 15: 1146 – 1153.

［10］Ren L, Gonzalez R, Xie Z, et al. Human parainfluenza virus type 4 infection in Chinese children with lower respiratory tract infections: a comparison study ［J］. J Clin Virol, 2011, 51: 209 – 212.

［11］Frost H M, Robinson C C, Dominguez S R. Epidemiology and clinical presentation of parainfluenza type 4 in children: a 3-year comparative study to parainfluenza types 1-3 ［J］. J Infect Dis, 2014, 209: 695 – 702.

［12］Laurichesse H, Dedman D, Watson JM, et al. Epidemiological features of parainfluenza virus infections: laboratory surveillance in England and Wales, 1975—1997 ［J］. Eur J Epidemiol, 1999, 15: 475 – 484.

［13］Feng L, Li Z, Zhao S, et al. Viral etiologies of hospitalized acute lower respiratory infection patients in China, 2009—2013［J］. PloS one, 2014, 9（6）: e99419.

（任丽丽）

第四节　人冠状病毒分型变异操作规程

一、概述

人冠状病毒（human coronavirus, HCoV）属于巢病毒目（Nidovirales）冠状病毒科（Coronaviridae）冠状病毒亚科（Coronavirinea）成员。根据血清型和基因组特点，冠状病毒亚科被分为 4 个属，分别为 α、β、γ 和 δ。感染人的冠状病毒分属于 α（HCoV-229E、NL63）属和 β（HCoV-OC43、HKU1、SARS-CoV 和 MERS-CoV）属[1,2]。在 β 属中，HCoV-OC43 与 HKU1 为 a 组，SARS-CoV 和 MRES-CoV 分别位于 b 组和 c 组[3]。

冠状病毒是有包膜的单股负链 RNA 病毒。病毒颗粒呈多形性，直径为 60～160 nm，包膜上有向四周伸出的突起，为跨膜的 S 蛋白形成，因电镜下形如花冠而得名。病毒在胞质中复制[1]。感染人类的 6 种 HCoV 的基因组长度为 27～31 kb，5′端含有甲基化的"帽子"（cap），3′端含有 poly A。编码包含 16 个非结构蛋白（non-structural protein, NSP）的开放阅读框架（open reading frame, ORF）（1ab），后 1/3 区域按顺序编码 ORF2a、血凝素－酯酶（hemagglutinin esterase, HE）蛋白（仅 β 属部分成员编码）、刺突蛋白（spike, S）、ORF5a、小囊膜蛋白（envelope, E）、膜蛋白（membrane, M）和核衣壳蛋白（nucleocapsid, N）。主要的结构蛋白包括 S 蛋白、N 蛋白、M 蛋和 E 蛋白。其中，S 蛋白是病毒的主要抗原，与病毒感染宿主的过程密切相关；N 蛋白是病毒的核衣壳蛋白[1]。

冠状病毒对外界环境的抵抗力较弱，37 ℃ 数小时便丧失感染性，56 ℃ 30 min 可灭活病毒。在 4 ℃ 条件下可生存更长时间。病毒有包膜，因此对乙醚、75% 乙醇、含氯消毒剂、过氧乙酸和氯仿等脂溶剂及紫外线敏感。人间流行的冠状病毒分离培养特性有差异[1,4]。除了 HKU1 用人原代气道上皮细胞分离，其他几种 HCoV 可用二倍体细胞和/或传代细胞分离培养。导致人类严重疾病的 SARS-CoV 对 Vero 和 LLC-MK2 等细胞敏感，MERS-CoV 对灵长类、猪和蝙蝠来源气道细胞和肾细胞等多种细胞系敏感[5-7]。

HCoV-229E、NL63、OC43 和 HKU1 在世界范围都有分布；SARS-CoV 仅在 2003—2004 年间短暂流行；MERS-CoV 目前主要局限在中东地区。HCoV 人群普遍易感。血清学研究表明，除 SARS-CoV 和 MERS-CoV 新发、突发病毒，其他 HCoV 感染多发生在婴儿期。病毒通过直接接触、飞沫和气溶胶传播[8]。病毒感染的临床表现为发热伴呼吸道症状，包括流鼻涕、咳嗽等轻微临床症状，严重的可导致肺炎，婴儿、老人和免疫缺陷的病人可导致如支气管炎和肺炎等较严重的呼吸道疾病。SARS-CoV 和 MERS-CoV 除了导致呼吸道症状，还可导致全身多脏器的功能衰竭[9,10]。病毒感染能够诱导宿主的中和抗体，可清除病毒，但由于抗体滴度的下降和病毒变异等原因，人在一生中可反复感染HCoV。[8,11—13]

目前，HCoV 的实验室检测以反转录 – 聚合酶链式反应（RT-PCR）方法为主。采样样本包括鼻咽抽吸物、鼻洗液、鼻咽拭子和支气管肺泡灌洗液等呼吸道样本。

二、分型变异的概况

早在 1966 年（229E）和 1967 年（OC43）利用组织培养方法就分离发现了 HCoV。随后 SARS-CoV 于 2003 年被发现，2004 年 NL63 和 HKU1 被发现，2012 年 MERS-CoV 被发现。基于保守区通用引物的使用是在 SARS-CoV 及其后新冠状病毒的发现中最常用的方法[1,12]。本专项内部使用的基于 HCoV 聚合酶（RdRp）保守区扩增的筛查方法，能够通过对产物的测序进行直接分型，而针对不同血清型设计的 real-time PCR 方法可以在更短的时间内明确分型[14]。

基因变异和基因重组是病毒变异采用的策略。HKU1、NL63、SARS-CoV 均有重组现象。HKU1 有 A、B 和 C 3 个基因型，在 nsp6 附近 143 个核苷酸（nucleotide，NT）的位置，HCoV-HKU1 的 B、C 基因型重组为 A 基因型，在 nsp16 附近的 29 nt 左右位置的HCoV-HKU1 的 A 和 B 基因型重组形成了 C 基因型。NL63 的 3 个基因型中，A、B 基因型在 nsp3 和 S 基因处的重组生成 C 基因型[15]。OC43 的 B、C 基因型在 nsp2/nsp3、nsp12/nsp13 和 NS2a/HE 之间重组成为 D 基因型[16,17]。

对于新发现病毒的确定和进化关系的明确是基于全基因组序列的分析。根据保守区包括 3CLpro、RdRp、Hel、ExoN、NendoU 和 O-MT 区域的氨基酸序列与其他成员的同源性，结构基因 S、E、M 和 N 的核苷酸与氨基酸的同源性，以及构建进化树等综合判断其是否为新的家族成员。在同一种属内部，需要对至少 S、RdRp 和 N 基因的全基因序列的进化分析来明确其是否存在不同基因型[1,11,12]。而进一步明确新基因型的来源则需要对全基因组序列的进一步分析[15-17]。

HCoV 在我国的流行特点和在呼吸道感染人群中的检出率因研究时间、人群和检测方法的不同而有差异。目前历时最长的 5 年研究发现，HCoV 在呼吸道感染人群中的平均检出率约为 1%，月最高检出率可达 11% 以上，呈隔年流行趋势。各 HCoV 中（除SARS-CoV 和 MERS-CoV），OC43 的检出率最高，且各年均有流行，这与其他国家和地区的报道一致。对各 HCoV 的分型变异研究发现，OC43 在我国呈多基因型共同流行，并出现了新的不同于已有基因型的毒株[9]。在我国对于 HKU1、229E 和 NL63 的分型变异研究数据有限[18,19]。

HCoV 多难以分离培养（除 SARS-CoV 和 MERS-CoV），不易通过分离培养富集病毒进而获取基因组序列，而 CoV 是已知的基因组最大的人类 RNA 病毒，从临床样本直接进行全基因组序列扩增难度较大，但通过优化扩增条件，可建立基于 PCR 的病毒序列扩增方法，适用于基层单位。目前，基于下一代测序平台的序列获取方法更有助于病毒基因序列的获取，虽然其耗费较大且需要生物信息分析平台的支持，但随着技术分析平台的发展，其未来将会成为病毒序列获取的主要技术方法[20-22]。基于重大专项资源库的建设和测序技术的发展，在更长的时间内分析 HCoV 的变异对相关疫情的预警将提供更多的数据参考。

三、分型变异操作规程

1. 检测内容

利用荧光定量 PCR 的方法进行冠状病毒不同血清型 HKU1、229E、OC43、NL63 和 SARS-CoV 的鉴定。

2. 引物与探针（表 3-16）

表 3-16　检测用引物和探针

病毒血清型	引物和探针	引物序列（5′→3′）
HCoV-229E	Forward primer	CGCAAGAATTCAGAACCAGAG
	Reverse primer	GGCAGTCAGGTTCTTCAACAA
	Probe	CCACACTTCAATCAAAAGTCCCACAATG
HCoV-OC43	Forward primer	TAGGTTTTGACAAGCCTCAGGAAAAAGA
	Reverse primer	GTGACTATCAAACAGCATAGCAGCTGT
	Probe	CCACACTTCAATCAAAAGCTCCCAAATG
HCoV-NL63	Forward primer	ATTACCTTAAATTCAGACAACGTTCT
	Reverse primer	GATTACGTTTGCGATTACCAAGTCT
	Probe	TAACAGTTTTAGCACCTTCCTTAGCACCAAACA
HCoV-HKU1	Forward primer	AGTTCCCATTGCTTTCGGAGTA
	Reverse primer	CCGGCTGTGTCTATACCCATATCC
	Probe	CCCCTTCTGAAGCAA
SARS-CoV	Forward primer	GGAGCCTTGAATACACACCCAAAG
	Reverse primer	GCACGGTGGCAGCATTG
	Probe	CCACATTGGCACCCGAATCCTAAT

3. 试剂和仪器

（1）试剂。*Taq*Man one-step PCR Master Reagents Kit 购自 ABI 公司；QIAamp Viral RNA mini Kit 和 Qiagen one-step RT-PCR Kit 购自 Qiagen 公司。

（2）仪器。荧光定量 PCR 仪：ABI 7000。

4. RT-PCR 反应体系（表 3 - 17）

表 3 - 17　RT-PCR 反应体系

体系组成	体积/浓度
2 × master mix	12.5 μL
40 × MultiScribe and RNase inhibitor mix	0.625 μL
上游引物	0.4 μmol/L
下游引物	0.4 μmol/L
探针	0.2 μmol/L
	总体积加至 25 μL

5. 反应条件

48 ℃反转录 30 min，95 ℃ 15 min，95 ℃ 15 s、68 ℃ 1 min，45 个循环。

6. 结果分析条件设定和结果判断

阈值设定原则以阈值线刚好超过正常阴性对照扩增曲线的最高点，结果显示以阴性为准，或可根据仪器噪音情况进行调整。

Ct 值无数值的标本为阴性样本。

Ct 值≤35.0 的样本为阳性。

Ct 值≥35.0 的样本建议重做。重做结果无数值者为阴性，否则为阳性。

注：荧光 PCR 读板时同时选择 FAM 和 HEX 进行双通道检测。

参考文献

［1］Knipe D M, Howley P M. Fields Virology［M］. 6th ed. Philadelphia：Lippincott Williams & Wilkins, 2013：825 - 854.

［2］International Committee on Taxonomy of Viruses［EB/OL］. Virus Taxonomy：2013 Release. http：//ictvonline. org/virusTaxonomy. asp［accessed 25. 10. 14］.

［3］Graham R L, Donaldson E F, Baric R S. A decade after SARS：strategies for controlling emerging coronaviruses［J］. Nat Rev Microbiol, 2013, 11：836 - 848.

［4］Rabenau H F, Cinatl J, Morgenstern B, et al. Stability and inactivation of SARS coronavirus［J］. Med Microbiol Immunol, 2005, 194（1 - 2）：1 - 6.

［5］Pyrc K, Sims A C, Dijkman R, et al. Culturing the unculturable：human coronavirus HKU1 infects, replicates, and produces progeny virions in human ciliated airway epithelial cell cultures［J］. J Virol, 2010, 84：11255 - 11263.

［6］Kaye M, Druce J, Tran T, et al. SARS - associated coronavirus replication in cell lines［J］. Emerg Infect Dis, 2006, 12：128 - 133.

［7］ Eckerle I, Corman V M, Müller M A, et al. Replicative capacity of MERS coronavirus in livestock cell lines ［J］. Emerg Infect Dis, 2014, 20：276 – 279.

［8］ Zhou W, Wang W, Wang H, et al. First infection by all four non – severe acute respiratory syndrome human coronaviruses takes place during childhood ［J］. BMC Infect Dis, 2013, 13：433.

［9］ Ren L, Gonzalez R, Xu J, et al. Prevalence of human coronaviruses in adults with acute respiratory tract infections in Beijing, China ［J］. J Med Virol, 2011, 83：291 – 297.

［10］ Oosterhof L, Christensen C B, Sengelov H. Fatal lower respiratory tract disease with human corona virus NL63 in an adult haematopoietic cell transplant recipient ［J］. Bone Marrow Transplant, 2010, 45：1115 – 1116.

［11］ Drosten C, Günther S, Preiser W, et al. Identification of a novel coronavirus in patients with severe acute respiratory syndrome ［J］. N Engl J Med, 2003, 348：1967 – 1976.

［12］ Zaki A M, van Boheemen S, Bestebroer T M, et al. Isolation of a novel coronavirus from a man with pneumonia in Saudi Arabia ［J］. N Engl J Med, 2012, 367：1814 – 1820.

［13］ Gorse G J, Patel G B, Vitale J N, et al. Prevalence of antibodies to four human coronaviruses is lower in nasal secretions than in serum ［J］. Clin Vaccine Immunol, 2010, 17：1875 – 1880.

［14］ Woo P C, Lau S K, Chu C M, et al. Characterization and complete genome sequence of a novel coronavirus, coronavirus HKU1, from patients with pneumonia ［J］. J Virol, 2005, 79：884 – 895.

［15］ Woo P C, Lau S K, Yip C C, et al. Comparative analysis of 22 coronavirus HKU1 genomes reveals a novel genotype and evidence of natural recombination in coronavirus HKU1 ［J］. J Virol, 2006, 80：7136 – 7145.

［16］ Dominguez S R, Sims G E, Wentworth D E, et al. Genomic analysis of 16 Colorado human NL63 coronaviruses identifies a new genotype, high sequence diversity in the N-terminal domain of the spike gene and evidence of recombination ［J］. J Gen Virol, 2012, 93 (Pt 11)：2387 – 2398.

［17］ Lau S K, Lee P, Tsang A K, et al. Molecular epidemiology of human coronavirus OC43 reveals evolution of different genotypes over time and recent emergence of a novel genotype due to natural recombination ［J］. J Virol, 2011, 85：11325 – 11337.

［18］ Hu Q, Lu R, Peng K, et al. Prevalence and genetic diversity analysis of human coronavirus OC43 among adult patients with acute respiratory infections in Beijing, 2012 ［J］. PloS one, 2014, 9：e100781.

［19］ Zhang Y, Li J, Xiao Y, et al. Genotype shift in human coronavirus OC43 and emergence of a novel genotype by natural recombination ［J］. J Infect, 2014 (Under revision).

［20］ Geng H, Cui L, Xie Z, et al. Characterization and complete genome sequence of human coronavirus NL63 isolated in China ［J］. J Virol, 2012, 86 (17): 9546 - 7.

［21］ 张越, 肖艳, 任丽丽, 等. 从临床呼吸道样本直接扩展人冠状病毒 OC43 全基因组序列方法研究 ［J］. 中华实验和临床病毒学杂志, 2014, 28: 153 - 155.

［22］ Cotten M, Watson S J, Kellam P, et al. Transmission and evolution of the Middle East respiratory syndrome coronavirus in Saudi Arabia: a descriptive genomic study ［J］. Lancet, 2013, 382: 1993 - 2002.

（任丽丽）

第五节　轮状病毒基因分型变异操作规程

一、概述

轮状病毒（rotavirus, RV）是世界范围内引起婴幼儿急性胃肠炎最重要的病原体, 几乎每个儿童在 5 岁以前均感染过 RV, 据世界卫生组织统计, 每年大约引起 453 000 婴儿和儿童死亡[1], 特别是发展中国家中较为严重[2-4]。RV 归类于呼肠孤病毒科, 轮状病毒属, 直径 70 ～ 75 nm, 病毒体核心为双股 RNA。轮状病毒基因组由 11 个非连续节段的双链 RNA 组成, 分别编码 6 种结构蛋白（VP1 ～ VP4、VP6 和 VP7）和 6 种非结构蛋白（NSP1 ～ NSP6）, 2 个外层衣壳蛋白 VP7（糖蛋白）和 VP4（蛋白酶敏感蛋白）具有中和抗原活性, 能够刺激机体产生保护性抗体, 同时也是轮状病毒血清型 G 型和 P 型的分型依据。迄今为止, 至少 27 个 G 基因型、37 个 P 基因型已经被发现[5,6]。

全球不同地区流行病学调查表明, G1、G2、G3、G4 和 G9 是人类感染 RV 最常见的流行优势株。大量的研究表明, 除了上述的 5 种优势株外, 轮状病毒其他型存在区域性流行, 如 G8 在非洲频繁被发现[7-9], 在其他一些国家也零星发现该型存在; G6 陆续发现于意大利[10]、澳大利亚[11]、印度[12]、匈牙利[13]、新西兰[14]、阿根廷[15]; G10 在英国、印度[16]、新西兰[17]、阿根廷[15]、巴西[18]均有报道; G11 发现于孟加拉国[19]、韩国[20]; 最近, G12 型轮状病毒在很多国家报道, 如美国[21,22]、泰国[23]、印度[24]、孟加拉国[25]、日本[26]、韩国[27]、阿根廷[28]、越南[29]、喀麦隆[30]、肯尼亚[31]、西班牙[32]等, 这表明 G12 可能在全世界范围内流行; G5 病毒最初是从猪的排泄物中分离到, 随后分别在巴西[33]、阿根廷[34]、巴拉圭[35]、喀麦隆[36]、越南[37]和日本[38]的急性腹泻患儿标本中陆续被发现; 近年来, 在中国[39,40]也发现了人感染 G5 型轮状病毒。

RV 的 P 基因型常见 P ［8］、P ［4］ 和 P ［6］ 型, 共占 P 型的 81.8%, 和 G 型最为普遍的组合是 G1P ［8］、G3P ［8］、G4P ［8］、G2P ［4］、G9P ［8］ 和 G9P ［6］。同时, 也发现了一些不常见的 P 型（占 19.2%）。

据中国轮状病毒监测网资料, 我国 2007 年之前以 G1P ［8］ 型为主, 2007—2010 年, G3P ［8］ 为主要优势株, 到 2011 年, G9P ［8］ 取代 G3P ［8］ 成为最主要的 G/P

组合。

综上，掌握轮状病毒检测方法，进行轮状病毒流行病学监测，对阐明毒株地理分布、地区间的传播关系，以及选择候选疫苗和疫苗使用的效果评价，均起非常重要作用。

二、分型变异操作规程（WHO 推荐）

（一）ELISA 检测人轮状病毒

1. 试剂与仪器

ProSpecT™ Rotavirus、200 μL 微量加样枪、酶标仪、洗板机、吸水性能好的卫生纸。

2. 标本收集与处理

（1）粪便标本应该在症状一开始出现就收集。出现症状后 3～5 天内病人粪便排毒量最大，因此应尽可能在此期间收集标本。

（2）直接用于检测的标本应收集在不含有防腐剂、动物血清、铁、去污剂等成分的容器中，否则会对 ProSpecT™ Rotavirus 检测产生影响。

（3）标本在检测前可以贮存于 2～8 ℃环境中，但最多不能超过 3 天，长期贮存应在 -20 ℃或 -70 ℃。

（4）标本处理。加入 1 mL 样品稀释液（sample diluent）至 1.5 mL EP 管中，加入 0.1 g 固体粪便标本或 0.1 mL 液体粪便标本，置于漩涡振荡器混匀，室温静置 10 min，室温下 ≥5 000 r/min 离心 5 min，直接进行检测或置 -20 ℃冰箱保存备用。

注：标本稀释液配制（sample diluent）按如下方法。

0.01M Tris solution（pH7.5）with 0.15 M NaCl and 0.01 M $CaCl_2$ 具体配制方法为 1.211 g Tris base，8.5 g NaCl；1.1 g $CaCl_2$（或 1.47 g $CaCl_2 \cdot 2H_2O$），加 800 mL dH_2O，用浓 HCL 调整为 pH 7.5，用 dH_2O 补至 1.0 L。储存在 4 ℃。

3. 标本检测

（1）检测前。

1）将试剂和待检测标本置于室温（15～30 ℃）。

2）阴性对照：样品稀释液。

3）阳性对照：试剂盒带有阳性对照。

注：每次检测均需加 1 个阳性对照和 1 个阴性对照。

4）洗液的配制：1 倍体积的洗液浓缩液，加 9 倍体积的去离子水。当天用当天配制。

（2）检测。

1）每孔加入 100 μL 10% 便悬液以及阴性对照，阳性对照。

2）每孔加 2 滴（或 100 μL）酶结合物（conjugate）。

3）20～30 ℃静置（60±5）min。

4）每孔加入 350 μL 洗液，洗 5 次，在卫生纸上拍干。

5）每孔加入 2 滴（或 100 μL）底物液（substrate），20 ～ 30 ℃静置 10 min。待黄色显现后迅速观察颜色。

6）每孔加入 2 滴（或 100 μL）终止液（stop solution），充分混匀。

7）读取 OD_{450} 值，打印输出或记录值。结果必须在加入终止液后 30 min 内读取。

（3）检测结果的解释。

1）阴性对照：肉眼观察无色或 OD_{450} 值 < 0.15。

2）临界值：OD_{450} 值 = 阴性对照 OD_{450} 值 + 0.20。

3）阳性对照：肉眼观察呈现独特的蓝色或 OD_{450} 值 > 0.50。

4）标本：①肉眼观察蓝色比阴性对照颜色深判定为阳性，肉眼观察无色判定为阴性。②OD_{450} 值大于临界值判定为阳性，小于临界值判定为阴性，OD_{450} 值在临界值 ± 0.01 范围内判定为可疑，应重复检测。

4. 注意事项

（1）打开后的 96 微孔板应置于可封口的、有干燥剂的口袋中并贮存于 2 ～8 ℃环境中，打开后 6 周内用完。

（2）终止液中含 0.3 mol/L 硫酸，避免接触到皮肤和黏膜。如果终止液接触到这些部位，应立即用水冲洗。

（3）底物液应避光保存，不要使用已经变蓝的底物液。

（4）避免污染。

（二）RT-PCR 检测人轮状病毒

1. 试剂

QIAamp® Viral RNA mini Kit 或者 Geneaid 病毒核酸提取试剂盒，96% ～ 100% 酒精、AMV 反转录酶（AMV-RT）（10 U/μL）、*Taq* DNA 聚合酶（5 U/μL）、10 mmdNTPs（dGTP/dATP/dCTP/dTTP）、琼脂糖（agarose）、Gold view Nucleic Acid Stain。

2. 仪器

200 μL 微量加样枪、台式高速离心机、PCR 仪、稳压稳流电泳仪、水平电泳槽、紫外检测仪、凝胶成像仪。

3. RT-PCR 所用的引物

详见表 3 – 18、图 3 – 1、表 3 – 19、表 3 – 20、图 3 – 2、表 3 – 21、表 3 – 22。

表 3 – 18　VP7 RT-PCR 引物

引物	序列（5′→3′）	核苷酸位置（预测 cDNA 大小 881 bp）
VP7F	ATGTATGGTATTGAATATACCAC	51 ～ 71
VP7R	AACTTGCCACCATTTTTTCC	932 ～ 914

资料来源：Iturriza Gomara, et al. Rotavirus G and P genotypes in rural Ghana [J]. J Clin Micro, 2001, 39 (5): 1981 – 1984.

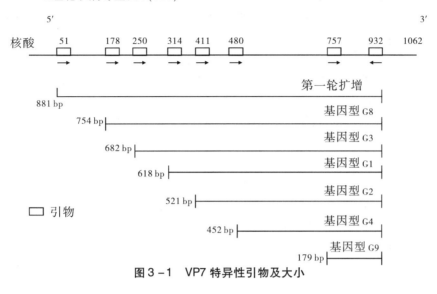

图 3-1 VP7 特异性引物及大小

表 3-19 G-TypingPCR 引物*

基因型	引物	序列（5′→3′）	核苷酸位置	PCR 产物大小/bp
G1	aBT1	CAAGTACTCAAATCAATGATGG	314～335	618
G2	aCT2	CAATGATATTAACACATTTTCTGTG	411～435	521
G3	G3	ACGAACTCAACACGAGAGG	250～269	682
G4	aDT4	CGTTTCTGGTGAGGAGTTG	480～499	452
G8	aAT8	GTCACACCATTTGTAAATTCG	178～198	754
G9	G9	CTTGATGTGACTAYAAATAC	757～776	179

资料来源：Gouvea, et al. Polymtrase chain reaction amplification and typing of rotavirus nucleic acid from stool specimens［J］. J Clin Micro, 1990, 28（2）：276－282.

Iturriza Gomara, et al. Characterization of G10P［11］rotaviruses causing acute gastroenteritis in neonates and infants in Vellore, India［J］. J Clin Micro, 2004, 42（6）：2541－2547.

表 3-20 VP4 RT-PCR 引物

引物	序列（5′→3′）	核苷酸位置（预测 cDNA 大小 663 bp）
VP4F	TATGCTCCAGTNAATTGG	132～149
VP4R	ATTGCATTTCTTTCCATAATG	775～795

资料来源：Simmond, et al. New oligonucleotide primers for P-tying of roavirns strains：strategies for typing previously untypeablestrains［J］. J Clin Virol, 2008, 42（4）：368－373.

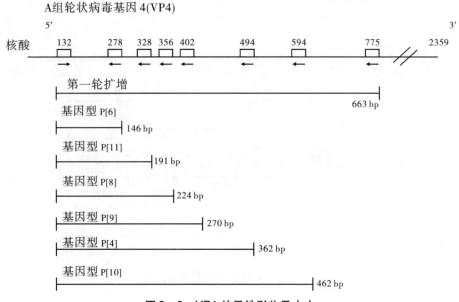

图3-2　VP4 特异性引物及大小

表3-21　P-Typing PCR 引物

基因型	引物	序列（5′→3′）	核苷酸位置	PCR 产物大小/bp
P [4]	2T-1	CTATTGTTAGAGGTTAGAGTC	492～474	362
P [6]	3T-1	TGTTGATTAGTTGGATTCAA	278～259	146
P [8]	1T-1D	TCTACTGGRTTRACNTGC	356～339	224
P [9]	4T-1	TGAGACATGCAATTGGAC	402～385	270
P [10]	5T-1	ATCATAGTTAGTAGTCGG	594～575	462
P [11]	P [11]	GTAAACATCCAGAATGTG	323～305	191

资料来源：Simmond, et al. New oligonucleotide primers for P-tying of roavirns：strategies for typing previously untypeablestrains [J]. J Clin Virol, 2008, 42（4）：368-373.

4. 标本检测

（1）病毒 RNA 提取详见本书第三章第十二节。

（2）轮状病毒 RT-PCR 检测：轮状病毒 Qiagen one-step 法 RT-PCR 检测（推荐）。

1）G 基因型分型的巢式 PCR。

反应体系（10 μL）见表3-22。

表 3 - 22 巢式 PCR 反应体系 (10 μL)

体系组成	体积/μL
20 M VP7F	1
20 M VP7R	1
ddH$_2$O	3
RNA 模板	5

反应条件：98 ℃变性 5 min，冰内冷却 5 min。

轮状病毒 G 分型第一轮 PCR 反应体系 (50 μL) 见表 3 - 23。

表 3 - 23 轮状病毒 G 分型第一轮 PCR 反应体系 (50 μL)

体系组成	体积/μL
10 mM dNTPs	2
5 × 缓冲液	10
enzyme mix	2
RNase 抑制剂	0.5
ddH$_2$O	25.5
变性产物	10

反应条件：50 ℃ 30 min，95 ℃ 15 min，94 ℃ 30 s、42 ℃ 30s、72 ℃ 1 min 30 个循环，72 ℃ 7 min。

轮状病毒 G 分型第二轮 PCR 体系 (20 μL) 见表 3 - 24。

表 3 - 24 轮状病毒 G 分型第二轮 PCR 反应体系 (20 μL)

体系组成	体积/μL
2 × Mix	10
20 M aBT1-aAT8，G3，G9	各 0.5
20 M VP7R	0.5
ddH$_2$O	5.5
第一轮 PCR 产物	1

反应条件：94 ℃ 3 min，94 ℃ 30 s、42 ℃ 30 s、72 ℃ 1 min 35 个循环，72 ℃ 7 min。

2）P 基因型分型的巢式 PCR。

反应体系见表 3 - 25。

表 3 -25 P 基因型分型的巢式 PCR 及应体系 （10 μL）

体系组成	体积/μL
20 M VP4F	1
20M VP4R	1
ddH$_2$O	3
RNA 模板	5

反应条件：98 ℃变性 5 min，冰内冷却 5 min。

轮状病毒 P 分型第一轮 PCR 反应体系 （50 μL）见表 3 -26。

表 3 -26 轮状病毒 P 分型第一轮 PCR 反应体系 （50 μL）

体系组成	体积/μL
10 mM dNTPs	2
5 ×缓冲液	10
enzyme mix	2
RNase 抑制剂	0.5
ddH$_2$O	25.5
变性产物	10

反应条件：50 ℃ 30 min，95 ℃ 15 min，94 ℃ 30 s、42 ℃ 30s、72 ℃ 1 min 30 个循环，72 ℃ 7 min。

轮状病毒 P 分型第二轮 PCR 反应体系 （20 μL）见表 3 -27。

表 3 -27 轮状病毒 P 分型第一轮 PCR 反应体系 （50 μL）

体系组成	体积/μL
2 × mix	10
20 M 1T1D-5T1，P [11]	各 0.5
20 M 4VP4F	0.5
ddH$_2$O	5.5
第一轮 PCR 产物	1

反应条件：94 ℃ 3 min，94 ℃ 30s、42 ℃ 30s、72 ℃ 1 min 35 个循环，72 ℃ 7 min。

5. 检测结果的判定

取 10 μL RT-PCR 扩增产物在 2.0%～2.5% 琼脂糖凝胶进行电泳。根据特异性核酸条带大小判断 G、P 基因型。

6. 注意事项

（1）提取核酸过程中枪头避免触及 QIAamp 离心柱的滤过膜。

（2）避免污染。应该戴手套进行操作。PCR 实验室应该分为 3 个区：试剂准备区，样品准备区，扩增和检测区。

（3）EB 可能致癌，必须小心操作，划定 EB 污染区。

参考文献

［1］ Tate J E，Burton A H，Boschi-Pinto C，et al. 2008 Estimate of worldwide rotavirus-associated mortality in children younger than 5 years before the introduction of universal rotavirus vaccination programmes：a systematic review and meta-analysis［J］. Lancet Infect Dis，2012 12（2）：136－141.

［2］ Parashar U D，Alexander J P，Glass R I. Prevention of rotavirus gastroenteritis among infants and children. Recommendations of the Advisory Committee on Immunization Practices（ACIP）［J］. MMWR Recomm Rep，2006，（RR－12）：1－13.

［3］ Parashar U D，Gibson C J，Bresse J S，et al. Rotavirus and severe childhood diarrhea ［J］. Emerg Infect Dis，2006，12（2）：304－306.

［4］ Agocs M M，Serhan F，Yen C，et al. WHO global rotavirus surveillance network：a strategic review of the first 5 years，2008—2012［J］. MMWR Morb Mortal Wkly Rep，2014，63（29）：634－637.

［5］ Matthijnssens J，Ciarlet M，McDonald S M，et al. Uniformity of rotavirus strain nomenclature proposed by the Rotavirus Classification Working Group（RCWG）［J］. Arch Virol，2011，156（8）：1397－1413.

［6］ Trojnar E，Sachsenroder J，Twardziok S，et al. Identification of an avian group A rotavirus containing a novel VP4 gene with a close relationship to those of mammalian rotaviruses［J］. J Gen Virol，2013，94（Pt 1）：136－142.

［7］ Banyai K，Laszlo B，Duque J，et al. Systematic review of regional and temporal trends in global rotavirus strain diversity in the pre rotavirus vaccine era：insights for understanding the impact of rotavirus vaccination programs［J］. Vaccine，2012，30 Suppl 1：A122－130.

［8］ Cunliffe N A，Ngwira B M，Dove W，et al. Epidemiology of rotavirus infection in children in Blantyre，Malawi，1997—2007［J］. J Infect Dis，2010，202 Suppl：S168－174.

［9］ Kiulia N M，Kamenwa R，Irimu G，et al. The epidemiology of human rotavirus associated with diarrhoea in Kenyan children：a review［J］. J Trop Pediatr，2008，54（6）：401－405.

［10］ De Grazia S，Martella V，Rotolo V，et al. Molecular characterization of genotype G6 human rotavirus strains detected in Italy from 1986 to 2009［J］. Infect Genet Evol，2011，11（6）：1449－1455.

［11］ Palombo E A, Bishop R F. Genetic and antigenic characterization of a serotype G6 human rotavirus isolated in Melbourne, Australia ［J］. J Med Virol, 1995, 47 (4): 348 − 354.

［12］ Kelkar S D, Dindokar A R, Dhale G S, et al. Culture adaptation of serotype G6 human rotavirus strains from hospitalized diarrhea patients in India ［J］. J Med Virol, 2004, 74 (4): 650 − 655.

［13］ Banyai K, Gentsch J R, Glass R I, et al. Detection of human rotavirus serotype G6 in Hungary ［J］. Epidemiol Infect, 2003, 130 (1): 107 − 112.

［14］ Howe L, Sugiarto H, Squires R A. Reuse of polymerase chain reaction for the differentiation of Group A bovine rotavirus G6, G8, and G10 genotypes in the North Island of New Zealand ［J］. N Z Vet J, 2009, 57 (2): 121.

［15］ Badaracco A, Garaicoechea L, Matthijnssens J, et al. Phylogenetic analyses of typical bovine rotavirus genotypes G6, G10, P ［5］ and P ［11］ circulating in Argentinean beef and dairy herds ［J］. Infect Genet Evol, 2013, 18: 18 − 30.

［16］ Mukherjee A, Nayak M K, Roy T, et al. Detection of human G10 rotavirus strains with similarity to bovine and bovine-like equine strains from untypable samples ［J］. Infect Genet Evol, 2012, 12 (2): 467 − 470.

［17］ Moffat JR. Re: Use of polymerase chain reaction for the differentiation of Group A bovine rotavirus G6, G8, and G10 genotypes in the North Island of New Zealand ［J］. N Z Vet J, 2009, 57 (1): 68.

［18］ Santos N, Lima R C, Pereira C F, et al. Detection of rotavirus types G8 and G10 among Brazilian children with diarrhea ［J］. J Clin Microbiol, 1998, 36 (9): 2727 − 2729.

［19］ Rahman M, Matthijnssens J, Nahar S, et al. Characterization of a novel P ［25］, G11 human group a rotavirus ［J］. J Clin Microbiol, 2005, 43 (7): 3208 − 3212.

［20］ Shim J O, Baek I H, Le V P, et al. Molecular characterization of rotavirus diarrhea among children in South Korea: detection of an unusual G11 strain ［J］. Arch Virol, 2011 156 (5): 887 − 892.

［21］ Griffin D D, Nakagomi T, Hoshino Y, et al. Characterization of nontypeable rotavirus strains from the United States: identification of a new rotavirus reassortant (P2A ［6］, G12) and rare P3 ［9］ strains related to bovine rotaviruses ［J］. Virology, 2002, 294 (2): 256 − 269.

［22］ Le V P, Kim J B, Shon D H, et al. Molecular characterization of rare G12P ［6］ rotavirus isolates closely related to G12 strains from the United States, CAU 195 and CAU 214 ［J］. Arch Virol, 2011, 156 (3): 511 − 516.

［23］ Wakuda M, Nagashima S, Kobayashi N, et al. Serologic and genomic characterization of a G12 human rotavirus in Thailand ［J］. J Clin Microbiol, 2003, 41 (12): 5764 − 5769.

[24] Wulan W N, Listiyaningsih E, Samsi K M, et al. Identification of a rotavirus G12 strain, Indonesia [J]. Emerg Infect Dis, 2010, 16 (1): 159 – 161.

[25] Paul S K, Ahmed M U, Hossain M A, et al. Molecular characterization of group A human rotavirus among hospitalized children and adults in Bangladesh: finding of emerging G12 strain [J]. Mymensingh Med J, 2010, 19 (1): 16 – 26.

[26] Shinozaki K, Okada M, Nagashima S, et al. Characterization of human rotavirus strains with G12 and P [9] detected in Japan [J]. J Med Virol, 2004, 73 (4): 612 – 616.

[27] Castello A A, Nakagomi T, Nakagomi O, et al. Characterization of genotype P [9] G12 rotavirus strains from Argentina: high similarity with Japanese and Korean G12 strains [J]. J Med Virol, 2009, 81 (2): 371 – 381.

[28] Castello A A, Arguelles M H, Rota R P, et al. Molecular epidemiology of group A rotavirus diarrhea among children in Buenos Aires, Argentina, from 1999 to 2003 and emergence of the infrequent genotype G12 [J]. J Clin Microbiol, 2006, 44 (6): 2046 – 2050.

[29] Tra My P V, Rabaa M A, Vinh H, et al. The emergence of rotavirus G12 and the prevalence of enteric viruses in hospitalized pediatric diarrheal patients in southern Vietnam [J]. Am J Trop Med Hyg, 2011, 85 (4): 768 – 775.

[30] Ndze V N, Papp H, Achidi E A, et al. One year survey of human rotavirus strains suggests the emergence of genotype G12 in Cameroon [J]. J Med Virol, 2013, 85 (8): 1485 – 1490.

[31] Kiulia N M, Nyaga M M, Seheri M L, et al. Rotavirus G and P types circulating in the eastern region of Kenya: predominance of G9 and emergence of G12 genotypes [J]. Pediatr Infect Dis J, 2014, 33 Suppl 1: S85 – 88.

[32] Cilla G, Montes M, Arana A. Rotavirus g12 in Spain: 2004—2006 [J]. Enferm Infecc Microbiol Clin, 2014, 32 (6): 405.

[33] da Silva M F, Tort L F, Gomez M M, et al. Phylogenetic analysis of VP1, VP2, and VP3 gene segments of genotype G5 group A rotavirus strains circulating in Brazil between 1986 and 2005 [J]. Virus Res, 2011, 160 (1 – 2): 381 – 388.

[34] Ciarlet M, Ludert J E, Liprandi F. Comparative a mino acid sequence analysis of the major outer capsid protein (VP7) of porcine rotaviruses with G3 and G5 serotype specificities isolated in Venezuela and Argentina [J]. Arch Virol, 1995; 140 (3): 437 – 451.

[35] mLadenova Z, Papp H, Lengyel G, et al. Detection of rare reassortant G5P [6] rotavirus, Bulgaria [J]. Infect Genet Evol, 2012, 12 (8): 1676 – 1684.

[36] Esona M D, Geyer A, Banyai K, et al. Novel human rotavirus genotype G5P [7] from child with diarrhea, Cameroon [J]. Emerg Infect Dis, 2009, 15 (1): 83 – 86.

[37] Ahmed K, Anh D D, Nakagomi O. Rotavirus G5P［6］in child with diarrhea, Vietnam［J］. Emerg Infect Dis, 2007, 13（8）：1232 – 1235.

[38] Komoto S, Maeno Y, Tomita M, et al. Whole genomic analysis of a porcine-like human G5P［6］rotavirus strain isolated from a child with diarrhoea and encephalopathy in Japan［J］. J Gen Virol, 2013, 94（Pt 7）：1568 – 1575.

[39] Duan Z J, Li D D, Zhang Q, et al. Novel human rotavirus of genotype G5P［6］identified in a stool specimen from a Chinese girl with diarrhea［J］. J Clin Microbiol, 2007, 45（5）：1614 – 1617.

[40] Li D D, Duan Z J, Zhang Q, et al. Molecular characterization of unusual human G5P［6］rotaviruses identified in China［J］. J Clin Virol, 2008, 42（2）：141 – 148.

（李丹地　徐子乾）

第六节　乙型脑炎病毒分型变异操作规程

一、概述

流行性乙型脑炎（japanese encephalitis, JE），是由蚊虫叮咬感染流行性乙型脑炎病毒（japanese encephalitis virus, JEV）引起的急性传染病，病死率高，30% 存活者留有严重后遗症，危害严重。我国除新疆、西藏、青海省外均有乙脑流行，是我国危害最严重的虫媒病毒病，也是我国临床上最常见的病毒性脑炎[1]。

乙脑病毒属于黄病毒科（Flavividae）黄病毒属（*Flavivirus*），为单正链 RNA 病毒。其 RNA 的 5′末端有一个 1 型帽子结构，3′末端不含多聚腺苷酸（poly A）尾。基因组共编码 3 个结构蛋白，7 个非结构蛋白。约由 11 000 个核苷酸组成，基因组顺序为 5′ – C – PrM – M – E – NS1 – nS2a – nS2b – NS3 – nS4a – nS4b – NS5 – 3′[2]。

乙脑病毒主要分布在亚洲和太平洋地区，基于 PrM 基因、E 基因及全基因序列信息将乙脑病毒分为 5 个基因型别。目前，在大洋洲存在 2 个基因型乙脑病毒（基因 1 和 2 型）而在亚洲则存在全部 5 种基因型别的乙脑病毒。我国在除新疆和青海之外的省份中均分离到乙脑病毒，并且发现有 1、3、5 的 3 个基因型别，其中 1、3 型乙脑病毒在我国共同广泛流行[3]。

基因 1 型乙脑病毒是乙脑病毒 4 个基因型别中最年轻的，蕴藏着丰富的相对种群多样性，在与基因 3 型乙脑病毒的竞争中处于优势地位。1967 年，在柬埔寨首次分离到基因 1 型乙脑病毒，至 20 世纪 90 年代，基因 1 型乙脑病毒主要在泰国、越南、柬埔寨和中国云南省被发现。但是近 10 年来，基因 1 型乙脑病毒的分布范围已经北移至北纬 45 度，东移至东经 75 度。至 2010 年，基因 1 型乙脑病毒已经在亚洲和大洋洲地区国家广泛分布，大洋洲的澳大利亚也于 2000 年发现基因 1 型乙脑病毒。中国第一株乙脑病毒首先分离于 1949 年，为基因 3 型病毒，第一株基因 1 型乙脑病毒首次于 1977 年在云南省分离到。目前在我国 20 余个省、市、自治区均分离到基因 1 型乙脑病毒，并且发现基因 1 型和 3 型在我国共同流行[4]。因此，近 30 年来，基因 1 型病毒已经在乙脑流行区呈现迅速扩张趋势，并逐渐替代原有基因型别病毒（基因 3 型）而成为新的流行种群[5]。

在乙脑病毒基因组分析基础上，掌握乙脑病毒分子特征，建立准确、快捷的乙脑病毒的分子分型鉴定技术与方法，开展乙型脑炎病毒分子变异研究，对于掌握我国乙脑病毒流行株的分子特征，提高我国对乙脑及媒介传染病的防治能力，降低我国乙脑发病和减低病死率等具有重要意义。

二、分型变异操作规程

（一）检测内容

乙脑病毒为流行性乙型脑炎的病原体，核酸为单链 RNA，外层具包膜，包膜表面有血凝素，目前已知有 5 个基因型。中国疾病预防控制中心病毒病预防控制所进行的大规模乙型脑炎（乙脑）分子流行病学研究发现，目前我国同时存在基因 3 型和基因 1 型 2 种乙脑病毒，在不同地区呈现单独或混杂分布。设计乙脑病毒 E 基因区段特异性引物，采用常规 RT-PCR 结合测序，可对乙脑病毒进行基因型分析。

（二）试验材料

1. 材料

从自然界媒介标本（蚊虫、蠓）、传播宿主（如猪）、野鸟标本、疑似病毒性脑炎患者标本（血清、脑脊液）中提取的核酸和/或乙脑病毒分离物。

2. PCR 扩增引物信息（表 3 - 28）

表 3 -28　PCR 扩增引物

名称	大小/nt	引物序列（5′→3′）	片段大小/bp
JEV - E$_F$	19	TGYTGGTCGCTCCGGCTTA	1 581
JEV - E$_R$	21	AAGATGCCACTTCCACAYCTC	

3. 主要试剂和设备

（1）核酸提取试剂盒。推荐采用 Roche、Qiagen 和 TaKaRa 等公司的病毒核酸纯化试剂盒。

（2）逆转录酶。推荐采用 Promega、Invitrogen、Qiagen 和 TaKaRa 等公司的逆转录酶。

（3）*Taq* 酶。推荐采用 Promega、Invitrogen、Qiagen 和 TaKaRa 等公司的耐热 DNA 多聚酶。

（4）PCR 扩增仪。推荐采用 Bio-Rad、PE、Roche 和 Eppendorf 等公司的 PCR 扩增仪。

（5）其他相关仪器。高速微量冷冻离心机、水平电泳仪、凝胶成像仪。

（三）操作步骤

1. 病毒 RNA 提取

采用商业化的总 RNA 提取试剂盒，按照说明书操作。

2. 反转录合成 cDNA

采用商业化的反转录试剂盒，按照说明书操作。

3. PCR 扩增（表 3-29）

表 3-29　扩增体系

体系组成	体积/μL
JEV - PrM _F 20 pmol	0.1
JEV - PrM _R 20 pmol	0.1
RNase free water	补足至 18
模板	2 μL

目的基因的扩增条件：首先 95 ℃预变性 5 min，然后 94 ℃ 30 s、55 ℃ 30 s、72 ℃ 60 s 扩增 30～35 个循环，最后 72 ℃延伸 10 min。

4. 结果观察

用 1%～1.5%琼脂糖凝胶电泳检测 PCR 扩增产物，DL2000（TaKaRa）等作为分子量标准，通过凝胶成像仪观察目标片段。

5. 序列测定

PCR 产物直接自行测序，和/或送专业测序公司完成测序。

（四）结果分析

将上述乙脑病毒 E 基因的核苷酸序列与 NCBI/GenBank 等中有关序列进行比对，可以进行乙脑病毒基因分型分析，从而进一步揭示不同地域之间乙脑病毒流行株的分布特征。

表 3-30 列出了在基因分型分析中较多使用的乙脑病毒株背景供分析用。

表 3-30　乙脑病毒株背景

菌株	年份	来源地区	标本来源	基因型	基因编号
M859	1967	Cambodia	Mosquito	1	U70410
Ishikawa	1994	Japan，Ishikawa	Swine mononuclear	1	AB051292
K94P05	1994	Korea	Mosquito	1	AF045551
VN - 118	1979	Vietnam，Ho Chi	*Culex fatigans*	1	U70420

续表 3 - 30

菌株	年份	来源地区	标本来源	基因型	基因编号
FU	1995	Australia	Human serum	2	AF217620
Nakayama – R	1935	Japan，Nakayama	Human brain	3	S75726
JaGAr01	1959	Japan，Gunma	*Culex*	3	AF069076
GP78	1978	India	Human brain	3	AF075723
RP – 9	1985	Taiwan	Mosquito	3	AF014161
T1P1	1997	Taiwan	*Armigeres*	3	AF254453
JKT6468	1981	Indonesia，Flores	*Culex*	4	AY184212
Muar	1952	Singapore	Human brain	5	Hasegawa et
Beijing – 1/A2	1949	China，Beijing	Human brain	3	AY243843
P3	1949	China，Beijing	Human brain	3	AY243844
SA14	1960	China，Shanxi	Mosquito pool	3	AY243850
SA14 – 14 – 2		China	vaccine	3	AF315119
SH – 53	2001	China，Shanghai	*Culex*	1	AY555757
LN02 – 102	2002	China，Liaoning	*Culex modestus*	1	DQ404085
HN04 – 11	2004	China，Henan	*Culex*	1	DQ404087
SC04 – 12	2004	China，Sichuan	*Culex*	1	DQ404090

参考文献

[1] Wang H，Li Y，Liang X，et al. Japanese encephalitis in mainland China［J］. Jpn J Infect Dis，2009，62（5）：331 – 336.

[2] Lindenbach B D，Thiel H J，Rice C M. Flaviviridae：the viruses and their replication ［M］. Knipe D M，Howley P M. In Fields Virology. 5th ed，Wolters Kluwer-Lippincott Williams & Wilkins：Philadelphia，2007：1102 – 1153.

[3] Zheng Y，Li M，Wang H，et al. Japanese encephalitis and Japanese encephalitis virus in mainland China［J］. Rev Med Virol，2012，22（5）：301 – 322.

[4] Wang H Y，Takasaki T，Fu S H，et al. Molecular epidemiological analysis of Japanese encephalitis virus in China［J］. J Gen Virol，2007，88（Pt 3）：885 – 894.

[5] Pan X L，Liu H，Wang H Y，et al. Emergence of genotype I of Japanese encephalitis virus as the dominant genotype in Asia［J］. J Virol，2011，85（19）：9847 – 9853.

（王环宇　高晓艳）

第七节　汉坦病毒分型变异操作规程

一、概述

汉坦病毒（hantavirus，Hanta）属于布尼亚病毒科分阶段负链 RNA 病毒，基因组根据大小称为 L、M、S。在我国引起肾综合征出血热（HFRS）的主要病原为汉坦病毒（hantaan virus，HTN）和汉城病毒（seoul virus，SEO）。世界上有 30 多个国家和地区发生 HFRS，我国报告病例发生数占全世界病例数的 90% 以上。根据汉坦病毒 M 基因保守区设计套式 PCR 扩增特异性引物，采用常规 RT-PCR 方法，结合序列分析，可对汉坦病毒进行基因型分析。

二、分型变异操作规程

（一）检测方案

1. 核酸的提取
从发热伴出血患者的血清标本或病毒分离物中提取的核酸。

2. PCR 扩增及分型扩增引物（表 3 -31）

表 3 -31　PCR 扩增及分型扩增引物信息

名称	大小/nt	引物序列（5′→3′）	片段大小/bp
MOF1910 - 1939	29	AAAGTAGGTGITAYATCYTIACAATGTGG	464
MOR2373 - 2354	20	GTACAICCTGTRCCIACCCC	
HTNMF 1958 - 1984	26	GAATCGATACTGTGGGCTGCAAGTGC	383
HTNMR 2318 - 2340	23	GGATTAGAACCCCAGCTCGTCTC	
SEOMF 1936 - 1957	22	GTGGACTCTTCTTCTCATTATT	418
SEOMR 2353 - 2331	23	TGGGCAATCTGGGGGGTTGCATG	

3. 主要试剂和设备
（1）核酸提取试剂盒：商业化，推荐采用 Roche、Qiagen 和 TaKaRa 等公司的病毒核酸提取纯化试剂盒。

（2）反转录酶：商业化，推荐采用 Promega、Invitrogen、Qiagen 和 TaKaRa 等公司的逆转录酶。

（3）*Taq* 酶：商业化，推荐采用 Promega、Invitrogen、Qiagen 和 TaKaRa 等公司的耐热 DNA 多聚酶。

（4）PCR 扩增仪：推荐采用 Bio-Rad、PE、Roche 和 Eppendorf 等公司的 PCR 扩

增仪。

（5）其他仪器：高速微量冷冻离心机、水平电泳仪、凝胶成像仪。

（二）操作步骤

1. 病毒 RNA 提取

采用商业化的总 RNA 提取试剂盒，按照说明书操作。

2. 反转录合成 cDNA

采用商业化的逆转录试剂盒，按照说明书操作。

3. PCR 扩增（表 5 -32）

表 3 -32 逆转录扩增体系（25 μL）

体系组成	体积/μL
MOF1910 - 1939（10 M）	1
MOR2373 - 2354（10 M）	1
RNase free water	补足至 23
模板	2

目的基因的扩增条件：首先 94 ℃预变性 2 min，然后 94 ℃ 30 s、55 ℃ 30 s、72 ℃ 30 s 扩增 30～35 个循环，最后 72 ℃延伸 10 min。

分型 PCR 扩增（表 3 -33）：

表 3 -33 分型 PCR 扩增体系（25 μL）

体系组成	体积/μL
HTNMF 1958 - 1984（或 SEOMF 1936 - 1957）（10 μM）	1
HTNMR 2318～2340（或 SEOMR 2353 - 2331）（10 μM）	1
RNase free water	补足至 23
1st PCR 扩增模板	2

目的基因的扩增条件：首先 94 ℃预变性 2 min，然后 94 ℃ 30 s、55 ℃ 30s、72 ℃ 30 s 扩增 30～35 个循环，最后 72 ℃延伸 10 min。

4. 结果观察

用 1%～1.5%琼脂糖凝胶电泳检测 PCR 扩增产物，DL 2000（TaKaRa）等作为分子量标准，通过凝胶成像仪观察目标片段。

（三）序列测定

PCR 产物可直接自行测序，和/或送专业测序公司完成测序。

（四）、结果分析

将上述汉坦病毒 M 基因的核苷酸序列与 NCBI/GENE BANK 等中有关序列进行比

对，可以进行汉坦病毒基因分型分析，从而进一步揭示汉坦病毒不同流行株的分布特征。

（李建东）

第八节　登革病毒分型变异操作规程

一、概述

登革病毒属于黄病毒科，经蚊传播，流行于热带、亚热带地区，特别是在东南亚、西太平洋及中南美洲。依抗原性不同分为 1、2、3、4 四个血清型，同一型中不同毒株抗原有差异，各型病毒间抗原性有交叉，与乙脑病毒也有部分抗原相同。根据病毒基因保守区设计巢式 PCR 扩增特异性引物，采用常规 RT-PCR 方法，结合序列分析，可对病毒进行基因型分析。

二、分型变异操作规程

（一）检测方案

1. 核酸的提取

从发热伴出血患者或发热伴出疹患者标本以及病毒分离物中提取的核酸。

2. PCR 扩增及分型扩增引物（表 3-34）

表 3-34　登革病毒核酸 RT-PCR 检测引物

名称	引物序列（5′→3′）	起始位点	片段大小/bp	型特异性
FLAVF1	CACGGAACTCCACCCATGAGATGT	8105～8128 F	991	通用
FLAVR1	GTGTCCCAGCCTGCTGTGTCATC	9073～9095 R		通用
DEN1	CATGGGCCTATCATGGATCA	8381～8400 F	541	DEN-1
DEN2	CGGAAGCGGAACCCGTAACA	8247～8266 F	675	DEN-2
DEN3	GCGGAGTGGCTTTGGAGGAC	8599～8618 F	323	DEN-3
DEN4	CAGTCTTTCAGGAAGAACAGGG	8693～8714 F	229	DEN-4

3. 主要试剂和设备

（1）核酸提取试剂盒：商业化，推荐采用 Roche、Qiagen 和 TaKaRa 等公司的病毒核酸提取纯化试剂盒。

（2）反转录酶：商业化，推荐采用 Promega、Invitrogen、Qiagen 和 TaKaRa 等公司的反转录酶。

（3）*Taq* 酶：商业化，推荐采用 Promega、Invitrogen、Qiagen 和 TaKaRa 等公司的耐热 DNA 多聚酶。

（4）PCR 扩增仪：推荐采用 Bio-Rad、PE、Roche 和 Eppendorf 等公司的 PCR 扩增仪。

（5）其他仪器：高速微量冷冻离心机、水平电泳仪、凝胶成像仪。

（二）操作步骤

1. 病毒 RNA 提取

采用商业化的总 RNA 提取试剂盒，按照说明书操作。

2. 逆转录合成 cDNA

采用商业化的逆转录试剂盒，按照说明书操作。

3. PCR 扩增（表 3 - 35）

表 3 - 35　PCR 扩增体系

体系组成	体积/μL
引物 F（10 μM）	1
引物 R（10 μM）	1
RNase free water	补足至 23
模板	2

目的基因的扩增条件：首先 94 ℃预变性 2 min，然后 94 ℃ 30 s、55 ℃ 30 s、72 ℃ 30 s扩增 30～35 个循环，最后 72 ℃延伸 10 min。

4. 结果观察

用 1%～1.5% 琼脂糖凝胶电泳检测 PCR 扩增产物，DL 2000（TaKaRa）等作为分子量标准，通过凝胶成像仪观察目标片段。

5. 序列测定

PCR 产物可直接自行测序，和/或送专业测序公司完成测序。

6. 结果分析

将上述登革病毒基因的核苷酸序列与 NCBI/GENE BANK 等中有关序列进行比对，可以进行病毒基因分型分析，从而进一步揭示病毒不同流行株的分布特征。

（王世文）

第九节 麻疹病毒分型变异操作规程

一、概述

麻疹病毒只有 1 个血清型，大多数病例临床症状明显，没有动物宿主，而且接种麻疹疫苗可以有效地预防麻疹。从理论上讲，麻疹是能够通过疫苗免疫接种消除的传染病。因此，继天花、脊髓灰质炎后，WHO 将麻疹列为下一个要消除的传染病。WHO 美洲区已于 2000 年成功消除麻疹；目前欧洲地区、WHO 西太平洋地区、东地中海地区、非洲地区、东南亚地区也都设定了消除麻疹的目标[1]。要实现消除麻疹的目标，除了要提高麻疹疫苗的免疫覆盖率之外，麻疹实验室的血清学和病毒学监测网络的建立和良好运转也是麻疹消除的重要科学保障[2]。

麻疹病毒属于单股负链 RNA，基因组全长 15 894 个核苷酸，编码 6 个主要结构蛋白。从 3′端开始依次为核蛋白（nucleoprotein，N）、磷酸蛋白（phosphoprotein，P）、膜蛋白（matrix protein，M）、融合蛋白（fusion protein，F）、血凝素蛋白（hemagglutinin，H）、依赖于 RNA 的 RNA 聚合酶蛋白（large protein，L），另外两个非结构蛋白 V 和 C 蛋白也由 P 基因编码[3]。不同麻疹野毒株之间的核苷酸变异主要发生在 N 基因和 H 基因，N 基因 3′末端 456 个核苷酸的最大变异可以达到 12%。根据这些特征，WHO 已经建立了标准的麻疹野毒株基因型的命名和基因分型方法[4]。至今已经发现有 24 个基因型曾在全球流行，现阶段还有 17 个基因型在流行和传播。24 个基因型为 A，B1 ～ B3，C1 ～ C2，D1 ～ D11，E，F，G1 ～ G3，H1 ～ H2[4,5]。通过监测不同国家、省份所流行的麻疹病毒的基因型分布、病毒的分子特征和基因变异，可以鉴定或鉴别麻疹病毒的来源，辨别疫苗株和野毒株，确定病毒的传播途径，提供或评估控制麻疹的策略和效果，科学地阻断其传播[6]。特别是在中国，利用网络实验室获得的分子流行病学资料来评估麻疹流行株是本土还是输入的研究，不仅可起关键作用，还可提供鉴定麻疹消除成功与否的主要科学依据，以及对制订麻疹区域性消除计划等，都有着非常重要的意义。

我国现阶段已经构建了麻疹血清学和分子流行病学快速监测网络体系，为我国 2012 年麻疹消除计划提供了实验室技术平台，为及时发现输入的麻疹野病毒及其基因型、也为我国和全球麻疹的预防控制和消除策略提供了科学支撑。分子流行病学方法采用的是 WHO 推荐的方法：首先使用 Vero/SLAM 细胞进行麻疹病毒分离，然后用反转录 PCR（RT-PCR）扩增麻疹病毒分离株的核蛋白（N）基因 3′末端 450 个核苷酸片段或麻疹病毒血凝素蛋白（H）基因特征，然后对扩增产物的核苷酸序列进行测序和分析，并与麻疹病毒基因库中参考株进行比较，可以鉴定出病毒分子特征和基因变异，追溯麻疹病毒的来源，辨别疫苗株和野毒株。

二、分型变异操作规程

(一) 检测内容

麻疹病毒属于副粘病毒科，麻疹病毒属；是有包膜的单股、负链、不分节段的 RNA 病毒，基因组全长约为 16 kb；麻疹病毒只有一个血清型，但有多个基因型。WHO 确立了不同基因型的参考序列，并规定麻疹病毒基因定型至少须对 N 基因 COOH 末端 450 个核苷酸序列进行分析，不同的基因型被限制在一定的地理区域内。中国疾病预防控制中心病毒病预防控制所的国家麻疹室连续对 1993—2014 年中国流行的麻疹野病毒进行分子流行病学研究分析，H1 基因型是我国流行的本土基因型，但随着我国麻疹消除状态的临近，2009 年以后监测到多种非本土基因型麻疹病毒的输入。

(二) 试验材料

1. 材料

从麻疹患者标本（咽拭子、尿液）中提取的核酸和/或麻疹病毒分离物。

2. PT-PCR 扩增引物（表 3 –36）

表 3 –36　PT-PCR 扩增引物

名称	大小/nt	引物序列（5′→3′）	片段大小/bp
MV216	20	TGGAGCTATGCCATGGGAGT	634
MV214	20	TAACAATGATGGAGGGTAGG	

资料来源：Zhang Y，Xu S，Wang H，et al. Single endemic genotype of measles virus continuously circulating in China for at least 16 years [J]. PloS one, 2012（7）: e34401.

3. 主要试剂和设备

（1）核酸提取试剂盒：商业化，推荐采用 Qiagen 公司的病毒核酸提取纯化试剂盒。

（2）PT-PCR 试剂盒：商业化，推荐采用 Invitrogen、Qiagen 和 TaKaRa 等公司的 PT-PCR 试剂盒。

（3）仪器：PCR 扩增仪、高速微量冷冻离心机、水平电泳仪、凝胶成像仪。

(三) 操作步骤

1. 病毒 RNA 提取

采用商业化提取试剂盒提取 RNA，按照说明书操作。

2. PT-PCR 扩增反应（表 3 –37）

表 3 –37　PT-PCR 扩增反应（25 μL）

体系组成	体积/μL
上游引物（MV216，20 μM）	0.5
下游引物（MV214，20 μM）	0.5

续表 3 - 37

体系组成	体积/μL
RNase free dH$_2$O	补足至 22.0
RNA	3.0

扩增条件为：首先 50 ℃ 反转录 30 min，接着 94 ℃ 预变性 2 min，然后 94 ℃ 30 s、55 ℃ 30 s、72 ℃ 60 s，扩增 30 ～ 35 个循环，最后 72 ℃ 延伸 10 min。

3. 结果观察

用 1.7% 琼脂糖凝胶电泳检测 PCR 扩增产物，DL2000（TaKaRa）等作为分子量标准，通过凝胶成像仪观察目标片断。

4. 序列测定

PCR 产物可直接自行测序，和/或送专业测序公司完成测序。

（四）结果分析

将上述麻疹病毒 N 基因的核苷酸序列与 NCBI/GENE BANK 等中有关序列进行比对，可以进行麻疹病毒基因分型分析，从而进一步揭示不同地域之间麻疹病毒流行株的分布特征。表 3 - 38 列出麻疹基因型参考毒株。

表 3 - 38 麻疹基因型参考毒株和基因信息

基因型	最后鉴别年份*	参考毒株	基因序列数据库 H	物种基因序列库 N
A	2008	MVi/Maryland. USA/0. 54	U03669	U01987
B1[a]	1983	MVi/Yaounde. CMR/12. 83	AF079552	U01998
B2	2011	MVi/Libreville. GAB/0. 84	AF079551	U01994
B3	2011	MVi/New York. USA/0. 94	L46752	L46753
		MVi/Ibadan. NGA/0. 97/1	AJ239133	AJ232203
C1[a]	1992	MVi/Tokyo. JPN/0. 84	AY047365	AY043459
C2	2007	MVi/Maryland. USA/0. 77	M81898	M89921
		MVi/Erlangen. DEU/0. 90	Z80808	X84872
D1[a]	1986	MVi/Bristol. GBR/0. 74	Z80805	D01005
D2	2005	MVi/Johannesburg. ZAF/0. 88/1	AF085198	U64582
D3	2004	MVi/Illinois. USA/0. 89/1	M81895	U01977
D4	2011	MVi/Montreal. CAN/0. 89	AF079554	U01976
D5	2010	MVi/Palau/0. 93	L46757	L46758
		MVi/Bangkok. THA/0. 93/1	AF009575	AF079555
D6	2007	MVi/New Jersey. USA/0. 94/1	L46749	L46750

续表 3 – 38

基因型	最后鉴别年份*	参考毒株	基因序列 数据库 H	物种基因 序列库 N
D7	2007	MVi/Victoria. AUS/16. 85	AF247202	AF243450
		MVi/Illinois. USA/50. 99	AY043461	AY037020
D8	2011	MVi/Manchester. GBR/30. 94	U29285	AF280803
D9	2011	MVi/Victoria. AUS/12. 99	AY127853	AF481485
D10	2005	MVi/Kampala. UGA/51. 01/1	AY923213	AY923185
D11	2011	MVi/Menglian. Yunnan. CHN/47. 09	GU440576	GU440571
E[a]	1987	MVi/Goettingen. DEU/0. 71	Z80797	X84879
F[a]	1994	MVs/Madrid. ESP/0. 94 (SSPE)	Z80830	X84865
G1[a]	1983	MVi/Berkeley. USA/0. 83	AF079553	U01974
G2	2004	MVi/Amsterdam. NLD/49. 97	AF171231	AF171232
G3	2011	MVi/Gresik. IDN/17. 02	AY184218	AY184217
H1	2011	MVi/Hunan. CHN/0. 93/7	AF045201	AF045212
H2	2003	MVi/Beijing. CHN/0. 94/1	AF045203	AF045217

*不包括疫苗株和来自 SSPE 患者的病例。a. 认为已经消失。

参考文献

[1] Wolfson L J, Strebel P M, Gacic-Dobo M, et al. Has the 2005 measles mortality reduction goal been achieved A natural history modelling study [J]. Lancet, 2007, 369: 191 – 200.

[2] WHO. Global measles and rubella laboratory network-update [J]. Wkly Epidemiol Rec, 2005, 44: 384 – 388.

[3] Griffin D E, Oldstone M M. Measles. Pathogenesis and control. Introduction [J]. Curr Top Microbiol Immunol, 2009, 330: 1.

[4] WHO. Standardization of the nomenclature for genetic characteristics of wild-type rubella viruses [J]. WER, 2005, 80: 126 – 132.

[5] Zhang Y, Ding Z, Wang H, et al. New measles virus genotype associated with outbreak, China [J]. Emerg Infect Dis, 2010, 16: 943 – 947.

[6] Rota P A, Liffick S L, Rota J S, et al. (2002) Molecular epidemiology of measles viruses in the United States, 1997—2001 [J]. Emerg Infect Dis, 2002, 8: 902 – 908.

（张 燕 许文波）

第十节　手足口病相关肠道病毒分型变异操作规程

一、概述

人类肠道病毒（HEV）属小 RNA 病毒科，单正股 RNA，球形、无包膜，包括脊髓灰质炎病毒（poliovirus，PV）1、2、3 血清型，柯萨奇病毒（Coxsackievirus，CAV）A 组 1～24 型，B 组 1～6 型，埃可病毒（Echovirus）1～34 型和新肠道病毒 68、69、70、71 型。大约 20 多种（型）肠道病毒可引起手足口病，也是常见手足口病病原体，其中以柯萨奇病毒 A16 型（CAV16）和肠道病毒 71 型（EV 71）最为常见。肠道病毒在污水或粪便中可存活数月，主要经粪—口途径传播。

肠道病毒的基因组约 7.4 kb，两端为保守的非编码区（untranslated regions，UTRs），中间为一个连续开放读码框，编码一个多聚蛋白（polyprotein）。病毒 RNA 编码区从 5′端依次编码 4 个结构蛋白 VP4、VP2、VP3、VP1 和 7 个非结构蛋白 2A（半胱氨酸酶）、2B、2C、3A、3B、3C（蛋白酶）、3D（RNA 聚合酶）。VP1、VP2 和 VP3 均暴露在病毒衣壳的表面，带有中和抗原和型特异性抗原位点，VP4 位于衣壳内部，与病毒基因组脱壳有关。

肠道病毒分型的金标准是传统的中和实验。传统分型鉴定多采用病毒分离培养结合中和试验等血清学方法，将肠道病毒接种在哺乳动物细胞上进行分离培养，待细胞产生病变后，用特异性的血清做中和试验进行血清型鉴定。由于 HEV 血清型别繁多，血清学方法费时、费力，一些新发现的病毒很难体外分离培养，严重制约了 HEV 感染的临床诊疗和流行病学研究的发展。随着分子生物学的发展，依据病毒核酸序列的分型方法越来越多地被应用。基于肠道病毒结构蛋白 VP1～VP4 的核苷酸序列分型被广泛应用，VP1 基因和病毒的中和表位及毒力密切相关，与中和实验结果的一致性较好、结果准确、可靠，是肠道病毒进行分型最常用的方法，也是肠道病毒分子流行病学主要的研究内容。与传统分型方法相比，PCR 简便、快速、费用低，适合于临床诊断。病毒核酸序列分析可实现肠道病毒高灵敏度、高特异度分型。

二、分型变异操作规程

根据肠道病毒保守的区域 UTRs 设计肠道病毒属特异引物和探针，利用荧光定量 RT-PCR 进行检测；然后根据 VP1 基因的特征序列设计肠道病毒 EV71、CA16、CA10 和 CA6 的型特异性引物和探针，进行分子分型鉴定；以上 4 种型别检测为阴性的肠道病毒，依次采用半巢式 RT-PCR 和锚定 RT-PCR 方法扩增 VP1 基因片段，再利用核苷酸测序和分析的方法，与肠道病毒基因库中参考株进行比较。确定肠道病毒基因型的过程如下图 3-3 所示。

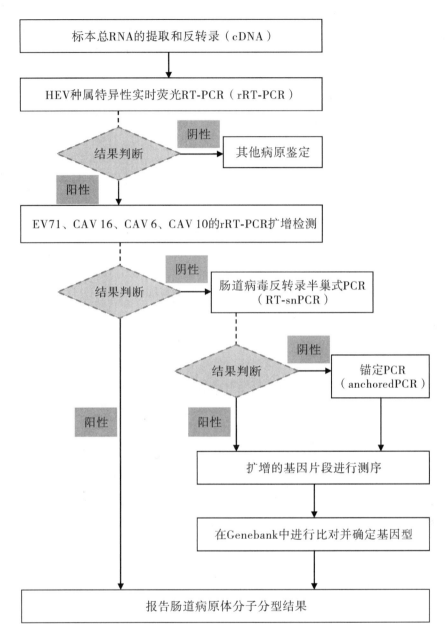

图3-3 肠道病毒分子分型流程

（一）检测内容

手足口病是由多种病毒引起的传染性疾病，易感人群以儿童为主。本方案作为手足口病肠道病毒的分子分析方案，是依据当前国内手足口病病原谱的特征制订的，确保在48 h内完成80%以上的病原微生物检测。

（二）试验材料

1. 试剂（盒）

High Pure Viral Nucleic Acid Kit（Roche 11858874001）（适用于血浆、血清和无细胞体液中 DNA/RNA 的提取），QIAmp MiniElute Virus Spin 的病毒 DNA/RNA 提取试剂盒（适用于血浆、血清和无细胞体液中 DNA/RNA 的提取），QIAamp Viral RNA Mini 试剂盒（适用于血浆、血清和无细胞体液中 RNA 的提取），RNeasy Mini 试剂盒（适用于细胞中 RNA 的提取），TaKaRa One-step RT-PCR Kit（货号：DRR064A）适用于病原体一步法 RT-PCR 检测。

2. 其他试剂

乙醇（96%～100%），0.9% NaCl 溶液（标本较少时，用于补足体积至 200 μL），75% 乙醇，RNase free water。

3. 耗材

无 DNA 酶无 RNA 酶的 1.5 mL 离心管、各种规格 Tip 头，0.2 mL PCR 管。

4. 仪器设备

离心机，微量移液器，振荡器，加热块（56 ℃）。

5. 引物和探针（表3-39）

表3-39　肠道病毒核酸 RT-PCR 检测引物

名称	序列（5'→3'）	起始位点	片段大小/bp	型特异性
ENVs	CCCTGAATGCGGCTAATCC	457～475[a]		
ENVas	ATTGTCACCATAAGCAGCCA	602～583[a]	145	EV 种特异性
ENV - probe	AACCGACTACTTTGGGTGTCCGTGTTTC	540～567[a]		
EV71s	CACACAGGTGAGCAGTCATCG	2531～2551[b]		
EV71as	CAATCATGCTCTCGTCACTAGC	2631～2610[b]	100	EV71
EV71 - probe	ACAGGCAAGGTTCCAGCACTCCAAGC	2559～2584[b]		
CAV16s	GAACCATCACTCCACACAGGAG	2655～2676[c]		
CAV16as	GTACCTGTGGTGGGCATTG	2744～2726[c]	89	CAV16
CAV16 - probe	CAGCCATTGGGAATTTCTTTAGCCGTG	2678～2704[c]		
CAV6s	CAAGCYGCRGAAACGGGAGC	2570～2589[d]		
CAV6as	AAGTGYTCCACACTCGCCTC	2676～2657[d]	106	CA6
CAV6 - probe	CCGTTTCGATTCATCACACARCGAGT	2649～2624[d]		
CAV10s	GCCTTTCAATGGCAAACAGCAAC	2935～2957[e]		
CAV10as	CCATCATAAAACCACTGATATGCGCT	3053～3028[e]	118	CA10
CAV10 - probe	TCTTYGTCAAACTCACTGACCCTCCTGC	2969～2996[e]		

续表 3 - 39

名称	序列（5′→3′）	起始位点	片段大小/bp	型特异性
224	GCIATGYTIGGIACICAYRT	1977 ~ 1996[f]	992	All EV
222	CICCIGGIGGIAYRWACAT	2969 ~ 2951[f]		
AN89	CCAGCACTGACAGCAGYNGARAYNGG	2602 ~ 2627[f]	375	
AN88	TACTGGACCACCTGGNGGNAYRWACAT	2977 ~ 2951[f]		
AN232[g]	CCAGCACTGACAGCA	2602 ~ 2616[f]		
AN233[g]	TACTGGACCACCTGG	2977 ~ 2963[f]		
K - r - S	GACCATCTAGCGACCTCCAC - NNNNNN	/	/	/
K - S	GACCATCTAGCGACCTCCAC	/	/	/

a. 见参考文献［3］。

b. 参考序列为 BrCr/EV71，Genbank accession NO. U22521。

c. 参考序列为 G - 10/CAV 16，Genbank accession NO. U05876。

d. 参考序列为 Gdula/CAV 6，Genbank accession NO. AY421764。

e. 参考序列为 Kowalik/CAV 10，Genbank accession NO. AY421767。

f. 见参考文献［4］

g. 用于 PCR 产物的测序。

（三）操作步骤

1. 标本总 RNA 的提取

以 High Pure Viral Nucleic Acid Kit（Roche11858874001）为例。

（1）配置裂解液：在 200 μL 含 poly（A）的结合缓冲液（binding buffer）加入 50 μL蛋白酶 K。

（2）加入 200 μL 样本混匀，72 ℃裂解 10 min。

（3）加入 100 μL 结合缓冲液混匀后，瞬时离心。

（4）将裂解样本全部转入核酸抽提柱上，8 000 r/min 离心 1 min，更换收集管。

（5）加入 500 μL 抑制剂清除缓冲液（inhibitor removal buffer），8 000 r/min 离心 1 min，更换收集管。

（6）加入 450 μL 清洗缓冲液（washing buffer），8000 r/min 离心 1 min，更换收集管。

（7）重复步骤（6）1 次。

（8）12 000 r/min 离心 1 min，更换收集管为 1.5 mL 离心管。

（9）加入 60 μL 洗脱缓冲液（elution buffer），室温静置 1 min。

（10）8 000 r/min 离心 1 min，将收集的核酸置于 - 80 ℃保存或用于后续 PCR 检测。

2. cDNA 合成

以 PrimeScript™ Ⅱ 1st Strand cDNA Synthesis Kit（TaKaRa D2680A）为例。

（1）将试剂盒内的每一管溶液混匀并短暂离心，按照表 3-40 组分配置反应体系 1，将体系 1 在 0.2 mL 离心管中混匀。

表 3-40　体系 1 的配制

体系 1 组分	体积/μL
病毒总 RNA	x
随机引物（50 ng/μL）	1
dNTP mix（10 mM）	1
RNase free water	补足至 14

（2）65 ℃孵育 5 min；置于冰上至少 1 min。

（3）取一空管按表 3-41 配制体系 2。

表 3-41　体系 2 的配制

体系 2 组分	体积/μL
体系 1 中变性的 RNA	14
5×PrimeScript Ⅱ 缓冲液	4
RNase 抑制剂（40U/μL）	1
PrimeScript Ⅱ RTase（200 U/μL）。	1

（4）总反应体系为 20 μL，轻轻混匀，短暂离心收集可能存在管壁上的液滴。

（5）30 ℃孵育 10 min，42 ℃孵育 50 min。70 ℃终止 15 min，置于冰上。

（6）置于 -20 ℃保存或用于后续 PCR 检测。

3. EV 种属特异性 real-time RT-PCR（rRT-PCR）

（1）配置反应体系：以 One-step PrimeScript RT-PCR Kit（perfect real-time）（TaKaRa RR064A）为例（表 3-42）。

表 3-42　real-time RT-PCR 反应体系

反应体系	体积/μL
2× buffer mix Ⅲ	12.5
RNase free water	7
Ex *Taq* HS（5 U/μL）	0.5
PrimeScript RT enzyme mix Ⅱ	0.5
ENVs（10 μM）	0.8
ENVas（10 μM）	0.8
ENV-probe（10μM）	0.4
RNA	2.5

（2）PCR 扩增条件：首先 42 ℃ 10 min，接着 95 ℃ 30 s，然后 95 ℃ 10 s，最后 60 ℃ 50 s 扩增 45 个循环，在 60 ℃ 进行荧光采集。

4. EV71，CA16，CA10，CA6 分型检测 real-time RT-PCR（rRT-PCR）

（1）配置反应体系：以 One-step PrimeScript RT-PCR Kit（perfect real-time）（TaKaRa RR064A）为例（表 3-43）。

表 3-43　real-time RT-PCR 反应体系

反应体系	体积/μL
2 × buffer mix Ⅲ	12.5
RNase free water	7
Ex *Taq* HS（5 U/μL）	0.5
PrimeScript RT enzyme mix Ⅱ	0.5
S（10 μM）	0.8
as（10 μM）	0.8
probe（10 μM）	0.4
RNA	2.5

（2）PCR 扩增条件：首先 42 ℃ 10 min，然后 95 ℃ 30 s，最后 95 ℃ 10s、60 ℃ 50s 扩增 45 个循环，在 60 ℃ 进行荧光采集。

3. 肠道病毒分型半巢式反转录 RT-snPCR

（1）配置反应体系：以 TaKaRa Ex *Taq* Kit（TaKaRa RR001A）为例。第一轮 PCR 反应体系如表 3-44。

表 3-44　第一轮 PCR 反应体系

反应体系	体积/μL
RNase free water	13
10 × Ex 缓冲液	2.5
2.5 mM dNTP	2
Ex *Taq*（5 U/μL）	0.12
224（10 μM）	2.5
222（10 μM）	2.5
cDNA	2.5

第二轮 PCR 反应体系如表 3-45。

表 3 - 45　第二轮 PCR 反应体系

反应体系	体积/μL
RNase free water	28
10 × Ex 缓冲液	5.0
2.5 mM dNTP	4.0
Ex *Taq*（5 U/μL）	0.25
AN89（10 μM）	4.0
AN88（10 μM）	4.0
第一轮 PCR 产物	5.0

（2）PCR 扩增条件。

第一轮 PCR 反应条件：首先 94 ℃ 3 min，然后 94 ℃ 20 s、42 ℃ 20 s、72 ℃ 扩增 40 个循环，最后 72 ℃ 8 min。

第二轮 PCR 反应条件：首先 94 ℃ 3 min，然后 94 ℃ 15 s、60 ℃ 20 s、72 ℃ 20 s 扩增 40 个循环，最后 72 ℃ 8 min。

（3）PCR 产物纯化和测序。采用 Invitrogen 公司割胶纯化试剂盒（K2100 - 12）割胶回收 350 ~ 400 bp PCR 产物，使用引物 AN232 和 AN233 进行一代 Sanger 测序。

（4）使用 Blast 工具对测序序列进行比对分析，同源性最高肠道病毒基因型为所测样本的肠道病毒型。

4. 锚定 PCR（anchored PCR，A-PCR）

（1）随机引物 K-r-S 进行样本逆转录。反应体系中使用 K-r-S 为反转录引物（替代试剂盒自带的随机引物），其他体系组分和反应条件均参见操作步骤 3。

（2）锚定 PCR 扩增体系如表 3 - 46。

表 3 - 46　锚定 PCR 扩增体系

反应体系	体积/μL
RNase free water	34
10 × Ex 缓冲液	5.0
2.5 mM dNTP	4.0
Ex *Taq*（5 U/μL）	0.25
ENVs（10 μM）	1.0
K-s（10 μM）	1.0
cDNA	5.0

（3）锚定 PCR 反应条件：首先 94 ℃ 3 min，然后 94 ℃ 20 s、55 ℃ 20 s、72 ℃ 40 s 扩增 40 个循环，最后 72 ℃ 8 min。

（4）PCR 产物纯化。采用 Invitrogen 公司割胶纯化试剂盒（K2100 - 12）回收纯化 500 ～ 1 000 bp 的所有 PCR 产物。

（5）T-A 克隆。参见试剂盒说明书使用 pMD18-T Vector Kit（TaKaRa D101A）进行 TA 克隆。

（6）克隆筛选 PCR 和酶切鉴定。挑取单克隆采用 EV 种属特异性 real-time PCR 反应体系进行检测，阳性克隆用于液体接种培养。

（7）提取质粒后进行双酶切，鉴定插入片段的大小。

（8）采用测序引物 ENVs 对质粒进行 Sanger 一代测序反应。

（9）使用 Blast 工具对测序序列进行比对分析，同源性最高肠道病毒基因型为所测样本的肠道病毒型。

5. 案例介绍

（1）逆转录和 PCR（图 3 - 4）。

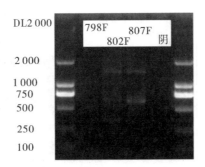

图 3 - 4　逆转录后 PCR 产物鉴定结果

（2）500 ～ 1 000 bp 所有 PCR 产物纯化后鉴定（图 3 - 5）。

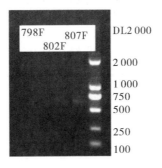

图 3 - 5　PCR 产物纯化后鉴定琼脂糖凝胶电泳结果

（3）使用 PMD-18 质粒进行 T-A 克隆的 PCR 鉴定（图 3 - 6）。

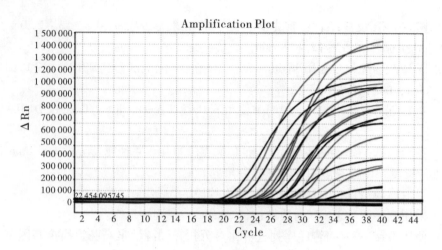

图 3-6　TA 克隆的 PCR 结果

（4）质粒酶切鉴定结果（图 3-7）。

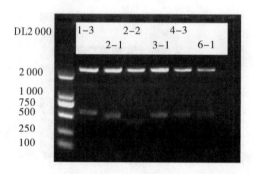

图 3-7　质粒酶切鉴定琼脂糖凝胶电泳结果

（5）选择插入片段 500 bp 以上的质粒进行测序。

（6）比对结果为 CA10。

（四）结果分析

实验结果报告：根据荧光定量 RT-PCR 结果直接确定肠道病毒基因型；将肠道病毒基因的核苷酸序列与 NCBI/GENE BANK 等中有关序列进行比对，可以进行病毒基因分型分析，从而进一步揭示病毒不同流行株的分布特征。

参考文献

［1］Mcminn P C. An overview of the evolution of enterovirus 71 and its clinical and public health significance ［J］. FEMS Microbiol Rev，2002，26：91-107.

［2］Chan Y F，Abubaker S. Recombinant human enterovirus 71 in hand，foot and mouth disease patient ［J］. Emerge Infect Dis，2004，10：1468-1470.

［3］Verstrepen W A, Kuhn S, Kockx M M, et al. Rapid detection of enterovirus RNA in cerebrospinal fluid specimens with a novel single – tube Real-time reverse transcription-PCR assay［J］. J Clin Microbiol, 2001, 39（11）：4093 – 4096.

［4］Nix W A, Oberste M S, Pallansch M A. Sensitive, seminested PCR amplification of VP1 sequences for direct identification of all enterovirus serotypes from original clinical specimens［J］. J Clin Microbiol, 2006, 44（8）：2698 – 704.

（管文彩　宋志刚　胡芸文）

第十一节　鼻病毒分型与测序操作规程

一、概述

人鼻病毒（human rhinovirus, HRV）是引起普通感冒主要病毒之一，HRV 主要经过呼吸道传播，可以引起上呼吸道感染，近年来的研究发现它与细支气管炎、肺炎、哮喘加重等下呼吸道疾病也密切相关。

HRV 属小 RNA 病毒科病毒，核心为单股正链线型 RNA，病毒核酸全长约 7 200 bp，分为 5′非编码区（5′-untranslated region, 5′UTR）、开放性阅读框和 3′非编码区（3′-untranslated region, 3′UTR）。HRV 的 VP4/VP2 蛋白是大多数血清型的特异性抗体中和位点，因此该区域一般用于 HRV 分子分型及基因进化分析。通过 VP4/VP2 和 5′-UTR 区域测序以及系统发生关系的研究，可对 HRV 的 100 多种血清型进行基因型别的分析，并把 HRV 归为 HRV-A 和 HRV-B 两型[1]。然而，2006 年纽约、昆士兰、香港等地研究者发现了不同于已知 HRV 基因型（HRV-A、HRV-B）的新基因型：HRV-C[2]。这一新界定的病毒，与已知 HRV A/B 型在生物学上存在显著差异，表现为无法在细胞上培养，具有一些其独有的特征性位点，例如位于 VP2 区域的顺式作用元件、VP4/VP2 区域的 Met67/Ser68 切割位点等[3]，特别是因 HRV-C 与儿童下呼吸道感染的密切关系而越来越引起人们的重视。Huang 等[4]对 HRV 5′ UTR 进行分析时发现，部分 HRV-C 的 5′UTR 含有长度不一的属于 HRV-A 5′UTR 的基因片段，首次将 HRV-C 分为两个亚种：HRV-Ca 和 HRV-Cc，并且认为 HRV-Cc 是引起儿童重症下呼吸道感染的主要病原体。然而 Wisdom[5]发现 HRV-Ca 与 HRV-Cc 在临床症状以及流行病学方面并不存在较大差异。至今，HRV-Cc 感染是否与重症下呼吸道感染相关仍然存在一定争议，有必要进一步进行探究。

全球范围内，HRV 的 3 种基因型均有流行，且在各个年龄层中均有分布。然而，相对于 HRV-A 和 HRV-C，HRV-B 的检出率较低。近年来，全世界范围内的哮喘发病率和死亡率均有上升，有证据表明 HRV 的感染尤其是 HRV-C 的感染是哮喘加重的主要原因之一。Naoko 等发现 HRV-C 较 HRV-A 和 HRV-B 更易于产生病毒血症[6]。相对于成人，儿童具有更高的 HRV-A 与 HRV-C 感染率，特别是儿童 HRV-C 的感染率显著高于成人[7]，与儿童下呼吸道感染有密切关系。Gwaltney 等[8,9]发现婴幼儿以及儿童时期的 HRV 感染将会是以后哮喘发生的重要危险因素之一。

因此，HRV 的基因分型对于进一步探索其亚型与疾病转归、传播和流行病学提供重要信息。本方案根据小 RNA 病毒保守的区域 VP4/VP2 设计小 RNA 病毒的特异性引物，利用 RT-PCR 进行检测并对产物测序分析后进行分子分型，可以将其分为肠道病毒，鼻病毒 A、B、C 三型。然后对鼻病毒 C 型，根据 5′-UTR 特异性引物扩增和产物序列分析，进行分子分型鉴定，得出鼻病毒 Cc 和 Ca 结果。具体流程如图 3 - 8 所示。

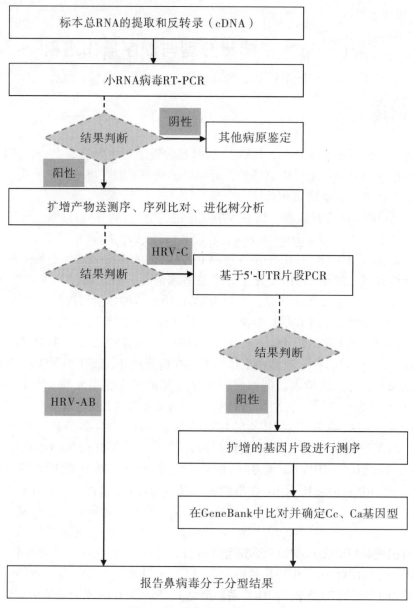

图 3 - 8　鼻病毒分子分型流程

二、分型与测序操作规程

（一）材料

1. RT-PCR

一步法 RT-PCR 试剂盒（TaKaRa One-step PrimeScript RT-PCR Kit），TaKaRa Ex Taq，10mM dNTP，RNase free 水，引物，无 DNA、RNA 酶有（无）滤芯 Tip 头，无 DNA、RNA 酶 EP 管（1.5 mL），无 DNA、RNA 酶 0.2 mL 薄壁 PCR 管，记号笔（标签纸），微量移液器，PCR 仪。

2. 琼脂糖凝胶电泳

2% 琼脂糖、DNA Marker、6×上样缓冲液（30 mM EDTA，36% 甘油，0.035% 二甲醇，0.05% 溴酚蓝）、核酸染料、电泳液（TAE）、电泳槽、电泳仪。

3. 割胶纯化

Qiagen 28604 Minelute Gel Extraction Kit（50）、无水乙醇、PE 缓冲液、离心机、水浴或者金属浴。

（二）方法

包括基于 VP4/VP2 以及 5′-UTR 区域的 2 种分型方法，引物序列见表 3 - 47。扩增产物胶回收后送公司测序。

表 3 - 47　HRV 基因分型引物序列表

序列（5′→3′）	方向[a]	目标基因	位置[b]	产物大小	参考文献
CCGGCCCCTGAATGYGGCTAA	OS	VP4/VP2	458	667	8
ACATRTTYTSNCCAAANAYDCCCAT	OAS		1125		
ACCRACTACTTTGGGTGTCCGTG	IS		547	540	
TCWGGHARYTTCCAMCACCANCC	IAS		1087		
CAAGCACTTCTGTYWCCCC	S	5′-UTR	179	372	9
ACGGACACCCAAAGTAG	AS		551		

　OS：外套正向引物；OAS：外套反向引物；IS：内套正向引物；IAS：内套反向引物；S：正向引物；AS：反向引物。

　a. 表示缩写。

　b. 表示引物在基因序列中的位置，参照 HRV-B 血清型 14 基因组序列（GenBank accession number NC_001490）。

1. 基于 VP4/VP2 片段的鼻病毒分型

（1）第一轮 RT-PCR。

1）在配液室配制 22.5 μL 反应体系。包括 12.5 μL 的 2×反应缓冲液，上、下游引物各 200 μM，0.5 μL 反转录酶以及 0.5 μL Taq 酶。

2）在核酸加样区加入 2.5 μL 模板。

3）在扩增区进行反转录和基因扩增（变性温度和时间与试剂盒说明一致）。具体反应步骤：首先 42 ℃ 10 min，接着 94 ℃ 2 min，然后 94 ℃ 15 s、52 ℃ 30 s、72 ℃ 30 s 扩增 45 个循环，最后 72 ℃ 10 min。

（2）第二轮巢式 PCR。

1）在配液室配制 22.5 μL 反应体系：2.5 μL 的 10 × 反应缓冲液，800 nM dNTP，上、下游引物各 200 μM，1.5 mM MgCl$_2$ 以及 0.2 μL Taq 酶。

2）在核酸加样区加入 2.5 μL 第一轮 PCR 扩增产物。

3）在扩增区进行基因扩增，具体反应步骤：首先 94 ℃ 5 min，接着 94 ℃ 15 s、50 ℃ 30 s、72 ℃ 30 s 扩增 45 个循环，最后 72 ℃ 10 min。

4）以 10 μL PCR 扩增产物与 2 μL 上样缓冲液混匀，加入 2% 的琼脂糖凝胶，120 V 下电泳 30 min，目的片段为 540 bp。如图 3 – 9 所示。

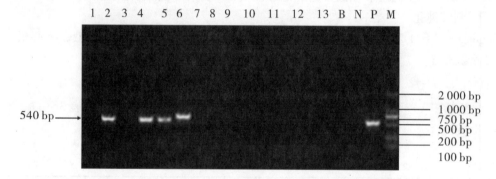

图 3 – 9　VP4/VP2 PCR 扩增产物琼脂糖电泳鉴定结果

编号 1 ～ 13 依次代表 13 个标本；B 代表阴性对照；N 代表阴性对照；P 代表阳性对照；M 代表 DNA Marker。

2. 基于 5′-UTR 片段的鼻病毒分型

（1）在配液室配制 22.5 μL 反应体系：12.5 μL 的 2 × 反应缓冲液，上、下游引物各 200 μM，0.5 μL 逆转录酶以及 0.5 μL Taq 酶。

（2）在核酸加样区加入 2.5 μL 模板。

（3）在扩增区进行反转录和基因扩增（变性温度和时间与试剂盒说明一致）。具体反应步骤：首先 42 ℃ 10 min，接着 95 ℃ 2 min，然后 95 ℃ 30 s、52 ℃ 30 s、72 ℃ 30 s 扩增 40 个循环，最后 72 ℃ 10 min。

（4）以 10 μL PCR 扩增产物与 2 μL 上样缓冲液混匀，加入 2% 的琼脂糖凝胶，120 V 下电泳 30 min，目的片段为 372 bp。如图 3 – 10 所示。

3. PCR 产物割胶纯化

（1）割取目的片段（1.5% 的胶），称重。

（2）每 100mg 的胶加 300 μL 增溶缓冲液（QG buffer）。（每个 2.0 EP 管中最多加 1.5 mL QG buffer；2% 以上浓度的胶每 100 mg 的胶加 600 μL QG buffer）。

（3）50 ℃ 水浴约 10 min，混匀，使胶充分溶解。如样本呈紫色或橙色加 10 μL 醋

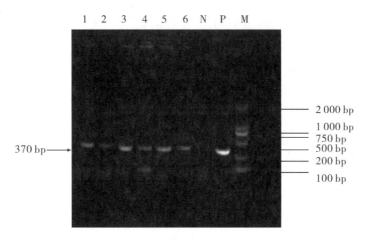

图 3 − 10　5′-UTR 扩增片段电泳图

编号 1 ～ 6 依次代表 6 个标本；N 代表阴性对照；P 代表阳性对照；M 代表 DNA Mark。

酸钠（pH 5.0）将样本调至黄色。

（4）每 100 mg 的胶加 100 μL 异丙醇，混匀。

（5）将样本移至提取柱 13 000 r/min 离心 1 min。单次最大上样量为 750 μL。

（6）弃去液体，倒置并风干收集管。

（7）重复以上两步至全部上样。

（8）加 500 μL QG buffer 13 000 r/min 离心 1 min，弃去液体，倒置并风干收集管。

（9）加 750 μL 浓缩缓冲液（PE buffer），静置 2 ～ 5 min，13 000 r/min 离心 1 min，弃去收集管。

（10）换上新的收集管 13 000 r/min 离心 1 min，弃去收集管。

（11）换上 1.5 mL EP 管，加 25 μL ddH₂O 静置 3 ～ 5 min，13 000 r/min 离心 1 min。

（12）4 ℃ 存放待后续实验。

4. 系统发育分析

（1）将要用于构建系统进化树的所有序列合并到同一个 FASTA（可以用 Bioedit 生成）格式文件。

注意：所有序列的方向都要保持一致（5′→3′）。

（2）下载 HRV 参考序列（表 3 − 48），也整理为 FASTA 格式。

表 3 − 48　HRV 参考序列

基因型	血清型	进化树中名称	GenBank 号
HRV-A	8	HRV8	FJ445113
HRV-A	10	HRV10	DQ473498
HRV-A	11	HRV11	EF173414
HRV-A	12	HRV12	EF173415
HRV-A	16	HRV16	L24917

续表 3 – 48

基因型	血清型	进化树中名称	GenBank 号
HRV-A	21	HRV21	FJ445121
HRV-A	23	HRV23	DQ473497
HRV-A	29	HRV29	AF343615
HRV-A	40	HRV40	FJ445129
HRV-A	45	HRV45	FJ445132
HRV-A	49	HRV49	DQ473496
HRV-A	54	HRV54	FJ445139
HRV-A	58	HRV58	FJ445142
HRV-A	65	HRV65	FJ445147
HRV-A	81	HRV81	FJ445157
HRV-A	95	HRV95	FJ445170
HRV-B	3	HRV3	DQ473485
HRV-B	5	HRV5	FJ445112
HRV-B	14	HRV14	L05355
HRV-B	26	HRV26	FJ445124
HRV-B	70	HRV70	AF343646
HRV-B	93	HRV93	EF173425
HRV-C	C025	HRV-C025	EF582386
HRV-C	N10	HRV-N10	GQ223228
HRV-C	QPM	HRV-QPM	EF186077
HRV-C	C026	HRV-C026	EF582387
HRV-C	NAT001	HRV-NAT001	EF077279
HRV-C	C13	HRV-C13	EU081795
HRV-C	NAT045	HRV-N045	EF077280
HRV-C	N46	HRV-N46	GQ223134

（3）打开 MEGA 软件，选择"Alignment/New/DNA Sequence"，在对话框中选择"edit/insert sequences from a file"，然后点"OK"，找到准备好的序列文件并打开。

（4）在打开的窗口中选择"Alignment"→"Align by Clustal"进行多重比对。

（5）关闭当前窗口，关闭的时候会提示2次"是否保存"。第一次可以保存也可以不保存，第二次一定要保存，保存的文件格式是 . meg。根据提示输入 Title，然后会出现一个对话框询问"是否是 Protein – coding nucleotide sequence data"，根据情况选择

"Yes"或"No"。最后出现一个对话框询问"是否打开",选择"Yes"。

(6) 回到 MEGA 主窗口,在菜单栏中选择"Phylogeny"→"Bootstrap Test of Phylogeny"→"Neighbor-joining",打开一个窗口,里面有很多参数可以设置,如何设置这些参数请参考详细的 MEGA 说明书,点击下面的"Compute"按钮,绘制系统进化树。

(7) 使用 Tree Explorer 窗口中提供的一些功能可以对生成的系统进化树进行调整和美化。另外,还可以用 Word 进一步编辑 MEGA 构建的进化树(图3-11)。

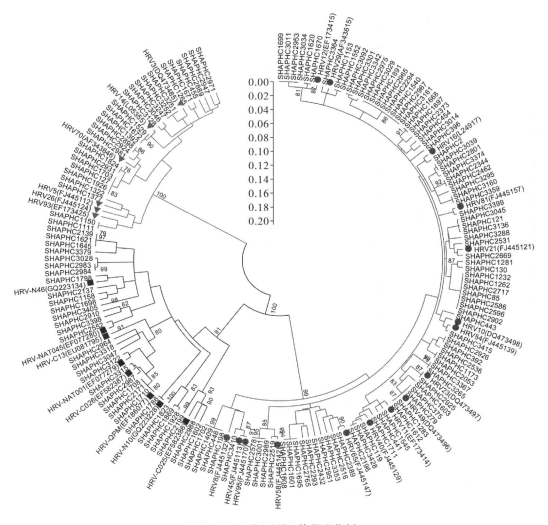

图3-11 VP4/VP2 片段进化树

参考文献

[1] 李军,朱启镕. 鼻病毒的研究现状 [J]. 中华儿科杂志,2005,43(1):18-20.

［2］ Lamson D, Renwick N, Kapoor V, et al. Mass *Taq* polymerase chain reaction detection of respiratory pathogens, including a new rhinovirus genotype, that caused influenza-like illness in New York State during 2004—2005 ［J］. J Infect Dis, 2006, 53: 1398 – 1402.

［3］ Bochkov Y A, Gern J E. Clinical and molecular features of human rhinovirus C ［J］. Microbes Infect, 2012, 14 (6): 485 – 494.

［4］ Huang T, Wang W, Bessaud M, et al. Evidence of recombination and genetic diversity in human rhinovirus in children with acute respiratory infection ［J］. PloS one, 2009, 4 (7): e6355.

［5］ Wisdom A, Kutkowska A E, Mcwilliam Leitch E C, et al. Genetics, recombination and clinical features of human rhinovirus species C (HRV-C) infections; interactions of HRV-C with other respiratory viruses ［J］. PloS one, 2009, 4 (12): e8518

［6］ Naoko F, Akira S, Socorro L, et al. Detection of human rhinovirus C viral genome in blood among children with severe respiratory infections in the Philippines ［J］. PloS one, 6 (11): e27247

［7］ Lau S K, Yip C C, Lin A W, et al. Clinical and molecular epidemiology of human rhinovirus C in children and adults in Hong Kong reveals a possible distinct human rhinovirus C subgroup ［J］. J Infect Dis, 2009, 200 (7): 1096 – 1103.

［8］ Nicholson K G, Kent J, Ireland D C. Respiratory viruses and exacerbations of asthma in adults ［J］. BMJ, 1993, 307 (6910): 982 – 98.

［9］ Jackson D J, Gangnon R E, Evans M D, et al. wheezing rhinovirus illness in eary life predict asthma development in high – risk children ［J］. Am J Respir CriT Care Med, 2008, 178 (7): 667 – 672.

（何 静 王 蔚 胡芸文）

第十二节 病毒分型通用实验操作规程

一、核酸提取

（一）目的

本操作规程用于标本、病毒培养物等样本的核酸提取。

（二）操作步骤

本章内容包括病毒核酸提取、核酸的 RT-PCR/PCR 检测和结果的验证。

课题实施方案中关于核酸的提取方法有多种，包括自动核酸提取设备、商品化试剂

（盒）等。本章以 Qiagen 公司各种核酸提取试剂盒包括 QIAamp MiniElute Virus Spin 的病毒 DNA/RNA 提取试剂盒、QIAamp Viral RNA Mini 试剂盒、RNeasy Mini 试剂盒为例，说明商品化试剂盒的操作流程；同时简要叙述 Trizol 提取 RNA 的方法。

1. 试剂（盒）提取所需的试剂、耗材和设备

（1）试剂（盒）：QIAamp MiniElute Virus Spin 的病毒 DNA/RNA 提取试剂盒（适用于血浆、血清和无细胞体液中 DNA/RNA 的提取），QIAamp Viral RNA Mini 试剂盒（适用于血浆、血清和无细胞体液中 RNA 的提取），RNeasy Mini 试剂盒（适用于细胞中 RNA 的提取），Trizol 试剂。

（2）其他试剂：乙醇（96%～100%），0.9% NaCl 溶液（标本量较少时用于补足体积至 200 μL），氯仿，异丙醇，75% 乙醇、RNase free 水、β-巯基乙醇。

（3）耗材：无 DNA 酶、RNA 酶的 1.5 mL 离心管，各种规格 Tip 头，0.2 mL PCR 管。

（4）仪器设备：离心机、微量移液器、振荡器、加热块（56 ℃）、真空泵。

2. 程序

（1）QIAamp MiniElute Virus Spin 的病毒 DNA/RNA 提取试剂盒的使用步骤如下：

1）第一次使用此试剂盒时，在 AW1 和 AW2 缓冲液中按照试剂瓶上提示体积加入 100% 乙醇，19 mL AW1 中加入 25 mL 无水乙醇，13 mL AW1 中加入 30 mL 无水乙醇；在 AL 中加入 28 μg/mL carrier RNA。

2）取 25 μL Qiagen 蛋白酶放入 1.5 mL 离心管中。

3）在生物安全柜内取标本（鼻/咽拭子、液化的痰液、胸水、灌洗液等）200 μL 加入此管中，充分混匀。若标本不足 200 μL，则用生理盐水补至终体积为 225 μL。

4）每管分别加入 200 μL AL 裂解缓冲液（内参需要提前加入 28 μg/mL carrier RNA），充分混匀振荡 15 s，56 ℃孵育 15 min。短暂离心，将管盖上的液体离心到管底。

5）加入 250 μL 无水乙醇，充分混匀振荡 15 s，室温（15～25 ℃）裂解 5 min。短暂离心，将管盖上的液体离到管底。

6）将上述裂解液加入 QIAamp MinElute 离心柱上，8 000 r/min 室温离心 1 min，弃收集管中的离心液。滤柱仍放回收集管上，将步骤 3)剩余的混合液全部吸入滤柱中，离心后弃离心液。

7）建议：于滤柱中加入 500 μL AW1 液，8 000 r/min 室温离心 1 min，弃收集管中的离心液。

8）从试剂盒中取一支干净的 2 mL 收集管，将离心后的滤柱移到新的收集管上，于滤柱中加入 500 μL AW2 液，8 000 r/min 室温离心 1 min。将滤柱移到一个干净的收集管中，加入 500 μL 无水乙醇，8 000 r/min 室温离心 1 min。

9）将滤柱移到一个干净的收集管中，14 000 r/min 室温离心 3 min。建议将滤柱放在 56 ℃ 3 min 以干燥滤膜。

10）将滤柱放在 1.5 mL EP 管上，向滤柱中加入 20～150 μL 的 AVE 洗脱缓冲液或 RNase free water，室温静置 1 min。14 000 r/min 室温离心 1 min，收集离心液即为提取的核酸。可立即用于检测或 -70 ℃保存。

建议核酸提取后直接分装 3 份至 0.2 mL PCR 管（或排管）中，一份用于检测，其他保存，用于后续的研究。

（2）QIAamp Viral RNA Mini 试剂盒的使用步骤如下：

1）第一次使用试剂盒时，在 AW1 和 AW2 缓冲液中按照试剂瓶上提示体积加入 100% 乙醇；将 carrier RNA 溶解在 AVE 缓冲液中使之终浓度为 1 μg/mL，分装后保存于 −20 ℃。检测前将待检标本自冰箱取出使其检测时达到室温，将含 carrier RNA 的 AVE 缓冲液按照 1:100 稀释加到适量的 AVL 裂解缓冲液中，并平衡到室温。

2）吸取 560 μL 包含 carrier RNA 的 AVL 缓冲液至 1.5 mL 的离心管中。

3）向上述的液体中加入 140 μL 标本以及至少 1 份相应的阴性和阳性对照标本，充分混匀后室温（15～20 ℃）孵育 10 min。短暂离心使离心管顶端液体到底部。

4）在标本中加入 560 μL 100% 的乙醇，混匀 15 s，再短暂离心使离心管顶端液体落到底部。

5）小心将 630 μL 液体加入未浸湿的 QIAamp 滤柱中，盖好盖，8 000 r/min 离心 1 min，弃去收集管，将柱子置于一新的 2 mL 收集管上。

6）打开 QIAamp 滤柱的盖子，重复步骤 5），直至标本全部离心。

7）打开盖子，向滤柱中加入 500 μL AW1 缓冲液，盖好盖，8 000 r/min 离心 1 min，弃去收集管，将滤柱置于一新的 2 mL 收集管上。

8）打开盖子，向滤柱中加入 500 μL AW2 缓冲液，盖好盖，13 000 r/min 离心 5 min。将滤柱置于一新的 2 mL 收集管上，离心 1 min。

9）将柱子置于一新的 1.5 mL 离心管上，加入 50 μL AVE 洗脱缓冲液，室温孵育 1 min，8 000 r/min 离心 1 min，收集离心液即为提取的病毒 RNA，立即进行后续检测或 −70 ℃ 保存。

建议核酸提取后直接分装 3 份至 0.2 mL PCR 管（或排管）中，1 份用于检测，其他保存，用于后续的研究。

（3）RNeasy Mini Kit 提取 RNA 的使用步骤如下：

1）从试剂盒中取出 RLT 裂解缓冲液，根据标本数量分装适量 RLT 液按照 1:100 体积比分别加入 β-巯基乙醇，分装至相应的预先标记好的微量离心管中，每管 600 μL。

2）将 140 μL 待检标本或适量的培养细胞（不多于 1×10^7）以及至少 1 份相应的阴性和阳性对照样本分别加入相应的 RLT 液管中，充分混匀。

3）混匀后加入与上述裂解液同体积的（600～750 μL）70% 的乙醇，充分混匀。再短暂离心使离心管顶端液体落到底部。

4）从试剂盒中取出带滤柱的 2 mL 收集管，打开包装做好标记。取步骤 2）中的混合液 750 μL 加入滤柱中，12 000 r/min 离心 30 s，弃收集管中的离心液。

5）滤柱仍放回收集管上，将步骤 2）剩余的混合液全部吸入滤柱中，12 000 r/min，离心 30 s，弃离心液。

6）于滤柱中加入 700 μL 清洗缓冲液（wash buffer）RW1 清洗缓冲液，12 000 r/min 离心 15 s，将离心后的滤柱移到新的收集管上。

7）于滤柱中加入 500 μL wash buffer RPE 清洗缓冲液，12 000 r/min，离心 30 s。弃收集管中的离心液，再于滤柱中加入 500 μL wash buffer RPE 清洗缓冲液，13 000 ~ 14 000 r/min 离心 2 min。

8）将滤柱移到一个无 RNA 酶的 1.5 mL EP 管上，向滤柱中加入 30 ~ 50 μL 的 RNase free water，室温静置 1 ~ 3 min。12 000 r/min，离心 1 min，收集离心液即为提取的病毒 RNA，立即试验或 -70 ℃保存。

建议核酸提取后直接分装 3 份至 0.2 mL PCR 管（或排管）中，1 份用于检测，其他保存，用于后续的研究。

（4）Trizol 法提取 RNA 的使用步骤如下。

1）标本处理。

培养细胞：细胞不多于 1×10^7，放入 1.5 mL 离心管中，加入 1 mL Trizol，混匀，冰上放置 30 ~ 60 min。

其他标本（血液标本、鼻/咽拭子、液化的痰液、胸水、灌洗液和病毒培养上清液等）：取适当体积（200 μL）血液标本、鼻/咽拭子、液化的痰液、胸水、灌洗液和病毒培养上清液，加 800 μL Trizol，混匀，冰上放置 30 ~ 60 min。

至少 1 份相应的阴性和阳性对照样本。

2）以 1 mL 裂解液加入 0.2 mL 的比例加入氯仿，盖紧离心管，用手剧烈摇荡离心管 15 s，室温静置 10 min 4 ℃，12 000 r/min 离心 10 min。

3）小心吸取上层水相于一新的离心管，按每毫升 Trizol 液加 0.5 mL 异丙醇的比例加入异丙醇，室温放置 10 min。4 ℃，12 000 r/min 离心 10 min。

4）弃去上清液，按每毫升裂解液加入 1 mL 的 75% 乙醇洗涤沉淀，混匀，4 ℃ 12 000 r/min 离心 10 min。

5）小心弃去上清液，然后室温干燥 5 ~ 10 min（干燥后的核酸变为透明，没有液滴残留），注意不要过分干燥，以免 RNA 不易溶解。

6）加 50 μL RNase free 水重悬。立即实验或 -70 ℃保存。

建议核酸提取后直接分装 3 份至 0.2 mL PCR 管（或排管）中，1 份用于检测，其他保存，用于后续的研究。

（5）采用 Geneaid 病毒核酸提取试剂盒的使用步骤如下：

1）在实验开始前，在病毒保存缓冲液（AD buffer）和 wash buffer 中分别加入 30 mL 和 50 mL 96% ~ 100% 的乙醇。

2）将 200 μL 10% 便悬液加入 EP 管中。

3）加 400 μL 病毒裂解缓冲液至已加入便悬液的 EP 管中，振荡混匀。

4）室温（15 ~ 25 ℃）孵育 10 min。

5）将 VB 柱子放入 2 mL 收集管中。

6）加 450 μL 已加乙醇的病毒保存缓冲液至上述样本溶解产物中，振荡混匀。

7）小心地打开 VB 柱盖子，将 600 μL 溶解混合物移至 VB 柱子中，注意不要弄湿柱子边缘，盖上盖子，13 000 r/min 离心 1 min。弃去滤过液，仍将柱子放入原收集管中。

8）小心地打开 VB 柱盖子，将剩余的样本溶解混合物移至 VB 柱子中，盖上盖子，13 000 r/min 离心 1 min。弃去包含有滤过液的收集管，将 VB 柱子放入另一新的收集管中。

9）小心地打开 VB 柱盖子，加 400 μL W1 缓冲液至 VB 柱子中，盖上盖子，13 000 r/min离心30 s。弃去滤过液，仍将柱子放入原收集管中。

10）小心地打开 VB 柱盖子，加 600 μL 已加过乙醇的 wash buffer 至 VB 柱子中，盖上盖子，13 000 r/min 离心30 s。弃去收集管中滤过液。13 000 r/min 离心空柱子 3 min。

11）将干燥的 VB 柱放入干净的 1.5 mL EP 管中。弃去包含有滤过液的收集管。

12）小心地打开 VB 柱盖子，加 50 μL RNase free 水至 VB 柱中进行洗脱，盖上盖子，室温孵育 3 min，13 000 r/min 离心 1 min。病毒 DNA 进行 PCR，或贮存于 −20 ℃ 或 −70 ℃ 备用。

（6）使用 Mini RNA Extraction Kit 提取核酸的步骤如下：

1）向一支 1.5 mL 离心管中加入 560 μL AVL 缓冲液（含 Carrier RNA）。

2）再向这支离心管中加入 140 μL 病毒悬液，充分混匀至少 15 s。室温下（15～25 ℃）放置 10 min。

3）瞬时离心。加入 560 μL 纯酒精，充分混匀至少 15 s，瞬时离心。将 QIAamp 柱与真空泵相连。

4）小心加入约 630 μL 的混合溶液至 QIAamp 柱中，打开真空泵，使液体通过滤膜，全部通过后，关闭真空泵。

5）重复第 4）步骤。

6）小心加入 750 μL AW1 缓冲液，打开真空泵，使液体通过滤膜，全部通过后，关闭真空泵。

7）小心加入 750 μL AW2 缓冲液，打开真空泵，使液体通过滤膜，全部通过后，关闭真空泵。

8）盖上 QIAamp 柱的盖子，断开与真空泵的连接，在离心机中以最大速度离心 1 min。

9）将 QIAamp 柱放入一支干净的 1.5 mL 的离心管中，向膜上加入 60 μL 的 EB 缓冲液。

10）室温下静置 2～5 min。

在离心机中以 8 000 r/min 的速度离心 1 min，离心下来的液体即为所需的核酸溶液。

二、PCR 产物的纯化

（一）试剂盒纯化

1. 使用 Qiagen 的 MinElute Gel Extraction Kit 纯化

（1）分别将 PCR 产物尽可能多的加入 1.5 mL EP 管中，加冰乙醇 1 mL 混匀后于 −20 ℃ 放置 30 min。

（2）12 000 r/min 4 ℃ 10 min，弃上清液，沉淀风干至无乙醇味，加入 30 μL ddH$_2$O 溶解 DNA。

（3）琼脂糖电泳后用干净刀片迅速切下含有目的基因片段的琼脂糖凝胶块，纸巾吸干凝胶表面液体，放入 1.5 mL 离心管中计算凝胶重量作为一个凝胶体积。

（4）根据凝胶重量加 3 个体积的 DE-A 凝胶熔化剂，混匀后 65 ℃ 加热，期间间断混合直至凝胶块完全熔化，加入 150 μL DE-B 结合液混匀。

（5）吸取管中混合液，转移到 DNA 制备管中（置于离心管中离心），3 600 r/min 离心 1 min，弃滤液。

（6）将制备管放回离心管，加 0.5 mL W1 溶液 6 000 r/min 离心 30 s，弃滤液。

（7）将制备管放回离心管，加 0.5 mL W2 溶液 6 000 r/min 离心 30 s，弃滤液。

（8）重复步骤 7）。

（9）将制备管置回离心管中，13 000 r/min 离心 1 min。

（10）制备管重新置于另一洁净的离心管中，在 DNA 制备膜正中央加 25 μL 洗脱液液，室温静止 3 min。

（11）13 000 r/min 离心 1 min 洗脱 DNA。

（12）取 5 μL 回收的 DNA 进行琼脂糖电泳，检测回收效果。

2. 用 QIA Quick PCR Purification Kit 纯化

（1）加入 5 倍体积的磷酸盐缓冲液（PB buffer）至 PCR 反应体系中，混匀。

（2）将 QIA 柱子放入 2 mL 的收集管中。

（3）将上述混合溶液过柱子，或 4 000 r/min 离心 60 s。

（4）倒去离心下来的液体，将 QIA 柱子放回收集管中。

（5）加入 750 μL 的浓缩缓冲液（PE buffer）到柱子中，洗柱子（或 12 000 r/min 离心 60 s）。

（6）将 QIA 柱子放回收集管中，额外以最大转速 15 000 r/min 离心 1 min。

（7）将 QIA 柱子放入一支干净的 1.5 mL 的离心管中。

（8）加入去离子水 40 μL 至 QIA 柱子的中央，静置 5 min。

（9）再于 12 000 r/min 离心 1 min，管中液体即所纯化的 PCR 产物。

3. 用 QIA Quick Gel Extraction Kit 纯化

（1）将约 50 μL 的 PCR 产物加入到 1 cm 厚的 1.7% 琼脂糖凝胶中，然后电泳。

（2）30 min 后，将凝胶放入溴化乙锭溶液中染色约 20 min。

（3）在紫外透射仪上将 PCR 产物所在的琼脂糖凝胶块用刀片小心割下，放入新的 1.5 mL 的离心管中。

（4）称取切下来的琼脂糖凝胶块的重量。

（5）按 1 mg 重量加 3 μL QG 溶液的比例向离心管中加入 QG 溶液。

（6）50 ℃ 孵育 10 min，边加热边混匀。

（7）将上述混合溶液过柱子，或 4 000 r/min 离心 1 min。

（8）加入 500 μL 的 QG 溶液到柱子中，洗柱子 1 次。

（9）加入 750 μL 的 PE buffer 到柱子中，再洗柱子 1 次。

（10）将 QIA 柱子放回收集管中，额外以最大转速 15 000 r/min 离心 1 min。

（11）将 QIA 柱子放入一支干净的 1.5 mL 的离心管中。

（12）加入去离子水 40 μL 至 QIA 柱子的中央，静置 5 min。

（13）再于 12 000 r/min 离心 1 min，管中液体即所纯化的 PCR 产物。

三、PCR 产物的克隆

因 PCR 检测扩增多用 *Taq* 酶，因此扩增片段有 A 尾，方便与 T 载体连接、克隆后测序。

1. 以 TaKaRa 公司 PMD18T 载体克隆为例

（1）在冰上溶解试剂盒中的 pMD18T 载体和溶液 I（内为酶和缓冲液），按表 3 - 49 配制反应体系。

表 3 - 49　PMD18T 克隆连接体系

组分	体积/浓度
溶液 I	5.0 μL
pMD18T 载体	1.0 μL
PCR 产物	0.1～0.3 pmol
ddH₂O 补足	10.0 μL

注：PCR 产物片段与载体比例为摩尔比 1:2～1:10。粗算法：待插入的 DNA 使用量（ng）＝ nmol 数 × 660 × 待插入 DNA 的碱基数。

（2）混合后 16 ℃连接 5 h 至过夜（片段长度大于 1 000 bp，建议连接过夜）。试剂盒内有 control insert，进行连接反应时，同时取 5 μL 溶液 I，1 μL pMD18T 载体，3 μL 水和 0.5～1 μL 对照插入序列（control insert）作为对照进行质量控制。

（3）将连接产物加入 200 μL 感受态细胞中，冰上放置 30 min，42 ℃休克 1.5 min，冰上放置 1 min，加入 800 μL 阴性 LB 培养基，37 ℃ 80～90 r/min 慢摇 45 min，取 200 μL 转化产物涂在氨苄抗性，涂有 X-gal 和 IPTG 的固体 LB 培养基上，37 ℃培养过夜。

（4）次日，挑取白色克隆进行菌液 PCR 检测，将插入的阳性克隆送测序，测序引物为 M13 通用引物。建议每次送 2 个克隆，确保结果的准确度。

2. 以商品化的试剂盒 PGEM-T Easy 载体克隆为例

（1）连接方法参见说明书，连接用 1.5 mL EP 管，每管加入：表 3 - 50 配制反应体系。

表 3 – 50　PGEM-T Easy 克隆连接体系

组分	体积/μL
2 × 快速结合缓冲液（rapid ligation buffer）	5.0
T Easy 载体	1.0
纯化 PCR 产物	3.0
T4 DNA 连接酶	1.0

（2）上述连接产物放于 4 ℃，过夜连接，转化感受态细胞。

（3）50 μL DH5α 感受态细胞（天根公司）中加入 2 μL 连接产物，轻吹混匀，放在冰中 30 min。

（4）42 ℃水浴 90 s，不要摇动。

（5）将管迅速放于冰浴，使细胞冷却 2 min。

（6）加入无菌 LB 培养基 1 mL。

（7）37 ℃温和振荡培养 45 min。

（8）将培养物置于室温 6 000 r/min 离心 2 min。

（9）弃掉部分上清液，剩下 100 μL，轻轻吹打重悬沉淀。

（10）将菌液全部吸出，滴在制备好的涂有 X-gal 和 IPTG 的氨苄抗性琼脂平板培养皿上，用 L 形玻璃棒涂匀。

（11）将涂好菌液的培养皿放在 37 ℃温箱内培养 12 ～ 16 h。

（12）挑选白色菌落，醮取少量菌接种于 5 mL 加入氨苄（100 μg/mL）的 LB 液体培养基。

（13）将接种了细菌的装有 5 mL LB 液体培养基的试管，在 37 ℃剧烈振摇 12 ～ 16 h。

注意：转化的各步操作在超净台内完成。

四、质粒提取

质粒的提取采用 Geneaid 商品化的试剂盒，方法参照产品说明书，操作步骤如下：

（1）将转化后的白色菌落所摇菌液加入 1.5 mL EP 管中，剩下菌液放于 4 ℃冰箱保存。

（2）将装有菌液的 1.5 mL EP 管室温 10 000 r/min 离心 1 min。

（3）弃掉上清，加入 250 μL 溶液 I（加 RNase），振荡重悬沉淀。

（4）加入 250 μL 溶液 II，并轻柔上下颠倒 4 ～ 6 次，静置 2 min。

（5）加入 350 μL 溶液 III，立即上下颠倒数次，直到出现白色絮状沉淀，室温 10 000 r/min 离心 10 min。

（6）将上清液全部吸出加入到试剂盒所带的柱子内。

（7）将柱子室温 10 000 r/min 离心 1 min。

（8）弃去离出液，加入 500 μL HB buffer，室温 10 000 r/min 离心 1 min。

（9）弃掉离出液，加入 750 μL wash buffer（已添加酒精），10 000 r/min 离心 1 min。

（10）弃掉离出液，离心空柱子，10 000 r/min 离心 1 min。

（11）将柱心放入 1.5 mL EP 管中，加入 50 μL 焦碳酸二乙酯（DEPC）处理水于柱心，10 000 r/min 离心 1 min。

（12）弃掉柱子，即完成。

（朱召芹　胡芸文）

第四章　单个细菌病原体分型变异操作规程

细菌病原体是各监测实验室从症候群监测以及新发突发和不明原因传染病事件监测研究中分离到的病原体。根据我国传染病流行特征及国内外的动态，选择了常见和重要的病原体，涵盖的细菌病原体包括霍乱弧菌、大肠杆菌O157：H7、伤寒副伤寒沙门菌、痢疾志贺菌、小肠结肠炎耶尔森菌、单核细胞增多性李斯特菌、空肠弯曲菌、副溶血弧菌、气单胞菌、鲍曼不动杆菌等。

实验室分析技术方案主要包括菌毒株的血清型别、基因型、其他生物型别、毒力基因、耐药谱、保护性抗原和重要监测抗原基因变异、分子分型等。对于明确的病原体，确定标准化的技术方法。从分型方法上，细菌分型除了包括血清学分型，还包括脉冲场凝胶电泳（PFGE）、多位点数目可变串联重复序列分析（MLVA）、多位点序列分型（MLST）和耐药监测等。

根据可行及有意义的原则，对进行分型或变异研究的病原进行了筛选，每种症候群涵盖3～4种病原体。

第一节　A族链球菌分型变异操作规程

一、emm分型

传统血清分型方法是依据菌体表面M蛋白多态性进行的分型，目前血清分型方法已被基因分型方法取代，即根据编码M蛋白基因序列多态性发展起来的分型方法（emm分型）。emm基因编码M蛋白，其5′端为可变区，3′端为保守区。5′端可变区的高度变异性导致M型多样性，所以emm分型是通过PCR扩增及测序，获得A族链球菌（group A streptococcus，GAS）的5′高变区序列，将序列上传至网上数据库（http：//www.cdc.gov/ncidod/biotech/infotech_hp.htmL）进行emm基因序列的比较分析，从而确定emm基因分型。通过emm分型不仅可以预测相关的M型，而且emm分型的分辨率要大于M分型，可以鉴定无法用M分型确定的菌株。另外，同一M型菌株可能分为不同的emm型。在局部的地理范围之内，emm型可以预测菌株的克隆型（clonal types），但是同一emm型菌株，特别是不同国家来源的菌株间，其基因背景可能存在较大的差异，因此应采用多种分型方法进行GAS的流行病学研究。

二、PFGE 操作方法

所需的试剂、仪器和耗材详见《革兰氏阴性菌脉冲场凝胶电泳一般操作规程》。A族链球菌的 PFGE 操作步骤可参照 PulseNet 公布的单核细胞增生李斯特氏菌的标准化程序，但经过一定的修改。而 Marker（H9812）的制备请按照沙门氏菌的标准化程序。内切酶选用 Sma I。

三、MLST 操作方法

目前 A 族链球菌的 MLST 数据库包含约 1 000 个不同来源的菌株及其背景资料。GAS 的 MLST 标准化方法和数据库资料均可通过网络可以共享（http：//spyogenes.mlst. net/misc/info. asp）。

1. PCR 扩增参数

首先 95 ℃ 5 min，然后 95 ℃ 1 min、55 ℃ 1 min、72 ℃ 1 min 扩增 28 个循环。

2. 测序

反应完毕后，PCR 产物 -20 ℃ 保存备用或进行测序。测序引物与 PCR 引物相同，因此为了得到良好的测序结果，PCR 产物最好为单一条带，有必要时可调整 PCR 参数来优化扩增条件，如调整退火温度。

3. 等位基因的比对

由于等位基因的鉴定是通过 7 个管家基因（表 4 – 1）内部片断的序列比对来进行，所以扩增产物经测序后得到的序列必须经过剪切才能在数据库中进行比对。7 个管家基因的参考序列可从 MLST 网站下载（http：//spyogenes. mlst. net/misc/info. asp）。由于单碱基变异也能产生新的等位基因，所以基因序列必须通过双向测序获得，并保证 100% 正确。

表 4 – 1　GAS 的 7 个管家基因扩增引物

基因名称		引物序列（5'→3'）	用于分型的片段大小/bp
葡萄糖激酶（gki）	gki-up	GGCATTGGAATGGGATCACC	498
	gki-dn	TCTCCTGCTGCTGACAC	
谷氨酰胺转运蛋白（gtr）	gtr-up	GAGGTTGTGGTGATTATTGG	450
	gtr-dn	GCAAAGCCCATTTCATGAGTC	
谷氨酸外消旋酶（murI）	murI-up	TGCTGACTCAAAATGTTAAAATGATTG	438
	murI-dn	GATGATAATTCACCGTTAATGTCAAAATAG	
DNA 错配修复蛋白（mutS）	mutS-up	GAAGAGTCATCTAGTTTAGAATACGAT	405
	mutS-dn	AGAGAGTTGTCACTTGCGCGTTTGATTGCT	

续表 4 - 1

基因名称		引物序列（5′→3′）	用于分型的 片段大小／bp
转酮醇酶（*rec*P）	*rec*P-up	GCAAATTCTGGACACCCAGG	459
	*rec*P-dn	CTTTCACAAGGATATGTTGCC	
黄嘌呤磷酸核糖转 移酶（*xpt*）	*xpt*-up	TTACTTGAAGAACGCATCTTA	450
	xpt-dn	ATGAGGTCACTTCAATGCCC	
乙酰辅酶 A 乙酰基 转移酶（*yiq*L）	*yiq*L-up	TGCAACAGTATGGACTGACCAGAGAACAAGATGC	434
	*yiq*L-dn	CAAGGTCTCGTGAAACCGCTAAAGCCTGAG	

　　剪切后的 7 个管家基因序列可以单独或同时进行网上数据库比对，得到相应的等位基因号（allele number），如果鉴定为新的等位基因，需进一步与最相近的等位基因进行人工比对，确认差异是否确实存在。经确认后，把测序彩图提交给数据库管理员（karen. mcgregor@ tvu. ac. uk），验证后将会得到新的等位基因号。

（曹开源）

第二节　沙门菌分型变异操作规程

一、病原学特征

　　沙门菌是主要肠道病原菌之一，根据 O 及 H 抗原组成的不同，分为不同的血清型。目前已发现 2 500 多个血清型[1,2]，绝大多数血清型可引起人类疾病，其中伤寒、副伤寒沙门菌仅感染人类，引起伤寒、副伤寒[3]，其他沙门菌血清型为人畜共患病原体，主要引起人类腹泻或食物中毒事件，统称非伤寒沙门菌。非伤寒沙门菌在外环境及动物中广泛存在，其宿主范围较广[4]，主要包括家禽，家畜，啮齿类动物、两栖动物及猫、狗等宠物[5-9]；人慢性携带者很少见，但动物和鸟类很普遍。不同国家和地区人源感染沙门菌的优势血清型差别较大，但在多数地区鼠伤寒沙门菌（*S. Typhimurium*）和肠炎沙门菌（*S. enteritidis*）的报告最常见[10-13]。

二、分子分型变异概况

　　对我国自 20 世纪 60 年代至今分离的伤寒沙门菌菌株 930 株，进行 *Xba* I 酶切 PFGE 聚类分析[14]，发现可分为 456 种带型，聚类相似性系数为 41.4% ～ 100%，38 种带型在不同的省份交叉出现，而 418 种带型属于每个省份的独特的带型，63 种带型在不同的年份交叉出现，其余的 393 种带型属于每个年份的独特的带型。各地之间存在着差异明显的多个克隆系，并在不同的年份出现，提示了这些分离株的变异度比较大。而有些带型在不同年份的反复出现，反映了伤寒沙门菌不断变异中的一种相对的稳定型。本数据库能够与国际实验室监测网络连接和共享，可以为我国伤寒监测分析以及国际化的伤寒预警和应急反应服务。

对于非伤寒沙门菌，不同血清型之间 PFGE 带型差别较大，分析发现血清型与PFGE 带型具有一定的对应关系，PFGE 聚类分析可以辅助判定血清型[15]。鼠伤寒沙门菌 PFGE 区分能力较强，适用于暴发调查及溯源研究[16]，但肠炎沙门菌单酶切 PFGE 区分能力不高，不足以判定暴发，多种酶切联合使用或 MLVA 可以替代 PFGE 进行肠炎沙门菌暴发分析[17,18]。我国系统进行非伤寒沙门菌检测时间较短（2007—2008 年始），尚不足以进行时间分子分型变异分析，国际上亦未见此类报道。

三、血清分型

血清玻片凝集试验的操作过程如下：

（1）符合的菌株接种于哥伦比亚琼脂平板及软琼脂平板表面中央，（36±1）℃培养过夜。

（2）哥伦比亚琼脂平板菌落进行 O 多价、O 因子血清凝集，定 O 抗原型。

（3）取软琼脂周边扩散菌苔做 H 相多价、单价血清诊断，确定 H1 相抗原。

（4）H1 相凝集阳性者，用该相诱导血清 1 滴于 6 cm 平板中，倾入 50 ℃ 8 mL Swarm Agar 琼脂，轻柔混匀，放置待凝固；平板盖朝上正置（36±1）℃培养过夜，诱导相应的 H2 相。

（5）从软琼脂边缘挑取少许菌苔，点种于 Swarm Agar 软琼脂平板软琼脂中央表面，（36±1）℃培养过夜。

（6）证实已知的 O 相与 H 相结果，参照沙门菌血清分型表[9]，挑取 Swarm Agar 软琼脂呈扩散生长的菌苔边缘，依据常见"血清模式"诊断第 2 相，若仍不凝集再行诱导或 U 管诱导。

（7）沙门菌分型诊断血清的品牌认可度和良好的使用习惯与诊断结果之间有很大的关系，有条件的实验室准备 2 套以上血清（其中包含 1 套进口血清）用于疑难菌株的血清比对。

（8）推荐使用规范格式的沙门菌血清型的中英文报告方式。例如检出肠炎沙门菌（血清型）Salmonella enterica serovars Enteritidis（*S. enteritidis*）。

（9）报告结果：根据 2008 年第 9 版 Kauffman-White 沙门菌抗原表，生化和血清学符合沙门菌特征者报告最终的血清型。

少数生化和血清变种的报告须经国家级专业实验室最终鉴定报告。

四、PFGE 操作方法

目前对病原细菌常用的分子生物学分型方法有：限制性片段长度多态性（RFLP）、

特定片段 PCR、随机扩增多态性 DNA 片段（RAPD）、基因外重复回文序列 PCR（Rep-PCR）、裂解酶片段长度多态性（CFLP）、扩增片段长度多态性（AFLP）、DNA 测序、脉冲场凝胶电泳（PFGE）、多位点可变数目串联重复序列分析（MLVA）、多位点序列分型（MLST）等。

PFGE 是目前国内外流行病学研究和疾病预防控制中心广泛应用的方法之一，与其他方法相比具有重复性好、分辨率高、结果稳定、易于标准化的优点，能在细菌基因组很庞大的情况下，尽可能反映较多的变异信息。沙门菌 PFGE 分子分型方法在 PulseNet 食源性疾病监测分子分型网络体系中已经具有国际上通用的标准操作方案，以便于不同操作人员，尤其不同实验室之间分型结果的可比性操作。

（一）病原细菌活化

从检测培养基上挑取单菌落，划种于含 5% 去纤维蛋白羊血的胰化大豆琼脂（TSA-SB）平板（或相当的培养基）上培养；用同一个接种针/环穿刺或划种于小螺帽管中的 TSA、HIA 或相似培养基，以保证必要时重复检测同一个克隆。可同时接种标准株 H9812，37 ℃培养 14～18 h。

（二）第一天的操作

1. 实验前准备

（1）打开 56 ℃水浴箱和 54 ℃水浴摇床。

（2）用 TE 溶液配制 1% SeaKem Gold（SKG）:1% SDS 琼脂糖，放置于 56 ℃水浴箱备用。

注意：剩余的 1% SKG:1% SDS 琼脂糖可保存于室温，重复使用 1～2 次。

（3）在 Falcon 2054 管（12 mm×75 mm，5 mL）（或其他相当的管）上标记样品名称和空白对照；在 1.5 mL 微量离心管上标记好对应样品的名称。

（4）在 Falcon 2054 管中分别加入 1～2 mL 细胞悬浊液（CSB）。

注意：CSB 的最小体积取决于用来测细菌浓度的小管大小，以及分光光度计、浊度计或色度计的具体要求。

（5）用 CSB 湿润接种环或无菌棉签，从培养皿上刮取适量细菌，轻旋棉签使菌均匀悬浊于 CSB 中并减少气溶胶形成。

（6）通过加入 CSB 稀释或增加菌量提高浓度，调整细胞悬液浓度至指定范围。

分光光度计：610 nm 波长，吸光度（光密度）1.35（范围 1.3～1.4）。

Dade Microscan Turbidity Meter：0.48～0.52（以 Falcon 2054 管测量），0.68～0.72（以 Falcon 2057 管测量）。

BioMérieux Vitek Colorimeter，4.0～4.5（以 Falcon 2054 管测量）。

注意：细胞悬浊液测量浓度后放置于室温。以上三种仪器对应参数值在疾病预防控制中心得到良好结果；如果用不同仪器或管测量，每个实验室需要建立相应的浓度值。

2. 灌制凝胶块

（1）在模具上标记好对应样品的名称。

（2）取 400 μL 细胞悬浊液于相应的 1.5 mL EP 管中。若细胞悬浊液冷藏，含细胞悬浊液的 EP 管在 37 ℃水浴中孵育 5 min。（若细胞悬浊液放于室温，不必孵育）。将剩余的细胞悬浊液置于冰上直到胶块制备好放在水浴摇床中。

（3）从 37 ℃水浴箱中取出微量离心管，每管加入 20 μL 蛋白酶 K（20 mg/mL），混匀，使其终浓度为 0.5 mg/mL。蛋白酶 K 要置于冰上。

注意：蛋白酶 K 溶液（20 mg/mL）可直接购买，或用灭菌超纯水（试剂等级 1 级）溶解蛋白酶 K 粉末来制备储存液。使用前，融化适量储存液，放于冰上。已融化的蛋白酶 K 储存液在一天工作结束后要丢弃。购买的商品化蛋白酶 K 溶液按照供应商要求保存。

（4）在微量离心管中加入 400 μL 的 1% SKG:1% SDS，用枪头轻轻吸吹几次混匀，混合时避免气泡产生。1% SKG:1% SDS 要一直放在水浴箱中。

（5）将混合物加入模具相应加样孔，避免气泡产生，在室温下凝固 10 ~ 15 min，或 4 ℃冰箱凝固 5 min。此量混合物可灌注两个凝胶块。

注意：如果用丢弃式模具，用 200 μL 细胞悬浊液，10 μL 蛋白酶 K（20 mg/mL）和 200 μL 琼脂糖，可灌注 4 个凝胶块。

3. 凝胶块中细胞的裂解

注意：同一菌株的 2 个凝胶块（可重复使用制胶模具）或 3 ~ 4 个凝胶块（丢弃式制胶模具）可用同一个 50 mL 管裂解。

（1）在 50 mL 的聚丙烯螺帽管上做好标记。

（2）配制 CLB/蛋白酶 K 混合液：每 5 mL 细胞裂解液（CLB）加入 25 μL 蛋白酶 K（20 mg/mL），使其终浓度为 0.1 mg/mL，然后颠倒混匀。

注意：蛋白酶 K 要置于冰上，配制好的混合液也要置于冰上。

（3）每个管子加入 5 mL CLB/蛋白酶 K 混合液。

（4）把凝胶块移入相应螺帽管，若想使胶块平齐，可用刀片削去模具表面多余的部分。

可重复利用的模具：打开模具，用 6 mm 小铲将胶块移入相应的螺帽管中。

一次性模具：撕掉模具下面的胶带，用小铲将胶块捅进相应的螺帽管中。

注意：保证胶块在液面下而不在管壁上。

注意：切下的胶、模具、胶带、小铲等为污染物，需正确丢弃或消毒。制胶模具两部分、小铲和刀片可用 70% 异丙醇（IPA）或其他适用的消毒剂浸泡 15 min，然后清洗；丢弃式模具可丢弃或用漂白剂消毒 30 ~ 60 min，然后清洗、重复使用。

（5）将管子放在 54 ℃水浴摇床孵育 1.5 ~ 2 h，转速 150 ~ 170 r/min。水浴液面高于 CLB 液面。

（6）将灭菌纯水（试剂等级 1 级）放在 50 ℃水浴预热。

4. 洗胶块

（1）调低水浴摇床的温度至 50 ℃。

（2）从水浴摇床中拿出螺帽管，盖上绿色滤帽。轻轻倒掉 CLB。在实验台上轻磕管底使胶块落在管底。

注意：把管倒置在吸水纸上，使管内液体被尽量排除干净。随后的操作中也如此。

（3）每管中加入 10～15 mL 预热的灭菌纯水，确保胶块在液面下而不在管壁或盖子上，放回 50 ℃ 水浴摇床中，摇 10～15 min。

（4）倒掉水，用纯水再洗一次。50 ℃ 水浴预热 TE 缓冲液。

（5）倒掉水，加入 10～15 mL 预热的 TE，在 50 ℃ 的水浴摇床中摇 10～15 min。

（6）倒掉 TE，用 TE 再重复洗 3 次，每次 10～15 min。

（7）倒掉最后一次的 TE，加入 5～10 mL 的 TE，继续下一步的酶切反应或放在 4 ℃ 冰箱保存备用。

注意：要确保胶块在液面下而不在管壁或盖子上。

如果同一天进行限制性酶切，为节约时间可在最后一次 TE 洗胶时完成第二天操作内容的 1～3 步骤。

（三）第二天的操作

1. 凝胶块内 DNA 的酶切

注意：可用限制性酶 Xba Ⅰ 消化凝胶块的一小块或整个凝胶块（以丢弃式模具制备）。推荐使用一小块胶块，这样所用酶量较少，凝胶块的其他部分可以用其他酶分析，如 Avr Ⅱ（Bln Ⅰ）、和 Spe Ⅰ 等。当用首选酶对 2 个或多个分离株分析得到相同带型时，再株用其他酶分析是否也获得相同带型来确认这些分离株。

（1）在 1.5 mL 微量离心管上标记好相应的样品名称；在 3 个（10 孔胶）或 4 个（15 孔胶）EP 管上标记 H9812 标准株。

（2）酶切前稀释缓冲液：以灭菌超纯水按表 4-2 配制（酶切体系根据厂家推荐反应体系计算）。

表 4-2　酶切缓冲液稀释体系

试剂	μL/胶块	μL/10 胶块	μL/15 胶块
灭菌纯水	180	1 800	2 700
缓冲液 H	20	200	300
总体积	200	2 000	3 000

注意：缓冲液要置于冰上。

（3）在每个 1.5 mL EP 管中加入 200 μL 缓冲液 H 的稀释液。

（4）小心用小铲从 TE 中取出胶块，放在干净的培养皿上。

（5）用刀片切下 2～2.5 mm 宽的胶块，放入含缓冲液 H 稀释液的 1.5 mL 微量离心管中。确保胶块在液面下面。将剩余的胶块放回原来的 TE 中。

注意：所切下的胶块的形状和大小，取决于灌注电泳胶所用的梳子齿大小。[PulseNet 推荐用大齿（10 mm）梳子，因为与小齿（5.5 mm）梳子相比，前者灌注的电泳胶在用计算机分析泳道时准确性高。]

（6）用同样的方法处理标准株 H9812 的胶块。

（7）将管子放在 37 ℃ 水浴中孵育 5～10 min，或室温 10～15 min。

（8）在用稀释缓冲液孵育的过程中，按照表4-3的比例配制酶切缓冲液，混匀。

表4-3　酶切缓冲液体系

试剂	μL/胶块	μL /10 胶块	μL /15 胶块
灭菌纯水	175	1 750	2 625
缓冲液 H	20	200	300
酶（10U/μL）	5	50	75
总体积	200	2 000	3 000

注意：将酶置于冰上，用后立即放在 -20 ℃保存。

如果酶切缓冲液中加入牛血清白蛋白（BSA），灭菌纯水量相应减少。如果所切下的小胶块比较小，或用较少酶量能获得满意图像（泳道上没有不完全酶切的阴影），可以减少酶量至20～30 U/胶块。

（9）用枪头吸出缓冲液 H，避免损伤胶块。

（10）每管加入200 μL 混合液，轻轻在实验台上磕管子的底部，确保胶块在液面的下面。

（11）在37 ℃水浴中孵育至少2 h。

注意：以 AvrⅡ（BlnⅠ）或 SpeⅠ酶切时，所用酶量30 U/胶块，相应改变上述酶切缓冲液中灭菌纯水量为177 μL/胶块。

2. 灌制电泳胶

（1）打开水浴箱，温度调至55～60 ℃。

（2）配制2 200 mL 的0.5×TBE。

（3）用0.5×TBE 配制1% SKG 胶。

14 cm 宽电泳胶框（10～15 加样孔）：1.0g SKG 胶溶于100 mL 0.5×TBE 中。

21 cm 宽电泳胶框（≥15 加样孔）：1.5g SKG 胶溶于150 mL 0.5×TBE 中。

（4）熔化时，微波加热1 min，混合；每隔15～30 s重复1次，直到胶完全熔化。放在55～60 ℃水浴箱备用（温度至少平衡30 min 以后使用）。

（5）从37 ℃水浴中取出酶切完的胶块，平衡到室温。

（6）用枪头吸出酶切混合液，避免损伤或吸出胶块。

（7）每管加入200 μL 0.5×TBE，室温平衡5 min。

（8）安装胶槽，调整梳子高度，使梳子齿与胶槽的底面相接触。用水平仪调整胶槽使其水平。

（9）把梳子平放在胶槽上，把胶块加在梳子齿上。把标准菌株 H9812 加在第1、5、10 个齿上（10 齿梳子）或第1、5、10、15 个齿上（15 齿梳子）。

（10）用吸水纸的边缘吸去胶块附近多余的液体，在室温下风干约3 min。

（11）把梳子放入胶槽，确保所有的胶块在同一条直线上，并且胶块与胶槽的底面相接触。从胶槽的下部中央缓慢倒入熔化的在55～60 ℃平衡的1% SKG。避免气泡的生成；如果有，用枪头消除。在室温下凝固 30 min 左右。

（12）记录加样顺序。

3. 电泳条件

（1）确保电泳槽是水平的。如果不水平，调整槽底部的旋钮。

注意：不要触碰电极。

（2）加入 2～2.2 L 新配制的 0.5×TBE，关上盖子。所用缓冲液量取决于管中是否有缓冲液残留，或电泳设备上次运行后是否用纯水冲洗过。

（3）打开主机和泵的开关，确保泵设在"−70"（这时缓冲液的流速约 1 L/min）和缓冲液在管道中正常循环。

（4）打开冷凝机，确保预设温度在 14 ℃（缓冲液达到该温度通常需要 20 min 左右）。

（5）打开胶槽的旋钮，取出凝固好的胶，用吸水纸清除胶四周和底面多余的胶，小心地把胶放入电泳槽，关上盖子。

（6）设置电泳参数：以 *Xba* I 或 *Avr* II（*Bln* I）酶切，电泳条件相同。

1）CHEF Mapper：

Auto Algorithm

30 kb ——low MW（最小分子量）

700 kb ——high MW（最大分子量）

按"enter"选择程度默认值

run time（电泳时间）改为 18～19 h

［默认值：initial switch time（初始转换时间）=2.16 s

final switch time（终末转换时间）=63.8 s］

2）CHEF DR-III：

Initial switch time：2.2 s

Final switch time：63.8 s

Voltage：6 V

Included Angle：120°

Run time：18～19 h

3）CHEF DR-II：

Initial A time：2.2 s

Final A time：63.8 s

Start Ratio：1.0（如果可用）

Voltage：200 V

Run time：19～20 h

注意：以上所推荐电泳时间是以疾病预防控制中心仪器和试剂确定的。在不同实验室，电泳时间可能不同；调整电泳时间，使电泳胶中 H9812 最小片段距胶底端 1.0～1.5 cm。

（7）开始电泳，记录电泳初始电流（通常 120～145 mA）。

（四） 第三天的操作

1. 图像的获取

（1） 电泳结束后，关闭仪器。关闭顺序：冷凝机—泵—主机。

（2） 取出胶，放在盛放 400 mL EB 溶液的托盘内，染色 20 ～ 30 min（此体积适用于约 14 cm×24 cm 的染色缸；大的容器要相应增加染色液体积）。

注意：EB 有毒，是致突变剂，可选用 Gelred 代替。

（3） 放掉电泳槽中的 TBE，用 2 L 纯水清洗电泳槽，并倒掉液体。如果以后几天不使用电泳设备，打开泵，用纯水冲洗管道 5 ～ 10 min，然后放掉电泳槽和管道中的水。

（4） 以 500 mL 纯水脱色 60 ～ 90 min，如果可能每 20 ～ 30 min 换 1 次纯水。

（5） 用 Gel Doc XR、Gel Doc 2000 或其他设备拍摄图像。如果背景干扰分析，可进一步脱色 30 ～ 60 min。

注意：如果需要数字图像和传统照片，要先拍照片然后拍摄数字图像。

（6） 根据成像设备要求保存图像为 ＊.img 或 ＊.lsc 文件，可转换成 ＊.tif 文件用于 BioNumerics software 软件分析。

2. 可能存在的情况及调整措施

1） 凝胶块可能经过较长时间后降解（3 ～ 16 h）。

2） 用 TE 洗胶以除去凝胶块中的裂解液，此步骤可延长时间至 30 ～ 45 min，在较低温度（37 ℃或室温）进行。可以在第一天开始，第二天结束，凝胶块放在 TE 中冰箱过夜。

3） 限制性酶切时间可延长至 5 ～ 16 h。

4） 如果标准株 H9812 的最小片段未达到电泳胶底端以上 1.0 ～ 1.5 cm，电泳时间需要根据每个实验室的经验确定。

［附录 4 -1］ 图像的读取

电泳图像通常用 BIO-RAD 的 GEL DOC XR 或其他成像系统来获取。其他可以替代的成像设备只要具有 CCD 相机，就可以提供 IBM 兼容的未压缩的 TIFF 图像，且分辨率 ≥768×640 像素，能够用 BioNumerics software（Applied Maths，Inc.） 软件与 PulseNet 数据库中其他图像进行对比分析。

运用 GEL DOC XR 的简单说明：

1. 运行 QUANTITY ONE 软件

（1） 点击 "QUANTITY ONE" 按钮打开该软件。

（2） 点击菜单 "FILE" → "GEL DOC XR"。注意：需要 10 ～ 20 s 打开窗口。

（3） 打开抽屉，把胶放在台板上。胶已经经过 EB 或 Gelred 染色并经过充分脱色。用黑色胶框把胶放在合适的位置。关上抽屉门。

2. 图像的获取

（1） 按下 "EPI-WHITE" 按钮打开白光。

（2） 把胶放在调准网格线内，使胶的加样孔和调准网格线的最上面一条蓝线对齐。

（3）保证调准网格线和过饱和按钮被选中。

（4）改变镜头的ZOOM以调整图像的大（顺时针）小（逆时针），使图像占据整个窗口。如果需要，挪动胶在台板上的位置。胶的加样孔、下边界和左右边界在屏幕上都应该可以看到。

（5）如果需要，按"FOCUS"以调整相机的焦距。

注意：焦距的调整只可以偶尔用之，不可用于每一块胶。可以用尺子帮助调整焦距。

（6）按下"EPI-WHITE"关掉白光，按下"TRANS UV"按钮打开透射紫外光。

（7）点击"AUTO EXPOSE"以确定大概的曝光时间。当图像出现在窗口时，AUTO EXPOSE自动关闭而MANUAL EXPOSE被激活。

（8）点击"MANUAL EXPOSE"的"↑↓"按钮，调整曝光时间。而调整饱和度时，点击箭头或"IRIS"以降低光量（如果图像过饱和，图像显现红色）。

注意：如果出现对话框"曝光可以在0.03～360 s之间波动"，则需通过改变相机的像素以调整饱和度。调整饱和度使样品条带没有红色很重要，因为这会影响BIONUMERICS软件对胶图像的分析。而胶加样孔的过饱和则属于正常现象。

（9）当图像调整的比较满意时，按下"FREEZE"按钮停止曝光过程。按下"UV"按钮关掉紫外光（如果开门时UV灯打开，它会自动关闭）。

3. 图像的输出

（1）保存图像（*.lsc）："FILE"→"SAVE"。确保选择正确的路径。文件默认的名字包括日期、时间和用户。可以改变文件名。

（2）打印文件：点击菜单"FILE"→"PRINT"→"VIDEO PRINT"，也可以直接点击屏幕上的PRINT按钮。

（3）转为*.TIFF格式：点击菜单"FILE"→"EXPORT TO TIFF IMAGE"→"EXPORT"，选择正确的路径。

最后，关闭"QUANTITY ONE"程序：点击菜单"FILE"→"EXIT"。取出胶并放在染色盒内。用吸水纸擦掉台板表面多余的液体，用水或70%的异丙醇洗干净。

［附录4-2］　试剂储存液的配制

1. 1 M Tris-HCl（pH 8.0）

121.1 g Tris base溶于650～700 mL纯水中，在室温下加入80 mL 6 mol/L HCl调pH至8.0，加水使终体积至1 000 mL，高压灭菌。

或者157.6 g Tris-HCl溶于800 mL纯水中，在室温下调pH至8.0，加水使终体积至1 000 mL，高压灭菌。

2. 10 N NaOH

400 g NaOH小心溶于800 mL纯水中，冷却到室温，加灭菌的纯水使终体积至1 000 mL。

3. 0.5 M EDTA（pH 8.0）

186.1 g Na$_2$EDTA·2H$_2$O 溶于 800 mL 纯水中，加入 50 mL 10mol/L NaOH 调 pH 至 8.0，加水使终体积至 1 000 mL，分成数份，高压灭菌。

4. 20% 十二烷基硫酸钠（SDS）

将 20 g SDS 小心加入装有 80 mL 灭菌纯水的容器中，在 35～45 ℃轻轻混匀溶解，定容至 100 mL。

5. 20 mg/mL 蛋白酶 K 储存液

100 mg 蛋白酶 K 粉末溶于 5 mL 灭菌纯水中，混匀，分装在 1.5 mL EP 中，每管 500～600 μL，−20 ℃保存备用。

6. 10 × Tris-Borate EDTA buffer（TBE，pH 8.3）

Tris base 108 g，硼酸 55 g，EDTA 40 mL 0.5 M（pH 8.0）溶于 1 000 mL 灭菌的纯水中，高压灭菌。

注意：如果缓冲液有沉淀生成必须丢弃。

7. 溴化乙锭（EB）

10 mg/mL EB 的储存液用纯水 1∶10 000 稀释（即 100 mL 水中加入 10 μL 储存液，500 mL 水中加 50 μL 储存液）。稀释液在丢弃前可以染 5～6 块胶。储存在棕色瓶中的 EB 稀释液可以用 3～5 次。废弃的 EB 溶液应妥善处理。

注：可用无细胞毒性的核酸染料 Gelred 替代 EB，配制 500 mL 染液的方法是在 450 mL纯水中加入 50 mL 的 1 M NaCl 和 150 μL 的 Gelred 染料。

［附录 4-3］ 实验试剂

注意：用灭菌的玻璃制品、塑料制品和纯水来制备以下试剂。

1. Tris-EDTA 缓冲液（TE，pH 8.0）

即 10 mM Tris-HCl∶1 mM EDTA（pH 8.0）的溶液。10 mL 1 M Tris-HCl（pH 8.0）和 2 mL 0.5 M EDTA（pH 8.0）。用灭菌的纯水稀释到 1 000 mL。

TE 缓冲液用于溶解 1% SeaKem Gold（SKG）∶1% SDS 琼脂糖或者细菌裂解后洗胶块。

2. 细胞悬浮液（cell suspension buffer，CSB）

即 100 mM Tris-HCl∶100 mM EDTA（pH 8.0）的溶液。10 mL 1 M Tris-HCl（pH 8.0）和 20 mL 0.5 M EDTA（pH 8.0）用灭菌的纯水稀释到 100 mL。

3. 细胞裂解缓冲液（cell Lysis buffer，CLB）

即 50 mM Tris-HCl∶50 mM EDTA（pH 8.0）和 1% N – Lauroyl – Sarcosine，十二烷基肌氨酸钠 Sodium salt（Sarcosyl）、0.1 mg/mL 蛋白酶 K（用前再加入）的溶液。

取 25 mL 1 M Tris-HCl（pH 8.0）、50 mL 0.5 M EDTA（pH 8.0）、50 mL 10% Sarcosyl 或 5 g 十二烷基肌氨酸钠用灭菌的纯水稀释到 500 mL，每 5 mL CLB 加入 25 μL 蛋白酶 K 储存液（20 mg/mL），使其终浓度为 0.1 mg/mL。

若直接用十二烷基肌氨酸钠粉末配制，加热溶液至 50～60 ℃并保温 30～60 min，或室温溶解约 2 h，使充分溶解后调体积至终体积。

4. 0.5×TBE 缓冲液

200 mL 5×TBE 用纯水稀释到 2 000 mL 或 100 mL 10×TBE 用纯水稀释到 2 000 mL。

注意：用来稀释 5×TBE 或 10×TBE 的纯水可以不灭菌。

5. SKG 琼脂糖

（1）凝胶块琼脂糖。1% SKG:1% SDS，以 TE 配制。

1）称 0.50 g（或 0.25 g）SKG 于 250 mL 螺帽瓶中。

2）加入 47.0 mL（或 23.5 mL）TE 缓冲液，轻旋转瓶以分散 SKG 胶。

3）取下瓶盖，用干净膜盖住瓶口，微波加热 30 s，轻轻混合；每隔 10 s 重复 1 次，直到胶完全熔化。把瓶放到 55～60 ℃ 水浴保温 5 min。

4）加入 2.5 mL（或 1.25 mL）预热至 55 ℃ 的 20% SDS，混匀。

5）盖好瓶口，保温于 55～60 ℃ 水浴备用。

注意：SKG 琼脂糖制 PFGE 凝胶块效果较好，用可重复制胶模具制备的凝胶块强度较大，裂解和洗胶时凝胶块损伤较少。完全熔化琼脂糖需要的时间和温度取决于所用微波，需要实验室经验确定。

（2）电泳胶。1% SKG，以 0.5×TBE 配制。

1）称适量 SKG 胶于 500 mL 螺帽瓶中。

2）加入适量 0.5×TBE，轻旋转瓶以分散 SKG 胶。

3）取下瓶盖，用干净膜盖住瓶口，微波加热 60 s，轻轻混合；每隔 15 s 重复 1 次，直到胶完全熔化。

4）盖好瓶口，保温于 55～60 ℃ 水浴备用。

14 cm 宽电泳胶框（10～15 加样孔）：1.0 g SKG 胶溶于 100 mL 0.5×TBE 中。

21 cm 宽电泳胶框（≥15 加样孔）：1.5 g SKG 胶溶于 150 mL 0.5×TBE 中。

［附录 4 -4］ 器材与耗材

1. 器材

（1）Dade Microscan Turbidity Meter，Spectrophotometer，BioMérieux Vitek Colorimeter 用于调整细胞悬浊液的浓度。

（2）微波炉用于溶胶。

（3）水浴摇床用于裂解胶块中的细胞（54 ℃）以及用水和 TE（50 ℃）洗胶块。

（4）56 ℃ 水浴箱用于平衡和保温熔化的胶。

（5）50 ℃ 水浴箱用于加热洗胶块的水和 TE，酶切。

（6）离心机。

（7）最少 2 个水浴箱。一个平衡到 56 ℃，另一个平衡到 37 ℃。如果需要，温度可以上下调动。

2. 耗材

（1）无菌的 Falcon 2054（12 mm×75 mm）或 Falcon 2057（17 mm×100 mm）用于

细胞悬浊液的制备。

（2）无菌的聚酯纤维或棉签用于从琼脂平板上刮取细菌。

（3）无菌的枪头或巴斯得吸管。

（4）无菌的 1.5 mL 离心管用于混合细胞悬浊液和胶、酶切。

（5）无菌的 50 mL screw-cap tubes 或 50 mL Oak Ridge tubes 用于装胶块。

（6）green screened caps（Bio-Rad 1703711）用于洗胶块。

（7）模具。10 孔为可重复利用的（2 cm × 1 cm × 1.5 mm），50 孔为一次性的（1.5 mm × 10 mm × 5 mm）。

（8）单刃剃须刀、手术刀、平皿或类似物用于切胶块。

（9）无菌的一次性皮氏平皿或大的玻璃载物片用于切胶块。

（10）一端宽、一端窄的平铲（微量药铲），胶铲（Bio-Rad170 - 3643）。

（11）标准灌胶台（14 cm × 13 cm）：适用于 10 孔的梳子，大灌胶台（21 cm × 14 cm, Bio-Rad 170 - 3704）：适用于 15 孔的梳子。

（12）10 孔的梳子（14 cm 长, 1.5 mm 厚, Bio-Rad 170 - 4326）或 15 孔的梳子（21 cm 长, 1.5 mm 厚, Bio-Rad 170 - 3627）。

（13）水平台。

（14）盛放 EB 染液的容器。

（15）70% 异丙醇、5% ～ 10% 的漂白剂或其他合适的消毒剂。

（16）各种体积的无菌烧瓶或瓶子（50 ～ 2 000 mL）。

（17）各种规格的无菌量筒（100 ～ 2 000 mL）。

（18）无菌的吸管（2 ～ 50 mL）。

（19）保护性手套（无石化粉的乳胶手套、聚乙烯手套或腈类手套）。

（20）防热性手套。

（21）冰盒。

参考文献

[1] Brenner F W, Villar R G; Angulo F J, et al. *Salmonella* nomenclature [J]. J Clin Microbiol, 2000, 38 (7): 2465 - 2467.

[2] Kauffmann F. Serological diagnosis of *Salmonella-species*, Kauffmann-White-Schema [M]. Munksgaard, Copenhagen, 1972.

[3] Crump J A, Luby S P, Mintz E D. The global burden of typhoid fever [J]. Bull WHO, 2004, 82: 346 - 354.

[4] Hofmann E L. Nontyphoidal *Salmonellosis* [J]. Clinical Infectious Disease, 2001, 32: 263 - 269.

[5] 疾病预防控制中心. *Salmonellosis* associated with pet turtles —Wisconsin and Wyoming, 2004 [J]. MMWR Morb Mortal Wkly Rep, 2005, 54 (9): 223 - 236.

[6] Franco A, Hendriksen R S, Lorenzetti S, et al. Characterization of *Salmonella* occurring

at high prevalence in a population of the land iguana *Conolophus* subcristatus in Galápagos Islands, Ecuador [J]. PLoS One, 2011, 6 (8): e23147.

[7] Mer min J, Hutwagner L, Vugia D. Reptiles, amphibians, and human *Salmonella* infection: a population – based, case – control study [J]. Clin Infect Dis, 2004, 38 (Suppl3): S253 – 261

[8] Pedersen K, Lassen – Nielsen A M, Nordentoft S, et al. Serovars of *Salmonella* from captive reptiles [J]. Zoonoses Public Health, 2009, 56 (5): 238 – 242.

[9] Gay N, Le Hello S, Weill F X. *Salmonella* serotypes in reptiles and humans, French Guiana [J]. Vet Microbiol, 2014, 170 (1 – 2): 167 – 171.

[10] Herikstad H, Motarjemi Y, Tauxe R V. *Salmonella* surveillance: a global survey of public health serotyping [J]. Epidemiol, Infect, 2002, 129: 1 – 8.

[11] Aroon Bangtrakulnonth, Srirat Pornreongwong, Chaiwat Pulsrikarn, et al. *Salmonella* serovars from humans and other sources in Thailand, 1993—2002 [J]. Emerging Infectious Diseases, 2004, 10 (1): 131 – 136.

[12] Ran L, Wu S, Gao Y, et al. Laboratory – based surveillance of nontyphoidal *Salmonella* infections in China [J]. Foodborne Pathog Dis, 2011, 8 (8): 921 – 927.

[13] Hendriksen R S; Mikoleit M; Carlson V P, et al. WHO Global Salm – Surv external quality assurance system for serotyping of *Salmonella* isolates from 2000 to 2007 [J]. J Clin Microbiol, 2009, 47 (9): 2729 – 2736.

[14] 陈春霞, 赵英伟, 崔志刚, 等. 中国六省伤寒沙门菌的脉冲场凝胶电泳分析及数据库的建立 [J]. 疾病监测, 2009, 24 (8): 569 – 572.

[15] 娄静, 刁保卫, 李杰, 等. 沙门菌脉冲场凝胶电泳分型与血清型的对应关系 [J]. 中华流行病学杂志, 2013, 34 (6): 76 – 79.

[16] 樊粉霞陈建才王淑京, 等. 2006—2010 年中国鼠伤寒沙门菌分子分型分析 [J]. 人兽共患病学报, 2013, 29 (7): 1161 – 1166.

[17] 娄静, 刁保卫, 李杰, 等. 中国肠炎沙门菌脉冲场凝胶电泳分子分型数据库的分析 [J]. 疾病监测, 2013, 28 (6): 429 – 433.

[18] 刁保卫, 聂艳妮, 李杰, 等. 多位点串联重复序列分析应用于中国肠炎沙门菌分型能力的评价 [J]. 疾病监测, 2013, 28 (12): 1021 – 1026.

（闫梅英　刁保卫　阚　飙）

第三节　志贺菌分型变异操作规程

一、概述

志贺氏菌属（*Shigella*），又称痢疾杆菌，是一类革兰氏染色阴性、无芽胞、无荚膜、无鞭毛的杆菌；大小为（0.5～0.7）μm×（2～3）μm，多数有菌毛。志贺菌感染引起人类细菌性痢疾（bacterial dysentery），表现为发热、腹痛、腹泻、里急后重和黏液脓血便，严重者可发生感染性休克和/或中毒性脑病。根据生化反应和表面 O-抗原的不同，志贺氏菌可分为 4 群：痢疾志贺氏菌（*S. dysenteriae*，A 群），福氏志贺氏菌（*S. flexneri*，B 群），鲍氏志贺氏菌（*S. boydii*，C 群）和宋内志贺氏菌（*S. sonnei*，D 群）。各群又分为不同的亚型。

细菌性痢疾潜伏期一般为 1～2 d，短者为数小时，长者可达 7 d。志贺菌侵袭患者远端小肠和结肠，主要表现为少量稀便伴发热、恶心，有时出现毒血症、呕吐、痛性痉挛和里急后重。典型病例因黏膜溃疡和侵袭性菌引起结肠隐窝脓肿，而形成便中带血和黏液（痢疾）；许多病例有水样腹泻。惊厥是幼小儿童的重要并发症；菌血症不常见。可有轻型和无症状感染。疾病通常呈自限性，平均持续 4～7 d。疾病严重程度和病死率因宿主（年龄和感染前的营养状态）和血清型不同而异。志贺痢疾杆菌 1 型引起的感染通常有严重并发症，包括中毒性巨结肠、肠穿孔和溶血性尿毒综合征。根据病程长短和病情轻重可以分为急性细菌性痢疾和慢性细菌性痢疾。急性细菌性痢疾（急性期）分为普通型、轻型和中毒型三个类型；慢性细菌性痢疾（慢性期）包括慢性迁延型、急性发作型及慢性隐匿型三个类型。

患者和带菌者是细菌性痢疾的主要传染源，主要经粪—口途径传播，其中水和食物是最主要的传播途径。人群对菌痢普遍易感，而 5 岁以下儿童及青壮年发病率最高；农民、学生和流动人口为高发人群。人体感染志贺菌后能获得一定的免疫力，但免疫力持续时间较短，不同型别间无交叉免疫。菌痢发病有明显的季节性，高峰为夏秋季（5—10 月）。

细菌性痢疾是全球所面临的公共卫生问题之一，每年发病估计达 1.65 亿人次，导致 110 万人死亡，发病率和死亡率居感染性腹泻之首。其中大多数病例发生在发展中国家。细菌性痢疾一直是中国的主要肠道传染病，是《中华人民共和国传染病防治法》中规定报告的乙类传染病。20 世纪 50—80 年代，菌痢的发病率在 46.37/10 万～1 018.93/10 万。近 20 年来，痢疾的发病率逐步下降，由法定传染病中的第一位降至第三位；但发病率仍显著高于发达国家，特别在卫生状况不良的地区，发病率仍居高不下，常出现水和食物污染引起的暴发、流行。1999—2012 年的监测数据显示，菌痢的报告发病数从约 60 万例/年降至 20.60 万例/年，发病率从约 50/10 万降至 15.29/10 万。2012 年全国报告细菌性痢疾 205 972 例，死亡 13 人，死亡率为 0.001/10 万，病死率为 0.006 3%。

福氏志贺菌一直是中国的优势血清群。1999—2012 年的监测数据显示，福氏志贺菌占所有分离志贺菌的 60% 以上。但是近年来，宋内志贺菌的分离率逐年上升，在一些省份，已经成为优势血清群。痢疾志贺菌和鲍氏志贺菌引起的痢疾比较少见。福氏志贺菌血清型 2a 长期以来是中国主要流行血清型，其比例占所有福氏志贺菌的 50% 以上。但自 2001 年开始，一种新的血清型 Xv 在中国出现，其分离率逐年升高，并于 2002—2006 年间取代 2a 成为优势血清型。除 2a、Xv 血清型外，1a、2b 等血清型的分离率也较高。

二、分子分型概况及进展趋势

对分离的志贺菌菌株进行分型，对于识别暴发、确定传染来源、流行范围和传播链、发现特殊的菌株（型）和疫苗开发等方面具有重要的作用。通常用于志贺菌的分型技术分为两大类：①根据表型分型技术，包括血清学分型、噬菌体分型、耐药性分型、生物分型等。表型分型作为初级的病原分型技术仍在常规使用。②分子分型技术，质粒分型、核糖体分型、基于 PCR 和测序的分型技术（MLVA、MLST、RFLP）、PFGE 等。

不同的分型方法各有优势。血清学分型可以判断菌株的基本特征，但不能确认菌株之间的遗传关联性；PFGE 针对整条染色体进行分型，具有高敏感性、特异性和重复性，被誉为分子分型的金标准，广泛应用于食品微生物的监测。尽管 PFGE 在菌株溯源方面具有良好而稳定的分型能力，但对时间跨度长、地域分布广泛的志贺菌存在问题。

随着基因组测序和 PCR 等分子生物学技术的发展和普及，基于分子标示的分子分型方法（MLST、MLVA、SNP 等）不断得到发展。MLST 是对菌株之间的相互关系和系统发生关系进行研究，可以用于暴发调查和种群生物学分析，适合对具有足够进化时间分离株的全球流行病学研究。MLVA 是基于多个串联重复序列（variable-number tandem repeat，VNTR）位点上不同重复片段数目的分型方法，分辨力较高。MLVA 虽然可以建立菌株间的遗传进化关系，但是 VNTR 位点只局限在有限的等位基因座上，并不是在全基因组水平上；而且 VNTR 的高可变性在不同种间具有特异性，所以并不适用于不同种间的进化研究。SNP 分析是在全基因组范围内筛选保守基因突变位点进行分析，是扩大化的 MLST，具有高通量、快速、分辨力高、重复性好、结果稳定等特点，适于日常监测和分型使用；另外特定的 SNP 型别（SNP genotype）在追踪传染源及共同祖先，确定不同地区的优势基因型方面发挥优势。随着分子生物学技术，特别是基因组测序技术的迅猛发展，各种新的技术不断涌现，为我们的研究提供了更多更好的可供选择的方法。从整个基因组水平上研究细菌变异的方法，如比较基因组杂交技术（comparative genomic hybridization）、重测序芯片技术（resequencing array）等，是目前正在发展的新的分子分型技术，能够全面地反映细菌整个基因组的变异情况。

三、志贺菌血清学分型

志贺菌 O 抗原是血清型分类的依据，包括群特异抗原和型特异抗原。借此将志贺菌属分为 4 群（种）40 余血清型（包括亚型）（表 4 - 4、表 4 - 5）。传统的血清型分型方法是基于免疫凝集的玻片凝集实验，以抗血清或单克隆抗体作为诊断试剂。目前已有多家商业化的抗血清适用。

志贺菌血清玻片凝集实验操作流程如下：先用志贺菌四（群）种多价诊断血清确定群，然后使用单价血清进行凝集，根据凝集谱确定亚型。

表4-4　志贺菌群和亚型分型抗血清

群	多价	单价或单克隆抗体
痢疾志贺氏菌	A	1，2，3，4，5，6，7
	A1	8，9，10，11，12
福氏志贺氏菌	B	型：Ⅰ，ⅠC，Ⅱ，Ⅲ，Ⅳ（MASFⅣ-1），Ⅴ，Ⅵ；群（3）4，6，7（8），MASF Ⅳ-1
	C	1，2，3，4，5，6，7
鲍氏志贺氏菌	C1	8，9，10，11
	C2	12，13，14，15
	C3	16，17，18
宋内氏志贺氏菌	D	Ⅰ相，Ⅱ相

表4-5　福氏志贺菌的血清型凝集谱

血清型	单价抗血清									单克隆抗体 MASF*		
	Ⅰ	Ⅱ	Ⅲ	Ⅳ	Ⅴ	Ⅵ	（3）4	6	7（8）	ⅠC	Ⅳ-1	Ⅳ-2
1a	+	-	-	-	-	-	+	-	-	-	-	-
1b	+	-	-	-	-	-	+	+	-	-	-	-
1c	-	-	-	-	-	-	-	-	-	+	-	-
1d	+	-	-	-	-	-	-	-	+	-	-	-
2a	-	+	-	-	-	-	+	-	-	-	-	-
2b	-	+	-	-	-	-	-	-	+	-	-	-
3a	-	-	+	-	-	-	+/-	+	+	-	-	-
3b	-	-	+	-	-	-	+/-	-	-	-	-	-
4a	-	-	-	+	-	-	+	-	-	-	-	+
4av	-	-	-	+	-	-	+	-	-	-	+	+
4b	-	-	+	-	-	-	-	+	-	-	-	+
5a	-	-	-	-	+	-	+	-	-	-	-	-
5b	-	-	-	-	+	-	-	-	+	-	-	-

续表 4 - 5

血清型	单价抗血清										单克隆抗体 MASF*		
	I	II	III	IV	V	VI	(3) 4	6	7 (8)		I C	IV－1	IV－2
6	-	-	-	-	-	+	+／-	-	-		-	-	-
7b	-	-	-	-	-	-	-	+	-		+	-	-
X	-	-	-	-	-	-	-	-	+		-	-	-
Xv	-	-	-	+	-	-	-	-	+		-	+	-
Y	-	-	-	-	-	-	+	-	-		-	-	-
Yv	-	-	-	-	-	-	+	-	-		-	+	-

＊瑞典福氏志贺菌 MASF 抗原表位单克隆抗体试剂 A B。

四、PFGE 操作方法

1. 试剂配制

（1）Tris：EDTA buffer（TE pH 8.0）。即 10 mM Tris-HCl：1 mM EDTA（pH 8.0）的溶液。

取 10 mL 1 M Tris-HCl（pH 8.0）和 2 mL 0.5 M EDTA（pH 8.0），用灭菌的纯水稀释到 1 000 mL。

在大肠杆菌 O157：H7、沙门菌、志贺菌和空肠弯曲杆菌 PFGE 时 TE buffer 用于溶解 1% SKG：1% SDS 琼脂糖或细菌裂解后洗胶块。

在 L. monocytogenes PFGE 时，用 TE 缓冲液用于悬浮菌细胞或细菌裂解后洗胶块。

（2）CSB。即 100 mM Tris-HCl：100 mM EDTA（pH 8.0）的溶液。

用于大肠杆菌 O157：H7、沙门菌和志贺菌 PFGE。

取 10 mL 1 M Tris-HCl（pH 8.0）和 20 mL 0.5 M EDTA（pH 8.0），用灭菌的纯水稀释到 100 mL。

（3）CLB。即 50 mM Tris-HCl：50 mM EDTA（pH 8.0）+1% N-lauroyl-sarcosine，十二烷基肌氨酸钠，0.1 mg/mL 蛋白酶 K（用前再加入）的溶液，用于裂解大肠杆菌 O157：H7、沙门菌、志贺菌和空肠弯曲杆菌。

取 25 mL 1 M Tris-HCl（pH 8.0）、50 mL 0.5 M EDTA（pH 8.0）和 50 mL 10% 十二烷基肌氨酸钠，用灭菌的纯水稀释到 500 mL，临用时每 5 mL CLB 加入 25 μL 蛋白酶 K 储存液（20 mg/mL），使其终浓度为 0.1 mg/mL。

（4）0.5×TBE buffer。200 mL 5×TBE 用纯水稀释到 2 000 mL，或 100 mL 10×TBE 用纯水稀释到 2 000 mL。

2. 实验仪器

（1）Dade Microscan Turbidity Meter，Spectrophotometer，BioMérieux Vitek Colorimeter，用于调整细胞悬浊液的浓度。

（2）微波炉用于溶胶。

（3）水浴摇床。

用于裂解胶块中的细胞（54 ℃）或者用水和 TE（50 ℃）洗胶块。

（4）56 ℃水浴箱，用于平衡和保温熔化的胶。

（5）25 ℃、30 ℃、37 ℃水浴箱，用于酶切。

（6）50 ℃水浴箱，用于加热洗胶块的水和 TE，酶切。

（7）离心机。

（8）最少需要 2 个水浴箱，一个平衡到 56 ℃，另一个平衡到 37 ℃。如果需要，温度可以上下调动。

3. 实验耗材

（1）无菌的 Falcon 2054（12 mm×75 mm）或 Falcon 2057（17 mm×100 mm）用于细胞悬浊液的制备。

（2）无菌的聚酯纤维或棉签用于从琼脂平板上刮取细菌。

（3）无菌的枪头或巴斯得吸管。

（4）无菌的 1.5 mL 离心管用于混合细胞悬浊液和胶、酶切反应。

（5）无菌的 50 mL screw-cap tubes 或 50 mL Oak Ridge tubes 用于装胶块。

（6）Green Screened Caps（Bio-Rad 1703711）用于洗胶块。

（7）模具：10 孔为可重复利用的（2 cm×1 cm×1.5 mm），50 孔为一次性的（1.5 mm×10 mm×5 mm）。

（8）单刃剃须刀、手术刀、平皿或类似物用于切胶块。

（9）无菌的一次性皮氏平皿或大的玻璃载物片，用于切胶块。

（10）一端宽、一端窄的平铲。

（11）标准胶槽（14 cm×13 cm 的框和平板）。

（12）10 孔的梳子（14 cm 长，1.5 mm 宽）。

（13）15 孔的梳子（21 cm 长，1.5 mm 宽）（Bio-Rad 1703627）。

（14）胶水平台。

（15）盛放 EB 染液的塑料容器。

（16）70% 异丙醇、5%～10% 的漂白剂或其他合适的消毒剂。

（17）各种体积的无菌烧瓶或瓶子（50～2 000 mL）。

（18）各种规格的无菌量筒（100～2 000 mL）。

（19）无菌的吸管（2～50 mL）。

（20）保护性手套（无石化粉的乳胶手套、聚乙烯手套或腈类手套）。

（21）防热性手套。

（22）冰盒。

4. 提前准备

从检测培养基上挑取单菌落，划种于 LB 平板（或相当的培养基）表面培养；用同一个接种针或接种环穿刺或划种于小螺帽管中的 LB 或相似培养基，以保证必要时重复检测同一个克隆。37 ℃培养 14～18 h。同时接种标准株 H9812，（36±1）℃培养过夜。

5. 胶块的制备

（1）在 Falcon 2054 管上标记样品名称和空白对照，分别加入约 2 mL 细胞悬浊液（CSB）。

（2）在 1.5 mL 离心管上标记好对应样品的名称。

（3）在模具上标记好对应样品的名称。

（4）用 CSB 湿润接种环，从培养皿上刮取适量细菌，均匀悬浊于 CSB 中。

（5）用空白对照对 BioMerieux Vitek Colorimeter 调零，测各样品的 OD 值，并把值调整至 3.6～4.5。如果 OD 值大于 4.5，加入 CSB 稀释；如果 OD 值小于 3.6，增加菌量提高其浓度。

（6）取 400 μL 细菌悬浊液于相应的 1.5 mL 离心管中，置于 37 ℃ 水浴中孵育 5 min。

（7）将剩余的细菌悬浊液置于冰上直到胶块制备好放在水浴摇床中。

（8）从水浴箱中取出样品管，每管加入 20 μL 蛋白酶 K（储存液浓度为 20 mg/mL）混匀，使其终浓度为 0.5 mg/mL。

（9）制备好 1% SKG:1% SDS，放于 56 ℃ 水浴箱中。

（10）在样品中加入 400 μL 的 1% SKG:1% SDS，用枪头轻轻混匀。

（11）将混合物加入模具，避免气泡产生，在室温下凝固 10～15 min。

注意：用后的接种环要放在指定的废弃物容器中；细胞悬浊液、蛋白酶 K 要置于冰上；在混合细胞悬浊液和 1% SKG:1% SDS 时要尽量避免气泡的产生；混合物加入模具时不能产生气泡；在加 1% SKG:1% SDS 的过程中 1% SKG:1% SDS 要一直放在 56 ℃ 水浴箱中。

6. 细胞的裂解

（1）在 50 mL 的 screw-cap tube 上标记好相应样品的名称。

（2）配制细胞裂解液（CLB）：每 5 mL 细胞裂解液中加入 25 μL 蛋白酶 K（20 mg/mL），使其终浓度为 0.1 mg/mL，然后颠倒混匀。

注意：蛋白酶 K 要置于冰上，配制好的细胞 CLB 也要置于冰上。

（3）每个管子加入 5 mL 蛋白酶 K/CLB 混合液。

（4）如果想使胶块平齐，可以用刀片削去模具表面多余的部分。

1）可重复利用的模具：打开模具，用小铲的宽头部分将胶块移入相应的 screw-cap 管中。

2）一次性模具：撕掉模具下面的胶带，用小铲将胶块捅进相应的 screw-cap 管中，将模具、胶带、小铲放入废弃物容器中。

（5）保证胶块在液面下而不在管壁上。

（6）将管子放在 54 ℃ 水浴摇床中孵育 2 h，转速约 130 r/min。

（7）将纯水和 TE 放在 50 ℃ 水浴摇床中预热。

7. 洗胶块

（1）从水浴摇床中取出 screw-cap 管，盖上绿色的 screened-cap。轻轻倒掉 CLB，在实验台上轻磕管底使胶块落在管底。

注意：把管倒置在吸水纸上，使管内液体被尽量排除干净。随后的操作中也如此。

（2）每管中加入 15 mL 预热的纯水。

（3）确保胶块在液面下而不在管壁或盖子上，放回 50 ℃ 水浴摇床中，摇 10 min。

（4）倒掉水，用纯水再洗 1 次。

（5）倒掉水，加入 15 mL 预热的 TE，在 50 ℃ 的水浴摇床中摇 15 min。

（6）倒掉 TE，用 TE 再重复洗 3 次，每次 10～15 min。

（7）倒掉 TE，加入 10 mL TE，用于以下操作步骤或放在 4 ℃ 冰箱保存备用。

注意：要确保胶块在液面下而不在管壁或盖子上。

8. 胶块内染色体的酶切

（1）在 1.5 mL 离心管上标记好相应样品及 H9812 的名称。

（2）按照表4-6 的比例配制缓冲液 H 的稀释液，混匀。

表4-6　H 缓冲液稀释配制表

试剂	μL/胶块	μL/10 胶块
纯水	180	1 800
缓冲液 H	20	200
总体积	200	2 000

注意：缓冲液要置于冰上。

（3）在每个 1.5 mL 离心管中加入 200 μL 缓冲液 H 的稀释液。

（4）小心从 TE 中取出胶块放在干净的培养皿上。

（5）用刀片切下 2 mm 宽的胶块放入 1.5 mL 离心管中。确保胶块在液面下面。将剩余的胶块放回原来的 TE 中。

（6）用同样的方法处理标准株 H9812 的胶块。

（7）将管子放在 37 ℃ 水浴中孵育 10～15 min。

（8）在用稀释缓冲液 H 孵育的过程中，按照表4-7 的比例配制 Xba I 酶切缓冲液，混匀。

表4-7　酶切缓冲液的配制

试剂	μL/胶块	μL/10 胶块
纯水	175	1 750
缓冲液 H	20	200
Xba I 酶（10U/μL）	5	50
总体积	200	2 000

注意：将酶置于冰上，用后立即放在 -20 ℃ 保存；用枪头吸出缓冲液 H，避免损伤胶块。

（9）每管加入 200 μL 混合液，轻轻在实验台上磕管子的底部，确保胶块在液面的下面。

（10）在37 ℃水浴中孵育至少2 h。

9. 加样

（1）将胶块直接粘在梳子齿上。

1）调整梳子的高度，使梳子齿与胶槽的底面相接触。用水平仪调整胶槽使其水平。

2）从37 ℃水浴中取出胶块，平衡到室温。

3）用枪头吸出 *Xba* I 酶切混合液，避免损伤或吸出胶块。

4）每管加入200 μL 0.5 × TBE。

5）把梳子平放在胶槽上，把胶块加在梳子齿上。如果用的是10个齿的梳子，把标准菌株 H9812 加在第1、5、10个齿上。

6）用吸水纸的边缘吸去胶块附近多余的液体，在室温下风干约3 min。

7）把梳子放入胶槽，确保所有的胶块在一条线上，并且胶块与胶槽的底面相接触。从胶槽的下部中央缓慢倒入100 mL 熔化的在55～60 ℃平衡的1% SKG。避免气泡的生成；如果有，用枪头消除。在室温下凝固30 min 左右。

8）记录加样顺序。

（2）将胶块直接加在加样孔内。

1）调整梳子的高度，使梳子齿与胶槽的底面有一定间距。用水平仪调整胶槽使其水平。

2）把梳子放入胶槽，从胶槽的中央缓慢倒入100 mL 熔化的在55～60 ℃平衡的1% SKG。避免气泡的生成；如果有，用枪头消除。在室温下凝固30 min 左右。

3）小心拔出梳子。

4）从37 ℃水浴中取出胶块，平衡到室温。

5）用枪头吸出 *Xba* I 酶切混合液，避免损伤或吸出胶块。

6）每块胶加入200 μL 0.5 × TBE 平衡。

7）用小铲将胶块加入加样孔。

8）用溶化的胶封闭加样孔。

注意：可以在加样孔中加入0.5 × TBE，利用毛细作用将胶块沉在加样孔底，尽量避免气泡形成。

9）记录加样顺序。

10. 电泳

（1）确保电泳槽是水平的。如果不水平，调整槽底部的旋钮。

注意：不要触碰电极。

（2）加入2.2 L 0.5 × TBE，关上盖子。

（3）打开主机和泵的开关，确保泵设在"-70"（这时缓冲液的流速约1 L/min）以及缓冲液在管道中正常循环。

（4）打开冷凝机，确保预设温度在14 ℃（缓冲液达到该温度通常需要20 min 左右）。

（5）打开胶槽的旋钮，取出凝固好的胶，用吸水纸清除胶四周和底面多余的胶，小心地把胶放入电泳槽，关上盖子。

（6）设置电泳参数：30～600 kb，2.16～54.2 s，18～19 h。

（7）记录电泳初始电流（通常 120～145 mA）。

（8）电泳结束后的关机顺序为：冷凝机—泵—主机。

11. 胶的处理

（1）取出胶，放入盛放 400 mL EB 溶液的托盘内（EB 储存液浓度为 10 mg/mL，1:10 000 稀释，即在 400 mL 水中加入 40 μL 储存液）。

注意：EB 是致畸剂。储存在棕色瓶中的 EB 稀释液可以用 3～5 次。废弃的 EB 溶液应妥善处理。

（2）将托盘放在摇床上摇 25～30 min。

（3）放掉电泳槽中的 TBE，用 1～2 L 纯水清洗电泳槽，并倒掉液体。

（4）戴上手套将用后的 EB 溶液小心倒入做有标记的棕色瓶中，在托盘中加入 400～500 mL 纯水，放在摇床上脱色 60～90 min，如果可能每 20～30 min 换 1 次纯水。

12. 图像的获取

（1）打开"Quantity One"软件。

（2）按下"Epi – Light"按钮打开白光。

（3）把胶放在调准网格线内，使胶的加样孔和调准网格线的最上面一条蓝线对齐。

（4）保证调准网格线和过饱和按钮被选中。

（5）改变镜头的"Middle Ring"以调整图像的大（顺时针）小（逆时针），使图像占据整个窗口。如果需要，挪动胶在台板上的位置。胶的加样孔、下边界和左右边界在屏幕上都应该可以看到。

（6）如果需要，按"Bottom Ring"以调整相机的焦距。

注意：焦距的调整只可以偶尔用之，不可用于每一块胶。可以用尺子帮助调整焦距。

（7）按下"Epi – Light"关掉白光，按下"UV"按钮打开透射紫外光。

（8）点击"Auto Expose"以确定大概的曝光时间。当图像出现在窗口时，"Auto Expose"自动关闭而"Manual Expose"被激活。

（9）点击"Manual Expose"的"↑↓"按钮，调整曝光时间。而调整饱和度时，点击箭头或"Turn The Top Ring"以降低光量（如果图像过饱和，图像显现红色）。

注意：如果出现对话框"曝光可以在 0.03～360 s 之间波动"，则需通过改变相机的像素以调整饱和度。调整饱和度使样品条带没有红色很重要，因为这会影响 BioNumerics software 软件对胶图像的分析。而胶加样孔的过饱和属于正常现象。

（10）当图像调整的比较满意时，按下"Freeze"按钮停止曝光过程。按下"UV"按钮关掉紫外光（如果开门时 UV 灯打开，它会自动关闭）。

（11）保存图像（*.lsc）："FILE"→"SAVE"。确保选择正确的路径。文件默认的名字包括日期、时间和用户。可以改变文件名。

（12）打印文件："FILE"→"PRINT"→"VIDEO PRINT"，也可以直接点击屏幕上的"PRINT"按钮。

（13）转为 *.TIFF 格式："FILE"→"EXPORT TO TIFF IMAGE"→"EXPORT"，

选择正确的路径。

（14）关闭 QUANTITY ONE 程序："FILE" → "EXIT"。

（15）取出胶放在染色盒内。用软麻布擦掉台板表面多余的液体，用水或 70% 的异丙醇洗干净。

（16）用 Gel Doc 2000 拍摄图像。

注意：如果背景会干扰分析，可进一步脱色 30～60 min。

（17）转换成 ∗.lsc 文件用于处理分析。

13. 数据的分析

（1）PFGE 图像应用 BioNumerics（Version 4.0）数据库软件（Applied Maths BVBA, Belgium）进行处理，识别图像条带。

（2）图像通过统一的 Marker 进行校准，标定条带位置。

（3）聚类方法和参数选择。聚类图类型（dendrogram type）选择 UPGMA（unweighted pair group method using arithmetic averages）方法，条带位置差异容许度（position tolerance）选择 1.5% 优化值（optimization）为 1.5%。采用 Bandbased/Dice 方法计算相似性系数（similarity coefficient），即 Dice 系数（F×100%，Fvalue×100%）。

五、MLST 操作方法

1998 年，Maiden 等在多位点酶切电泳（multilocus enzyme electrophoresis，MLEE）技术基础上建立了 MLST 技术，用于脑膜炎奈瑟菌的分型，后陆续建立其他菌属的 MLST 分型技术。其原理是通过对多个管家基因进行扩增测序，比较各不同菌株的等位基因多样性并将每一个菌株不同的等位基因的排列组合作为一个基因型。由于结果重复性好，操作易于规范，方便进行多实验室间比较等优点而被广泛应用于多种病原微生物的分型和进化研究。目前，已建立了针对大肠杆菌，包括福氏志贺菌和宋内志贺菌的 MLST 分型技术，常采用 15 个管家基因（aspC，clpX，fadD，icdA，lysP，mdh，uidA，arcA，aroE，cyaA，dnaG，grpE，mtlD，mutS，rpoS）进行 MLST 分型（http://www.shigatox.net/ec mlst）。

1. 15 个管家基因及其编码产物

aspC（aspartate a minotransferase），天冬氨酸转氨酶；

clpX（ATP-dependent Clp protease），ATP 依赖的 Clp 蛋白酶；

fadD（cyl-CoA synthetase），CYL 辅酶 A 合成酶；

icdA（isocitrate dehydrogenase），异柠檬酸脱氢酶；

lysP（lysine-specific permease），特定赖氨酸通透酶；

mdh（malate dehydrogenase），苹果酸脱氢酶；

uidA（beta-D-glucuronidase），β-D-葡萄糖苷酶；

arcA（Aerobic respiration control protein），有氧呼吸控制蛋白 ArcA；

aroE（dehydroshikimate reductase），莽草酸脱氢酶；

cyaA（adenylate cyclase），腺苷酸环化酶；

*dna*G（DNA primase），DNA 引发酶；

*grp*E（heat shock protein），热休克蛋白 GrpE；

*mtl*D（mannitol-1-phosphate dehydrogenase），甘露醇-1-磷酸脱氢酶；

*mut*S（methyl-directed mismatch repair protein），甲基导向错配修复 MutS 蛋白；

*rpo*S（RNA polymerase，sigma factor），RNA 聚合酶，RPOS sigma 因子。

2. PCR 扩增引物及扩增条件

（1）引物序列、产物片段长度见表 4 – 8。

表 4 – 8　MLST 引物、产物长度表

基因	引物序列（5′→3′）	产物长度/bp
*asp*C	F：GTTTCGTGCCGATGAACGTC	594
	R：AAACCCTGGTAAGCGAAGTC	
*clp*X	F：CTGGCGGTCGCGGTATACAA	672
	R：GACAACCGGCAGACGACCAA	
*fad*D	F：GCTGCCGCTGTATCACATTT	580
	R：GCGCAGGAATCCTTCTTCAT	
icd	F：CTGCGCCAGGAACTGGATCT	669
	R：ACCGTGGGTGGCTTCAAACA	
*lys*P	F：CTTACGCCGTGAATTAAAGG	628
	R：GGTTCCCTGGAAAGAGAAGC	
mdh	F：GTCGATCTGAGCCATATCCCTAC	650
	R：TACTGACCGTCGCCTTCAAC	
*uid*A	F：CATTACGGCAAAGTGTGGGTCAAT	658
	R：CCATCAGCACGTTATCGAATCCTT	
*arc*A	F：GACAGATGGCGCGGAAATGC	552
	R：TCCGGCGTAGATTCGAAATG	
*aro*E	F：GCGTTGGCTGGTGCTGTTA	362
	R：GGGATCGCCGGAATATCACC	
*cya*A	F：CTCGTCCGTAGGGCAAAGTT	571
	R：AATCTCGCCGTCGTGCAAAC	
*dna*G	F：ACCGCCGATCACATACAACT	512
	R：TGCACCAGCAACCCTATAAG	
*grp*E	F：CCCGGAAGAAATTATCATGG	488
	R：TCTGCATAATGCCCAGTACG	

续表 4 - 8

基因	引物序列（5′→3′）	产物长度/bp
*mtl*D	F：GCAGGTAATATCGGTCGTGG	658
	R：CGAGGTACGCGGGTTATAGCAT	
*mut*S	F：GGCCTATACCCTGAACTACA	596
	R：GCATAAAGGCAATGGTGTC	
*rpo*S	F：CGCCGGATGATCGAGAGTAA	618
	R：GAGGCCAATTTCACGACCTA	

（2）PCR 扩增程序：首先 94 ℃预变性 10 min，接着 92 ℃变性 1 min、58 ℃退火 1 min，然后 72 ℃延伸 30 s 扩增 35 个循环，最后 72 ℃延伸 5 min。

（3）测序。PCR 产物双向测序。

3. 数据分析

志贺菌 MLST 分型按照 EcMLST 网站（http：//www. shigatox. net/ecmlst）上的 15 个管家基因进行 MLST 分型，通过分析管家基因内部片段的核酸序列，从而对志贺菌基因组的等位基因多态性进行比较，再将每个独特的等位基因图谱型对应一个相应的序列型（sequence typing，ST），并通过比较 STs 得到菌株之间的相关性。

六、MLVA 操作方法

MLVA 其原理是在多种病原微生物基因组染色体中有多个 VNTR，且不同的菌株其串联重复数各不相同。因此，可以在多个串联重复序列两头保守区域设计引物进行 PCR 扩增，然后计算得出不同菌株的串联重复数目，从而实现对菌株的分型。其具有操作简便，结果重复性好，分型能力强且价格低廉等优点。对于福氏志贺菌和宋内志贺菌的 MLVA 有区别。

（一）福氏志贺菌 MLVA

（1）取 8 个 VNTR 位点：SF3、SF4、SF6、SF7、SF8、SF9、SF10 和 SF25，他们的引物信息如表 4 - 9 所示。

表 4 - 9 福氏志贺菌 MLVA 使用的引物

位点	引物上游	引物下游	重复序列	片段长度/bp
SF3	TTTTAGCATGGTTATTCTCC TTG	GCGATGCTGGAAAAACTGAT	GGTGCA	179
SF4	CCGAGGAACAGTACGCTTTT	CCTGCTGGCTTACCACACC	CCAGCC	204
SF6	GAAATACTCAGGTGTCAACA TTCG	GCTTTGGAGAGTATTATTG CCTGT	TTAATGATT	250

续表 4 - 9

位点	引物上游	引物下游	重复序列	片段长度/bp
SF7	CCGGAACTATTGGTCTGGAA	ATCGACCACATGTTCAATGG	CGCAG	208
SF8	GCCAGAGCTGTTGGTACTGG	CGATTTTTGTCCGCTGAAAG	ATCAGCACC	150
SF9	CAAATGGTAACGTCGCATCA	ATGGGATTGCTGCGTAACAC	GCCAGTTCA	211
SF10	CGGGAACCGTTTTGTATCAG	AAGGACGCACGTCAAATACC	ACCAAT	228
SF25	GAGCAGGGATCCGTCATTTA	CGTGATGATTTCCGAGGTGT	GTTAT	244

注：以福氏志贺菌 Sf301 的基因组（GenBank Accession No. AE005674）作为参照。

（2）PCR 体系：10×PCR 缓冲液 2 μL、0.2 mM dNTPs、0.2 μM 引物、0.2 μL *Taq* DNA 酶、1 μL DNA 模板，补充无菌水至 20 μL。

（3）PCR 反应条件：首先 94 ℃ 预变性 5 min，接着 94 ℃ 变性 45 s、55 ℃ 退火 30 s，然后 72 ℃ 延伸 60 s 扩增 30 个循环，最后 72 ℃ 延伸 10 min。

（4）为了操作简便，可以采用四组复合 PCR，各引物荧光标记见表 4 - 10。

表 4 - 10　福氏志贺菌 MLVA 荧光标记引物多重 PCR 体系

多重 PCR 组	位点	引物序列（5′→3′）*	扩增产物长度/bp	重复碱基数/bp	重复碱基序列
M1	SF4	6 - FAM - CCGAGGAACAGTACGCTTTT CCTGCTGGCTTACCACACC	204	6	CCAGCC
	SF3	HEX - TTTTAGCATGGTTATTCTCCTTG GCGATGCTGGAAAAACTGAT	179	6	GGTGCA
	SF25	GAGCAGGGATCCGTCATTTA ROX - CGTGATGATTTCCGAGGTGT	244	5	GTTAT
M2	SF8	TAMRA - GCCAGAGCTGTTGGTACTGG CGATTTTTGTCCGCTGAAAG	211	9	ATCAGCACC
	SF6	ROX - GAAATACTCAGGTGTCAACATTCG GCTTTGGAGAGTATTATTGCCTGT	250	9	TTAATGATT
M3	SF9	6 - FAM - CAAATGGTAACGTCGCATCA ATGGGATTGCTGCGTAACAC	228	9	GCCAGTTCA
	SF10	ROX - CGGGAACCGTTTTGTATCAG AAGGACGCACGTCAAATACC	150	6	ACCAAT
M4	SF7	ROX - CCGGAACTATTGGTCTGGAA ATCGACCACATGTTCAATGG	208	5	CGCAG

*表示 PCR1（M1）包括引物 SF3，SF4 和 SF25；PCR2（M2）包括引物 SF6 和 SF8；PCR3（M3）包括引物 SF9 和 SF10；PCR4（M4）包括引物 SF7。

（5）具体反应体系如表4-11所示。

表4-11 福氏志贺菌 MLVA 荧光标记引物反应体系

	M1	M2	M3	M4
引物 （10 μM）	SF4 0.2 μL+0.2 μL SF3 0.2 μL+0.2 μL SF25 0.4 μL+0.4 μL	SF8 0.2 μL+0.2 μL SF6 0.2 μL+0.2 μL	SF10 0.2 μL+0.2 μL SF9 0.2 μL+0.2 μL	SF7 0.4 μL+ 0.4 μL
dNTP	1.0 μL	1.0 μL	1.0 μL	1.0 μL
10×buffer	2.0 μL	2.0 μL	2.0 μL	2.0 μL
Taq 酶 （5 U/μL）	0.25 μL	0.25	0.25 μL	0.25 μL
ddH₂O	14.15 μL	14.95 μL	14.95 μL	14.95 μL
模板	1.0 μL	1.0 μL	1.0 μL	1.0 μL
总体积	20 μL	20 μL	20 μL	20 μL

（二）宋内志贺菌 MLVA

（1）取8个 VNTR 位点：SS1、SS3、SS6、SS9、SS10、SS11、SS13 和 SS23，他们的引物信息如表4-12所示。

表4-12 宋内志贺菌 MLVA 使用的引物

位点	引物序列（5′→3′）	重复序列
SS1	TTGCCAGTACA CCTCACTCG	ATGCGCC
SS3	CTGGGAGATG AACAGGAGGA	CATTCAA
SS6	GAGTCGCTAA ACGCTTGCTT	AGAAAGC
SS9	CGCAATCAGC AAAACAAAGA	TGCAGG
SS10	ACGGTGGGCT TTCTCTACCT	AGAGGA
SS11	CTGGTCCGGG AGATTATCG	CTGACT
SS13	AGACGCTGGC TTATGACGAT	GCTGGT
SS23	CTGGCTTAATG GCTACATAC CCTCC	GTTAACGCTTA

注：宋内志贺菌菌 Ss046 的基因组（GenBank Accession No. CP000038）作为参照。

（2）PCR 体系：10×PCR 缓冲液 2 μL，0.2 mM dNTPs，0.2 μM 引物，0.2 μL *Taq*DNA 酶，1 μL DNA 模板，无菌水至 20 μL。

（3）PCR 反应条件：94 ℃预变性 5 min；接着 94 ℃变性 45 s，55 ℃退火 50 s，72 ℃延伸 60 s 扩增 30 个循环，最后 72 最后 ℃延伸 10 min。

（4）为了操作简便，可以做 3 组复合 PCR，各引物荧光标记见表 4 - 13。

表 4 - 13 宋内志贺菌 MLVA 荧光标记引物多重 PCR 体系

位点	引物序列（5′→3′）	重复序列
SS1	HEX - TTGCCAGTACACCTCACTCG	ATGCGCC
SS3	6 - FAM - CTGGGAGATGAACAGGAGGA	CATTCAA
SS6	TAMRA - GAGTCGCTAAACGCTTGCTT	AGAAAGC
SS9	HEX - CGCAATCAGCAAAACAAAGA	TGCAGG
SS10	6 - FAM - ACGGTGGGCTTTCTCTACCT	AGAGGA
SS11	TAMRA - CTGGTCCGGGAGATTATCG	CTGACT
SS13	ROX - AGACGCTGGCTTATGACGAT	GCTGGT
SS23	ROX - CTGGCTTAATGGCTACATACCCTCC	GTTAACGCTTA

（5）PCR1（M1）包括引物 SS3，SS6，SS9 和 SS23；PCR2（M2）包括引物 SS1，SS10 和 SS11；PCR3（M3）包括引物 SS13。

具体反应体系见表 4 - 14。

表 4 - 14 宋内志贺菌 MLVA 荧光标记引物的反应体系

	M1	M2	M3
引物（10 μM）	SS3 0.4 μL + 0.4 μL SS6 0.2 μL + 0.2 μL SS9 0.4 μL + 0.4 μL SS23 0.2 μL + 0.2μL	SS1 0.2 μL + 0.2 μL SS10 0.2 μL + 0.2 μL SS11 0.2 μL + 0.2 μL	SS13 0.4 μL + 0.4 μL
dNTP	1 μL	1 μL	1 μL

续表 4 - 14

	M1	M2	M3
10×缓冲液	2 μL	2 μL	2 μL
Taq 酶（5 U/μL）	0.25 μL	0.25 μL	0.25 μL
ddH$_2$O	13.35 μL	14.55 μL	14.95 μL
模板	1 μL	1 μL	1 μL
总体积	20 μL	20 μL	20 μL

（7）PCR 产物双向测序。

（三）数据分析

PCR 产物检测及聚类分析：PCR 产物采用 ABI 3730XL 测序仪（美国 ABI 公司）进行毛细管电泳。每株菌每个位点同长度片段抽取 1 个目的片段测序，验证毛细管电泳结果。然后根据 GeneScan 500 LIZ DNA Marker（美国 ABI 公司）确定扩增产物大小，采用 GeneMap 软件进行分析，并计算检测位点中各 VNTR 的重复次数。根据各位点的重复次数，使用 BioNumerics 软件进行聚类分析。分辨能力采用基于 Simpson 的分辨系数（index of diversity）即 D 值来表示。产物测序后通过 VNTR 的数目，来推断同种菌株间遗传关系。

参考文献

［1］徐建国. 现场细菌学手册［M］. 北京：科学出版社，2011.

［2］金东，任志鸿，徐建国. 志贺菌的分子分型方法［J］，疾病监测，2006，21（2）：107 - 110.

［3］Zhang N，Lan R，Sun Q，et al. Genomic portrait of the evolution and epidemic spread of a recently emerged multidrug-resistant *Shigella flexneri* clone in China［J］. J Clin Microbiol，2014，52（4）：1119 - 1126.

［4］Sun Q，Lan R，Wang J，et al. Identification and characterization of a novel *Shigella flexneri* serotype Yv in China［J］. PloS one，2013，8：e70238.

［5］Maiden M C，Bygraves J A，Feil E，et al. Multilocus sequence typing：a portable approach to the identification of clones with in populations of pathogenic microorganisms［J］. Proc Natl Acad Sci，1998，95（6）：3140 - 5.

［6］Liang S Y，Watanabe H，Terajima J，et al. Multilocusvariable-number tandem-repeat analysis for molecular typing of *Shigella sonnei*［J］. J Clin Microbiol，2007，45（11）：3574 - 80.

［7］Wang Y W，Watanabe H，Phung D C，et al. Multilocusvariable-number tandem repeat analysis for molecular typing and phylogenetic analysis of *Shigella flexneri*［J］. BMC Microbiol，2009.

（孙强正　夏胜利）

第四节　肠出血性大肠杆菌 O157:H7 （EHEC O157:H7） 分型变异操作规程

一、概述

肠出血性大肠杆菌（EHEC）是五类致病性大肠杆菌之一，其他四类致病性大肠杆菌为致病性大肠杆菌（EPEC）、产毒性大肠杆菌（ETEC）、侵袭性大肠杆菌（EIEC）、聚集性大肠杆菌（EAggEC），属于肠杆菌科，埃希菌属。大肠杆菌大肠杆菌 O157:H7 是 EHEC 的最主要血清型。

肠出血性大肠杆菌 O157:H7 （EHEC O157:H7） 感染可引起轻度腹泻、出血性结肠炎（HC）、溶血性尿毒综合征（HUS）、血栓性血小板减少性紫癜（TTP）等。其中，HUS 病程凶险，易造成急性肾衰竭乃至死亡。EHEC O157:H7 感染的潜伏期是 3～4 d。我国暴发流行的地区最短潜伏期为 8 h，平均为 1～5 d。最开始的主诉是非血性腹泻，尽管有些病人会在这之前感到上腹痉挛性疼痛以及短暂性发热。在非血性腹泻和/或其他时期，大多数的病人会有呕吐；在 1～2 d 内，腹泻成为血性而且疼痛加剧，此阶段一般持续 4～10 d。在严重的病例中，会出现出血性肠炎（HC），典型临床表现为：鲜血样便、腹部痉挛性疼痛、低烧或不发烧。患者可先表现为水样腹泻，约数小时至 1 d 后转为血性腹泻。部分病例可发展为溶血性尿毒综合征（HUS）、血小板减少性紫癜（TTP），若抢救不及时，危及生命。HUS 主要发生在儿童，常出现在腹泻后数天或 1～2 周后，病例主要表现为血小板减少、溶血性贫血、急性肾功能衰竭三大特征。HUS 的病死率一般在 10%，个别可高达 50%，约 30% 幸存者可表现出慢性肾衰、高血压神经系统损害等后遗症。血栓性血小板减少性紫癜（TTP）主要发生在成年人，尤其是老年人。主要表现为发热、血小板减少、微血管异常、溶血性贫血、肾功能异常（包括血尿、蛋白尿、BUN 或肌酐升高）、神经系统损害（如头痛、轻度瘫痪、昏迷、间歇性谵妄），病情发展迅速，病死率高，90 d 内可有 70% 的病人死亡。

自 1982 年美国首次发现因该致病菌引起的食物中毒以来，EHEC O157:H7 疫情开始逐渐扩散和蔓延，相继在英国、加拿大等多个国家引起腹泻暴发和流行。1996 年日本报告病例逾万例，死亡 9 例。1999 年，我国部分地区发生了 EHEC O157:H7 感染性腹泻的暴发，表明我国不断遭受 EHEC O157:H7 感染性腹泻威胁的形势日趋严峻。美国、加拿大、英国、日本等国家报道由 EHEC O157:H7 引起的暴发和散发病例迅速增加。一方面报告发生感染的国家和地区不断增多，一方面原有感染发生的国家和地区病人数量也在不断上升。报告病例增加部分是由于检测水平的提高和监测范围的扩大，但实际发生的 EHEC O157:H7 感染引起的病例也确实在不断增加，且呈逐年上升趋势。EHEC O157:H7 感染已成为一个全球性的公共卫生问题，无论在发达国家还是发展中国家，都受到广泛关注。

EHEC O157:H7 感染病人和无症状携带者是重要的传染源，感染者平均排菌时间大约 7 d，有报道伴 HUS 病人排菌时间达 21 d，最长可达 124 d；牛、羊等反刍动物是 EHEC O157：H7 的主要传染源，猪、鸡、狗等动物也是重要的储存宿主，其他如马、兔、鸭、鹅、鸥、鸽、鹿等动物粪便中均可分离到 EHEC O157：H7，是潜在的传染源。动物传染源排菌时间很长，往往长期带菌或终生排菌。

传播途径为粪—口途径，具体传播途径包括：食源性传播、水源性传播、接触性传播、媒介生物传播。EHEC O157：H7 是一种重要的食源性病原菌。

EHEC O157：H7 可感染任何年龄人群，但儿童和老人发病率高且症状往往较重，容易伴发 HUS 和 TTP 的发生。严重的暴发流行往往更容易发生在幼儿园、学校、监狱和敬老院甚至医院等公共场所。

EHEC O157：H7 感染全年都可发病，夏、秋两季是高发季节。

二、血清分型

O157：H7 其中"O"为菌体抗原，"H"为鞭毛抗原。值得一提的是，O157：H7 是肠出血性大肠杆菌（EHEC）的最主要血清型，但是并非全部 EHEC 都是 O157：H7 型；而极少的 O157：H7 血清型的大肠杆菌不携带志贺样毒素基因（stx），也不能成为 EHEC O157：H7。

一般通过玻片凝集进行血清学检验分型，典型的凝集阳性结果：形成大的凝集颗粒，液体完全变清亮。有时凝集结果不够典型：液体仍有混浊，但凝集颗粒已形成，颗粒稍小，可以判定为阳性结果。单克隆抗体的凝集与血清凝集结果不同，呈细沙状。玻片凝集是通过肉眼观察，对实验室条件、实验人员经验等都有一定的要求。

免疫分型诊断血清由于是多克隆抗体，因此会存在非特异凝集，在启用一个批次诊断血清前，需要做好质量评价。单克隆抗体可较好的解决非特异性凝集的问题。

O157 抗原与弗劳地枸橼酸杆菌存在明显的交叉反应，可通过枸橼酸盐利用试验（弗劳地枸橼酸杆菌阳性）与产 H_2S（弗劳地枸橼酸杆菌阳性）进行鉴别。

进行 H 检测，最好使用经过吸收的免疫血清，以减少与 O 抗原的交叉反应。检测前将菌株反复穿半固体或软琼脂，诱导鞭毛形成，不可在普通平板上培养后直接用于 H 抗原检测。

三、PFGE 操作方法

美国疾病预防控制中心的 PulseNet 将 EHEC O157：H7 作为 PFGE 技术的模式菌株，建立了标准操作程序（SOP），不但应用于 EHEC O157：H7 的 PFGE 分型，亦推广至沙门菌、志贺菌的分子分型。目前，PFGE 分型技术广泛而成功的用于大肠杆菌 O157：H7 暴发流行的追踪溯源工作，在多个国家地区均有成功应用的案例。

所需的试剂、仪器和耗材详见美国 PulseNet 肠出血性大肠杆菌 O157：H7、沙门菌、志贺菌脉冲场凝胶电泳标准操作规程。

1. 提前准备

从培养基上挑取单菌落，划种于 LB 平板（或相当的培养基）上培养；用同一个接种针或接种环穿刺或划种于小螺帽管中的 LB 或相似培养基，以保证必要时重复检测同一个克隆。37 ℃培养 14～18 h。同时接种标准株 H9812，（36±1）℃培养过夜。

2. 胶块的制备

（1）在 Falcon 2054 管上标记样品名称和空白对照，分别加入约 2 mL 细胞悬浊液（CSB）。

（2）在 1.5 mL 离心管上标记好对应样品的名称。

（3）在模具上标记好对应样品的名称。

（4）用 CSB 湿润接种环，从培养皿上刮取适量细菌，均匀悬浊于 CSB 中，用空白对照对浊度计调零，调整各样品的麦氏浊度至 3.6～4.5。

（5）取 400 μL 细菌悬浊液于相应的 1.5 mL 离心管中，置于 37 ℃水浴中孵育 5 min。将剩余的细菌悬浊液置于冰上直到胶块制备好放在水浴摇床中。

（6）从水浴箱中取出样品管，每管加入 20 μL 蛋白酶 K（储存液浓度为 20 mg/mL）混匀，使其终浓度为 0.5 mg/mL。

（7）制备好 1% SKG:1% SDS，放于 56 ℃水浴箱中。

（8）在样品中加入 400 μL 的 1% SKG:1% SDS，用枪头轻轻混匀。

（9）将混合物加入模具，避免气泡产生，在室温下凝固 10～15 min。

注意：用后的接种环要放在指定的废弃物容器中；细胞悬浊液、蛋白酶 K 要置于冰上；在混合细胞悬浊液和 1% SKG:1% SDS 时要尽量避免气泡的产生；混合物加入模具时不能产生气泡；在加 1% SKG:1% SDS 的过程中 1% SKG:1% SDS 要一直放在 56 ℃水浴箱中。

3. 细胞的裂解

（1）在 50 mL 的 screw-cap tube 上标记好相应样品的名称。

（2）配制细胞裂解液（CLB）：每 5 mL 细胞裂解液中加入 25 μL 蛋白酶 K（20 mg/mL），使其终浓度为 0.1 mg/mL，然后颠倒混匀。

注意：蛋白酶 K 要置于冰上，配制好的细胞 CLB 也要置于冰上。

（3）每个管子加入 5 mL 蛋白酶 K/CLB 混合液。

（4）如果想使胶块平齐，可以用刀片削去模具表面多余的部分。

1）可重复利用的模具：打开模具，用小铲的宽头部分将胶块移入相应的 screw-cap 管中。

2）一次性模具：撕掉模具下面的胶带，用小铲将胶块捅进相应的 screw-cap 管中，将模具、胶带、小铲放入废弃物容器中。

（5）保证胶块在液面下而不在管壁上。

（6）将管子放在 54 ℃水浴摇床中孵育 2 h，转速约 130 r/min。

（7）将纯水和 TE 放在 50 ℃水浴摇床中预热。

4. 洗胶块

（1）从水浴摇床中取出 screw-cap 管，盖上绿色的 screened-cap。轻轻倒掉 CLB。在实验台上轻磕管底使胶块落在管底。

注意：把管倒置在吸水纸上，使管内液体被尽量排除干净。随后的操作中也如此。

（2）每管中加入 15 mL 预热的纯水。

（3）确保胶块在液面下而不在管壁或盖子上，放回 50 ℃ 水浴摇床中，摇 10 min。

（4）倒掉水，用纯水再洗 1 次。

（5）倒掉水，加入 15 mL 预热的 TE，在 50 ℃ 的水浴摇床中摇 15 min。

（6）倒掉 TE，用 TE 再重复洗 3 次，每次 10 ～ 15 min。

（7）倒掉 TE，加入 10 mL TE，用于以下操作步骤或放在 4 ℃ 冰箱保存备用。

注意：要确保胶块在液面下而不在管壁或盖子上。

5. 胶块内染色体的酶切

（1）在 1.5 mL 离心管上标记好相应样品及 H9812 的名称。

（2）按照表 4 - 2 的比例配制缓冲液的稀释液，混匀。

（3）在每个 1.5 mL 离心管中加入 200 μL 缓冲液 H 的稀释液。

（4）小心地从 TE 中取出胶块放在干净的培养皿上。

（5）用刀片切下 2 mm 宽的胶块放入 1.5 mL 离心管中。确保胶块在液面下面。将剩余的胶块放回原来的 TE 中。

（6）用同样的方法处理标准株 H9812 的胶块。

（7）将管子放在 37 ℃ 水浴中孵育 10 ～ 15 min。

（8）用稀释缓冲液孵育，配制 *Xba* I 酶切缓冲液，混匀。用枪头吸出缓冲液，避免损伤胶块。

（9）每管加入 200 μL 混合液，轻轻在实验台上磕管子的底部，确保胶块在液面的下面。

（10）在 37 ℃ 水浴中孵育至少 2 h。

6. 加样

（1）将胶块直接粘在梳子齿上。

1）调整梳子的高度，使梳子齿与胶槽的底面相接触。用水平仪调整胶槽使其水平。

2）从 37 ℃ 水浴中取出胶块，平衡到室温。

3）用枪头吸出 *Xba* I 酶切混合液，避免损伤或吸出胶块。

4）每管加入 200 μL 0.5 × TBE。

5）把梳子平放在胶槽上，把胶块加在梳子齿上。如果用的是 10 个齿的梳子，把标准菌株 H9812 加在第 1、5、10 个点样孔。

6）用吸水纸的边缘吸去胶块附近多余的液体，在室温下风干约 3 min。

7）把梳子放入胶槽，确保所有的胶块在一条线上，并且胶块与胶槽的底面相接触。从胶槽的下部中央缓慢倒入 100 mL 熔化的在 55 ～ 60 ℃ 平衡的 1 % SKG。避免气泡的生成；如果有，用枪头消除。在室温下凝固 30 min 左右。

8）记录加样顺序。

（2）将胶块直接加在加样孔内。

1）调整梳子的高度，使梳子齿与胶槽的底面有一定间距。用水平仪调整胶槽使其水平。

2）把梳子放入胶槽，从胶槽的中央缓慢倒入 100 mL 熔化的在 55～60 ℃ 平衡的 1%SKG。避免气泡的生成；如果有，用枪头消除。在室温下凝固 30 min 左右。

3）小心拔出梳子。

4）从 37 ℃ 水浴中取出胶块，平衡到室温。

5）用枪头吸出 Xba Ⅰ 酶切混合液，避免损伤或吸出胶块。

6）每块胶加入 200 μL 0.5×TBE 平衡。

7）用小铲将胶块加入加样孔。

8）用溶化的胶封闭加样孔。

注意：可以在加样孔中加入 0.5×TBE，利用毛细作用将胶块沉在加样孔底，尽量避免气泡形成。

9）记录加样顺序。

7. 电泳

（1）确保电泳槽是水平的。如果不水平，调整槽底部的旋钮。

注意：不要触碰电极。

（2）加入 2.2 L 0.5×TBE，关上盖子。

（3）打开主机和泵的开关，确保泵设在"70"（这时缓冲液的流速约 1 L/min）以及缓冲液在管道中正常循环。

（4）打开冷凝机，确保预设温度在 14 ℃（缓冲液达到该温度通常需要 20 min 左右）。

（5）打开胶槽的旋钮，取出凝固好的胶，用吸水纸清除胶四周和底面多余的胶，小心地把胶放入电泳槽，关上盖子。

（6）设置电泳参数：脉冲时间：2.16～54.2 s；电泳时间：10 泳道的胶为 18 h，15 泳道的胶为 19 h。

（7）记录电泳初始电流（通常 120～145 mA）。

（8）电泳。

（9）电泳结束后的关机顺序为：冷凝机—泵—主机。

9. 胶的处理

（1）取出胶，放入盛放 400 mL EB 溶液的托盘内（EB 储存液浓度为 10 mg/mL，1:10 000稀释，即在 400 mL 水中加入 40 μL 储存液）。

注意：EB 是致畸剂。储存在棕色瓶中的 EB 稀释液可以用 3～5 次。废弃的 EB 溶液应妥善处理。

（2）将托盘放在摇床上摇 25～30 min。

（3）放掉电泳槽中的 TBE，用 1～2 L 纯水清洗电泳槽，并倒掉液体。

（4）戴上手套将用后的 EB 溶液小心倒入做有标记的棕色瓶中，在托盘中加入 400～500 mL 纯水，放在摇床上脱色 60～90 min，如果可能，每 20～30 min 换 1 次纯水。

9. 图像的获取

（1）把胶放入读胶仪，打开白光，调整胶摆放位置：把胶放在调准网格线内，使胶的加样孔和调准网格线的最上面一条蓝线对齐。

（2）调整视野大小，使图像占据整个窗口。如果需要，挪动胶在台板上的位置。胶的加样孔、下边界和左右边界在屏幕上都应该可以看到。

（3）如果有需要，按"Bottom Ring"以调整相机的焦距。

注意：焦距的调整只可以偶尔用之，不可用于每一块胶。可以用尺子帮助调整焦距。

（4）关闭白光，打开透射紫外光。

（5）使用自动曝光以确定大概的曝光时间，进一步通过手动曝光精细调整曝光时间，防止图像过暗或条带出现过饱和，而胶加样孔的过饱和属于正常现象。

注意：如果背景干扰过强，可进一步脱色 30～60 min 后再读胶。

（6）当图像调整的比较满意时，停止曝光过程，关闭紫外光，并保存图像（图4-1）。

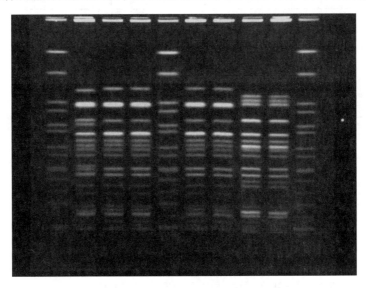

图4-1　EHEC O157:H7 脉冲场凝胶电泳图谱

（7）读胶完毕后，取出胶，用软布擦掉台板表面多余的液体，用水或70%的异丙醇洗干净。

四、MLST 操作方法

2004 年，Mark Achtman 建立了基于 *adk*、*fumC*、*gyrB*、*icd*、*mdh*、*purA*、*recA* 共7个管家基因的多位点序列的分型方法以及数据库（http://mlst. warwick. ac. uk/mlst/dbs/Ecoli）。目前数据库内已经汇集了来自全球各地不同宿主菌株7 000 余株，4 600 余个序列型（STs）的数据。

1. 管家基因

adk（adenylate kinase）：腺苷酸激酶；

*fum*C（fumarate hydratase）：延胡索酸水合酶；

*gyr*B（DNA gyrase）：DNA 旋转酶；

icd（isocitrate/isopropylmalate dehydrogenase）：异枸橼酸/异丙基苹果酸脱氢酶；

mdh（malate dehydrogenase）：苹果酸脱氢酶；

*pur*A（adenylosuccinate dehydrogenase）：腺苷酸基琥珀酸脱氢酶；

*rec*A（ATP/GTP binding motif）：腺苷三磷酸/鸟苷三磷酸结合膜体。

2. PCR 扩增与测序

（1）引物序列及退火温度见表 4-15。

表 4-15　MLST 引物序列、产物长度与退火温度

基因名称	引物序列（5′→3′）	产物长度/bp	退火温度/℃
*adk*F	ATTCTGCTTGGCGCTCCGGG	583	54
*adk*R	CCGTCAACTTTCGCGTATTT		
*fum*CRI	TCCCGGCAGATAAGCTGTGG		
*fum*CF	TCACAGGTCGCCAGCGCTTC	806	54
*fum*CR	GTACGCAGCGAAAAAGATTC		
*gyr*BF	TCGGCGACACGGATGACGGC		
*gyr*BRI	GTCCATGTAGGCGTTCAGGG	911	60
*gyr*BR	ATCAGGCCTTCACGCGCATC		
*icd*F	ATGGAAAGTAAAGTAGTTGTTCCGGCACA	878	54
*icd*R	GGACGCAGCAGGATCTGTT		
*mdh*F	ATGAAAGTCGCAGTCCTCGGCGCTGCTGGCGG	932	60
*mdh*R	TTAACGAACTCCTGCCCCAGAGCGATATCTTTCTT		
*pur*AFI	TCGGTAACGGTGTTGTGCTG		
*pur*AF	CGCGCTGATGAAAGAGATGA	816	54
*pur*AR	CATACGGTAAGCCACGCAGA		
*rec*ARI	AGCGTGAAGGTAAAACCTGTG		
*rec*AF	CGCATTCGCTTTACCCTGACC	780	58
*rec*AFI	ACCTTTGTAGCTGTACCACG		
*rec*AR	TCGTCGAAATCTACGGACCGGA		

（2）PCR 扩增程序为：

首先 95 ℃预变性 2 min，接着 95 ℃变性 1 min、退火温度下 2 min，然后 72 ℃延伸

2 min扩增 30 个循环，最后 72 ℃延伸 5 min。

（3）测序。PCR 产物双向测序。

3. 数据分析

将各个管家基因序列提交 http：//mlst. warwick. ac. uk/mlst/dbs/Ecoli，与数据库中不同来源的序列进行比较分析。

参考文献

[1] Page A V, Liles W C. Enterohemorrhagic *Escherichia coli* Infections and the Hemolytic-Uremic Syndrome [J]. Med Clin North Am. 2013, 97 (4)：681 –695, xi.

[2] González Garcia E A. Animal health and foodborne pathogens：enterohaemorrhagic O157：H7 strains and other pathogenic *Escherichia coli* virotypes (EPEC, ETEC, EIEC, EHEC) [J]. Pol J Vet Sci, 2002, 5 (2)：103 –115.

[3] Gerner-Smidt P, Hise K, Kincaid J, et al. PulseNet USA：a five – year update [J]. Foodborne Pathog Dis, 2006, 3 (1)：9 –19.

[4] Centers for Disease Control and Prevention （疾病预防控制中心）. Outbreak of *Escherichia coli* O157：H7 and *Campylobacter* among attendees of the Washington County Fair-New York, 1999 [J]. MMWR Morb Mortal Wkly Rep, 1999, 48 (36)：803 –805.

[5] Ribot E M, Fair M A, Gautom R, et al. Standardization of pulsed-fieldg elelectrophores is protocols for the subtyping of *Escherichia coli* O157：H7, *Salmonella*, and *Shigella* for PulseNet [J]. Foodborne Pathog Dis, 2006, 3 (1)：59 –67.

[6] Wirth T, Falush D, Lan R, et al. Sex and virulence in *Escherichia coli*：an evolutionary perspective [J]. Mol. Microbiol, 2006, 60 (5), 1136 –1151.

（史智扬　景怀琦）

第五节　霍乱弧菌分型变异操作规程

一、概述

（一）病原学

霍乱弧菌属于弧菌科（Vibrionaceae）弧菌属（*Vibrio*），革兰氏染色阴性，菌体短小，稍弯曲，两端钝圆，无芽胞，长 1.5 ～2.0 μm，宽 0.3 ～0.4 μm。菌体尾端有鞭毛，运动极为活泼。根据菌体表面的一些特异结构，将霍乱弧菌分成不同的"血清群"，目前已鉴定到 210 余个血清群[1]。能引起人群霍乱感染并可致暴发和大范围流行的，主要是 O1 群和 O139 群霍乱弧菌中产霍乱毒素的菌株。其他非 O1 非 O139 群霍乱弧菌，尽管也广泛分布于自然界水体中，但从未发生过流行，故不作为霍乱的病原体，它们中有的菌株也可偶尔引起人类散发性腹泻。O1 群霍乱弧菌按菌体抗原成分的不同可进一步分成三个血清型：小川型（ogawa）、稻叶型（inaba）和彦岛型（hikojima），后者很少见，是小川型与稻叶型的中间型。根据一些生化表型特征和噬菌体敏感性的不同可将 O1 群霍乱弧菌分为古典生物型（classical biotype）和埃尔托（El Tor biotype）生物型。与 O1 群霍乱弧菌不同的是，从病人体内新鲜分离的 O139 群霍乱弧菌在电镜下可见菌体周围包绕着一层比较薄的荚膜。

霍乱弧菌属兼性厌氧菌，营养要求简单，钠离子可刺激生长，生长温度为 16～42 ℃，以 37 ℃最为适宜；可繁殖的酸碱度（pH）为 6.0～9.2，适宜的 pH 为 7.2～7.4，广泛分布于自然水生环境中，被认为是沿海河口微生物生态系统的重要组成部分，在有藻类或甲壳类等生物的淡盐水中存活时间长，甚至可以越冬。初次分离培养选择碱性（pH 为 8.0～9.0）肉汤或蛋白胨培养基以抑制其他细菌生长。

霍乱毒素（CT）和毒素共调菌毛（toxin coregulated pilus, TCP）是霍乱弧菌最主要的 2 个毒力因子，TCP 菌毛与霍乱弧菌在小肠的黏附定居有关，是致病的前提条件。CT 毒素是目前已知的致泻毒素中最强烈的毒素，与宿主肠细胞表面膜受体（GM1 神经节苷脂）的结合，引起严重的霍乱特征性的水样腹泻。

（二）流行病学

古典生物型源自印度恒河三角洲地区，在 1817—1923 年间，曾在全球造成了 6 次大流行，使千百万人丧失生命，期间每次大流行都曾波及我国。目前，全球处于由埃尔托生物型霍乱弧菌引起的第七次大流行中，埃尔托霍乱原本是印度尼西亚苏拉威西岛的地方性腹泻病，但自 1961 年起，在许多国家出现并广泛传播，20 世纪 60 年代报告病例几乎均在亚洲，70 年代非洲报告了更多的病例，90 年代传播到南美洲，引起持续数年的流行。目前，非洲霍乱疫情最为严重，欧洲、大洋洲和北美洲一些发达国家以少量输入性病例为主。在我国，埃尔托型霍乱病例于 1961 年 6—7 月间在广东阳江最先发现，后在 60 至 90 年代间引发数次涉及全国范围、跨多年度的霍乱流行[2]。

O139 群霍乱弧菌是近年来引起霍乱流行的新菌群，因不与当时已有的 138 个群的血清凝集，因此命名为 O139 群霍乱弧菌。WHO 将 O139 霍乱列为新发传染病，1992 年末出现于孟加拉国和印度，我国于 1993 年在新疆最先发现，目前流行主要局限于东南亚地区。

（三）进化变异

霍乱弧菌在环境、宿主、培养条件和抗生素等多种选择性压力的作用下可发生多种变异和进化，如形态变异，即霍乱弧菌在人工培养基上保存，失去典型弧状成为直杆状；S－R 变异，即菌落的光滑（S）型－粗糙（R）型变异，溶血性变异和血清型别转变等。在环境生长条件不利的情况下，霍乱弧菌还可以活的非可培养状态（viable but nonculturable state, VBNC）存在，是其在外环境水体中长期存活的非常重要的方式，此时用常规的分离方法无法分离出来，但这些细菌仍是活的。

近来研究发现，随着第七次霍乱大流行在全球范围内的扩展，O1 群和 1992 年以后发现的 O139 群引起暴发流行。从 El Tor 生物型霍乱弧菌出现了一系列基因型和表型的变化。这一方面表现在分离的 El Tor 型菌株呈现古典生物型的表型特征，这类菌株被称为 hybrid 或是 Matlab 变种[3]；另一方面 El Tor 型菌株中出现古典型的 $ctxB^{class}$ 基因型，导致 CT 毒素由 CT1 亚型转变成 CT2 亚型。自 2002 年首次报道在孟加拉国发现这种杂合型的 El Tor 菌株之后，印度、莫桑比克、越南、香港、日本、泰国、韩国等地及我国其他地区也发现了这种变异的 El Tor 菌株[4-7]。目前，在印度加尔各答、孟加拉和泰国等地已完全取代原型 El Tor 菌株（携带 $ctxB^{ET}$）占据主导优势。与国外报道不同的是，在我国携带 $ctxB^{class}$ 的菌株没有完全取代携带 $ctxB^{ET}$ 菌株，1961—1992 年间以携带 ctxBET 的菌株占绝对优势，1993—2005 年则以携带 $ctxB^{class}$ 菌株占主导，自 2006 年开始，似乎又重新出现了 $ctxB^{ET}$ 为主导或二者共存的局面，提示我国的霍乱弧菌菌株可能处于比较活跃的变异、交替阶段[6,7]。

（四）分型方法

霍乱弧菌基于表型（如噬菌体－生物分型）和基因核酸指纹图谱的分子分型技术，在疫情分析、流行病学调查分析、感染溯源等疫情处置和监测中发挥着重要的实验室指导作用，协助判断不同病例和标本分离的菌株是否一致，提示可能存在共同暴露、暴发与播散、确认感染来源比如污染食品等；另外可从较大范围和较长时间里分析疫情菌株的变化规律，是疫情调查和监测分析的重要实验室工具和信息。目前有多种基于核酸水平的分子分型方法，包括 MLVA、MLST 和 PFGE 等。MLVA 用于霍乱弧菌分子分型和流行病学调查的作用还在评估中，MLST 主要用于细菌进化相关研究，PFGE 显示了比其他分型方法更强的分辨力和流行病学调查能力，具有标准化的操作方案。我国已建立病原细菌的分子分型实验室监测网络 PulseNet China，对于霍乱弧菌，按照国际网络 PulseNet International 的标准化方案[8]，采用 Not I 和 Sfi I 两种内切酶，不同省、市、地区实验室的菌株监测分析已实现网络化。

二、PFGE 操作方法

（一）生物安全警告

所操作菌为人类致病菌，能引起严重疾病。请按二级生物安全水平操作，转移和操作活菌时更要注意。处理大量菌株，请在生物安全柜中进行。以正确方式对接触培养物的塑料制品和玻璃制品进行消毒或丢弃。

开始操作之前，需阅读所有指导。把所有接触过细胞悬液或凝胶块的塑料制品、玻璃制品、吸管、小铲等当作污染材料，按照实验室的要求丢弃或消毒。可重复使用的制胶模具须在清洗前消毒；可丢弃的制胶模具及胶带和用来把凝胶块从样品孔中推出的小片，都被污染，应该用 10% 漂白剂消毒 30 min 以上，然后清洗和重复使用。

所需的试剂、仪器和耗材详见《革兰氏阴性菌脉冲场凝胶电泳一般操作规程》。

（一）提前准备

从检测培养基上挑取单菌落，划种于含5%去纤维蛋白羊血的胰化大豆琼脂（TSA-SB）平板（或相当的培养基）上培养；用同一个接种针/环穿刺或划种于小螺帽管中半固体培养基，以保证必要时重复检测同一个克隆。37 ℃培养14～18 h。

（二）第一天的操作

1. 实验前准备

（1）打开56 ℃水浴箱和54 ℃水浴摇床。

（2）用TE溶液配制1%SKG琼脂糖，放置于56 ℃水浴箱备用。

注意：剩余的1%SKG琼脂糖可保存于室温，重复使用1～2次。

（3）在Falcon 2054管（12 mm×75 mm，5 mL）（或其他相当的管）上标记样品名称和空白对照；在1.5 mL微量离心管上标记好对应样品的名称。

（4）在Falcon 2054管中分别加入1～2 mL细胞悬浊液（CSB）。

注意：CSB的最小体积取决于用来测细菌浓度的小管大小，和分光光度计、浊度计或色度计的具体要求。

（5）用CSB湿润接种环或无菌棉签，从培养皿上刮取适量细菌，轻旋棉签使菌均匀悬浊于CSB中并减少气溶胶形成。

（6）通过加入CSB稀释或增加菌量提高浓度，调整细胞悬液浓度至指定范围。

分光光度计：610 nm波长，吸光度（光密度）1.35（范围1.3～1.4）。

Dade Microscan Turbidity Meter：0.48～0.52（以Falcon 2054管测量），0.68～0.72（以Falcon 2057管测量）。

BioMérieux Vitek Colorimeter：4.0～4.5（以Falcon 2054管测量）。

注意：细胞悬浊液测量浓度后放置于室温。以上3种仪器对应参数值在疾病预防控制中心得到良好结果；如果用不同仪器或管测量，每个实验室需要建立相应的浓度值。

2. 灌制凝胶块

（1）在模具上标记好对应样品的名称。

（2）取400 μL细胞悬浊液于相应的1.5 mL微量离心管中。若细胞悬浊液冷藏，含细胞悬浊液的微量离心管以37 ℃水浴中孵育5 min（若细胞悬浊液放于室温，不必孵育）。

（3）从37 ℃水浴箱中取出微量离心管，每管加入20 μL蛋白酶K（20 mg/mL），混匀，使其终浓度为0.5 mg/mL。蛋白酶K要置于冰上。

注意：蛋白酶K溶液（20 mg/mL）可商业购买，或用灭菌超纯水（试剂等级1级）溶解蛋白酶K粉末制备储存液。使用前，融化适量储存液，放于冰上。已融化的蛋白酶K储存液一天工作结束后要丢弃。商业购买的蛋白酶K溶液按照供应商要求保存。

（4）在微量离心管中加入400 μL的1% SKG，用枪头轻轻吸吹几次混匀，混合时避免气泡产生。1% SKG要一直放在56 ℃水浴箱中。

（5）将混合物加入模具相应加样孔，避免气泡产生，在室温下凝固10～15 min，或4 ℃冰箱凝固5 min。此量混合物可灌注2个凝胶块。

注意：如果用丢弃式模具，用 200 μL 细胞悬浊液，10 μL 蛋白酶 K（20 mg/mL）和 200 μL 琼脂糖；可灌注 4 个凝胶块。

3. 凝胶块中细胞的裂解

注意：同一菌株的 2 个凝胶块（可重复使用制胶模具）或 3～4 个凝胶块（丢弃式制胶模具）可用同一个 50 mL 管裂解。

（1）在 50 mL 的聚丙烯螺帽管上做好标记。

（2）配制 CLB/蛋白酶 K 混合液：每 5 mL 细胞裂解液（CLB）加入 25 μL 蛋白酶 K（20 mg/mL），使其终浓度为 0.1 mg/mL，然后颠倒混匀。

（3）注意：蛋白酶 K 要置于冰上，配制好的混合液也要置于冰上。

（4）每个管子加入 5 mL CLB/蛋白酶 K 混合液。

（5）把凝胶块移入相应螺帽管：若想使胶块平齐，可用刀片削去模具表面多余的部分。

可重复利用的模具：打开模具，用 6mm 宽小铲将胶块移入相应的螺帽管中。

一次性模具：撕掉模具下面的胶带，用小铲将胶块捅进相应的螺帽管中。

注意：保证胶块在液面下而不在管壁上。切下的胶、模具、胶带、小铲等为污染物，需正确丢弃或消毒。制胶模具两部分、小铲和刀片可用 70% 异丙醇（IPA）或其他适用的消毒剂浸泡 15 min，然后清洗；丢弃式模具丢弃或用漂白剂消毒 30～60 min，然后清洗、重复使用。

（6）将管子放在 54 ℃ 水浴摇床孵育 1 h，转速 150～170 r/min。水浴液面高于 CLB 液面。

（7）将灭菌纯水和 TE（试剂等级 1 级）放在 50 ℃ 水浴预热。

4. 洗胶块

（1）调低水浴摇床的温度至 50 ℃。

（2）从水浴摇床中拿出螺帽管，盖上绿色滤帽。轻轻倒掉 CLB。在实验台上轻磕管底使胶块落在管底。

注意：把管倒置在吸水纸上，使管内液体被尽量排除干净。随后的操作中也如此。

（3）每管中加入 10～15 mL 预热的灭菌纯水，确保胶块在液面下而不在管壁或盖子上，放回 50 ℃ 水浴摇床中，摇 10～15 min。

（4）倒掉水，用纯水再洗 1 次。50 ℃ 水浴预热 TE 缓冲液。

（5）倒掉水，加入 10～15 mL 预热的 TE，在 50 ℃ 的水浴摇床中摇 10～15 min。

（6）倒掉 TE，用 TE 再重复洗 3 次，每次 10～15 min。

（7）倒掉最后一次的 TE，加入 5～10 mL TE，继续下一步的酶切或放在 4 ℃ 冰箱保存备用。

注意：要确保胶块在液面下而不在管壁或盖子上。如果同一天进行限制性酶切，为节约时间可在最后一次 TE 洗胶时完成下一部分的 1～3 步。

（三）第二天的操作

1. 凝胶块内 DNA 的酶切

注意：可用限制性酶 *Not* Ⅰ（或 *Sfi* Ⅰ）消化凝胶块的一小块或整个凝胶块（以丢

弃式模具制备）。推荐使用一小块胶块，这样所用酶量较少，凝胶块的其他部分可以用于其他酶的分析。当用首选酶对两个或多个分离株分析得到相同带型时，需要确认这些分离株用其他酶分析是否也获得相同带型。

（1）在 1.5 mL 微量离心管上标记好相应的样品名称；在 3 个（10 孔胶）或 4 个（15 孔胶）离心管上标记 H9812 标准株。

（2）酶切前稀释缓冲液：以灭菌超纯水按表 4 - 2 配制（以 TaKaRa 宝生物工程有限公司内切酶为例）。

（3）在每个 1.5 mL 微量离心管中加入 200 μL 稀释缓冲液。

（4）小心用小铲从 TE 中取出胶块，放在干净的培养皿上。

（5）用刀片切下 2 ~ 2.5 mm 宽的胶块，放入含稀释缓冲液的 1.5 mL 微量离心管中。确保胶块在液面下面。将剩余的胶块放回原来的 TE 中。

注意：所切下的胶块的形状和大小，取决于灌注电泳胶所用的梳子齿的大小。[PulseNet 推荐用大齿（10 mm）梳子，因为与小齿（5.5 mm）梳子相比，前者灌注的电泳胶在用计算机分析泳道时准确性高]。

（6）用同样的方法处理标准株 H9812 的胶块，以 Xba I 酶切（酶切体系根据不同厂家推荐反应体系计算）

（7）将管子放在 37 ℃ 水浴中孵育 5 ~ 10 min，或室温 10 ~ 15 min。

（8）在用稀释缓冲液孵育的过程中，按照表 4 - 3 的比例配制酶切缓冲液，混匀。酶量可根据泳道上是否有不完全酶切的阴影进行调整（Sfi I 酶量为 50 U）。

（9）用枪头吸出稀释缓冲液，避免损伤胶块。

（10）每管加入 200 μL 酶切缓冲液，轻轻在实验台上磕管子的底部，确保胶块在液面的下面。

（11）在 37 ℃ 水浴中孵育至少 4 h（Sfi I 反应温度为 50 ℃）。

2．灌制电泳胶

（1）打开水浴箱，温度调至 55 ~ 60 ℃。

（2）配制 2 200 mL 的 0.5 × TBE。

（3）用 0.5 × TBE 配制 1% SKG 胶。14 cm 宽电泳胶框（10 ~ 15 加样孔）：1.0 g SKG 胶溶于 100 mL 0.5 × TBE 中；21 cm 宽电泳胶框（≥15 加样孔）：1.5 g SKG 胶溶于 150 mL 0.5 × TBE 中。

（4）熔化时，微波加热 60 s，混合；每隔 15 ~ 30 s 重复 1 次，直到胶完全熔化。放在 55 ~ 60 ℃ 水浴备用（温度至少平衡 30 min 以后使用）。

（5）从 37 ℃ 水浴中取出酶切完的胶块，平衡到室温。

（6）用枪头吸出酶切混合液，避免损伤或吸出胶块。

（7）每管加入 200 μL 0.5 × TBE，室温平衡 5 min。

（8）安装胶槽，调整梳子高度，使梳子齿与胶槽的底面相接触。用水平仪调整胶槽使其水平。

（9）把梳子平放在胶槽上，把胶块加在梳子齿上。把标准菌株 H9812 加在第 1、5、10 个点样孔（10 齿梳子）或第 1、5、10、15 个点样孔（15 齿梳子）。

（10）用吸水纸的边缘吸去胶块附近多余的液体，在室温下风干约 3 min。

（11）把梳子放入胶槽，确保所有的胶块在同一条直线上，并且胶块与胶槽的底面相接触。从胶槽的下部中央缓慢到入熔化的在 55～60 ℃平衡的 1% SKG。避免气泡的生成；如果有，用枪头消除。在室温下凝固 30 min 左右。

（12）记录加样顺序。

3. 电泳条件

（1）确保电泳槽是水平的。如果不水平，调整槽底部的旋钮。注意：不要触碰电极。

（2）加入 2～2.2 L 新配制的 0.5×TBE，关上盖子。（所用缓冲液量取决于管中是否有缓冲液残留，或电泳设备上次运行后是否用纯水冲洗过。）

（3）打开主机和泵的开关，确保泵设在 "－70"（这时缓冲液的流速约 1 L/min）和缓冲液在管道中正常循环。

（4）打开冷凝机，确保预设温度在 14 ℃（缓冲液达到该温度通常需要 20 min 左右）。

（5）打开胶槽的旋钮，取出凝固好的胶，用吸水纸清除胶四周和底面多余的胶，小心的把胶放入电泳槽，关上盖子。

（6）设置电泳参数。

CHEF Mapper：

Block 1：2 10 s，13。

Block 2：20 25 s，6。

1）Press the Multi-State button on the Chef Mapper.

2）Program with Interrupts？

0 = No

Note：Press "Enter" after each value or command is entered.

3）Block 1 Runtime？

13 hours

4）Block 1，State 1：（Fill in the blanks appropriately）

a. 6.0 volts

b. angle = 60.0

c. Initial switch time = 2 s

d. Final switch time = 10 s

e. Ramping factor，a = 0（linear）

5）Continue with another state（Vector）？

1 = Yes

6）Block 1，State 2：（Fill in the blanks appropriately）

a. 6.0 volts

b. angle = － 60.0

Note：The angle for State 2 is Negative

c. Initial switch time = 2 s

d. Final switch time = 10 s

e. Ramping factor, a = 0 (linear)

7）Continue with another state (Vector)?

0 = No

8）Continue with another Block?

1 = Yes

9）Block 2 Runtime?

6 hours

10）Block 2, State 1：（Fill in the blanks appropriately）

a. 6. 0 volts

b. angle = 60. 0

c. Initial switch time = 20 s

d. Final switch time = 25 s

e. Ramping factor, a = 0 (linear)

11）Continue with another state (Vector)? 1 = Yes

12）Block 2, State 2：fill in the blanks appropriately.

a. 6. 0 volts

b. angle = − 60. 0

Note：The angle for State 2 is Negative

c. Initial switch time = 20 s

d. Final switch time = 25 s

e. Ramping factor, a = 0 (linear)

13）Continue with another state (Vector)? 0 = No

14）Continue with another Block? 0 = No

15）A program is in memory, please enter another command.

16）Hit the Start Run Button

CHEF DR − Ⅲ：

Block I：

Initial switch time：2s

Final Switch time：10s

Voltage：6V

Included Angle：120°

Run time：13 h

BlockII：

Initial switch time：20s

Final switch time：25s

Voltage：6V

Included Angle：120°

Run time：6 h

注意：以上所推荐电泳时间是以疾病预防控制中心仪器和试剂确定的。在不同实验室，电泳时间可能不同；调整电泳时间，使电泳胶中 H9812 最小片段距胶底端 1.0 ～ 1.5 cm。

（7）开始电泳，记录电泳初始电流（通常 120 ～ 145 mA）。

（四）第三天的操作

1. 图像的获取

（1）电泳结束后，关闭仪器，关闭顺序：冷凝机—泵—主机。

（2）取出胶，放在盛放 400 mL EB 溶液的托盘内，染色 20 ～ 30 min。（此体积适用于约 14 cm×24 cm 的染色缸；大的容器要相应增加染色液体积。）

注意：EB 有毒，是致突变剂，可选用 Gelred 代替。

（3）放掉电泳槽中的 TBE，用 2 L 纯水清洗电泳槽，并倒掉液体。如果以后几天不使用电泳设备，打开泵，用纯水冲洗管道 5 ～ 10 min，然后放掉电泳槽和管道中的水。

（4）以 500 mL 纯水脱色 60 ～ 90 min，如果可能每 20 ～ 30 min 换 1 次纯水。

（5）用 Gel Doc XR，Gel Doc 2000 或其他设备拍摄图像。如果背景干扰分析，可进一步脱色 30 ～ 60 min。

注意：如果需要数字图像和传统照片，要先拍照片然后拍摄数字图像。

（6）根据成像设备要求保存图像为 ∗.img 或 ∗.lsc 文件，转换成 ∗.tif 文件，用于 Bionumerics 软件分析。

注意：如果不在 24 ～ 28 h 内获得 PFGE 结果

1）凝胶块可能经过较长时间后降解（3 ～ 16 h）。

2）用 TE 洗胶以除去凝胶块中的裂解液，此步骤可延长时间至 30 ～ 45 min，在较低温度（37 ℃或室温）进行。可以在第一天开始，第二天结束，凝胶块放在 TE 中冰箱过夜。

3）限制性酶切时间可延长至 5 ～ 16 h。

4）如果标准株 H9812 的最小片段未达到电泳胶底端以上 1.0 ～ 1.5 cm，电泳时间需要根据每个实验室的经验确定。

2. 图像的读取

具体操作详见本书第四章第二节 ［附录 4 - 1］"图像的读取"部分内容。

参考文献

［1］肖东楼. 霍乱防治手册 ［M］. 6 版. 北京：人民卫生出版社，2013.

［2］魏承毓. 新中国霍乱防控实践的半世纪回顾（1961—2011）［J］. 预防医学情报杂志，2012，28（7）：497 - 504.

［3］Islam M S, Mahmud Z H, Ansaruzzaman M, et al. Phenotypic, genotypic, and antibiotic sensitivity patterns of strains isolated from the cholera epidemic in Zimbabwe

[J]. J Clin Microbiol 2011, 49（6）：2325 – 2327.

［4］ Safa A, Sultana J, Dac Cam P, et al. *Vibrio cholerae* O1 hybrid El Tor strains, Asia and Africa［J］. Emerg Infect Dis 2008, 14（6）：987 – 988.

［5］ Raychoudhuri A, Patra T, Ghosh K, et al. Mukhopadhyay AK: Classical *ctxB* in *Vibrio cholerae* O1, Kolkata, India［J］. Emerg Infect Dis 2009, 15（1）：131 – 132.

［6］ 梁未丽, 赵璇, 张力, 等. 1961—2010 年中国 O1 群 El Tor 型霍乱弧菌产毒株 *ctxB*, *rstR* 基因变迁［J］. 中华预防医学杂志, 2014, 48（6）.

［7］ 赵璇, 张力, 李杰, 等. 中国 O1 群 El Tor 霍乱弧菌产毒株表型多态性研究［J］. 中华流行病学杂志, 2014, 35（5）：97 – 99.

［8］ Cooper K L, Luey, et al. Development and validation of a PulseNet standardized pulsed-field gel electrophoresis protocol for subtyping of *Vibrio cholerae*［J］. Foodborne Pathog Dis, 2006, 3：51 – 58.

（梁未丽　阚　飙）

第六节　副溶血弧菌分型变异操作规程

一、概述

副溶血性弧菌（*Vibrio Parahemolyticus*, VP）是革兰阴性兼性需氧菌, 无荚膜, 不形成芽孢。外形为弯曲杆状, 大小为（0.7～1.0）μm×（3.0～5.0）μm[1]。副溶血性弧菌具有周身鞭毛和极性鞭毛两种鞭毛形式, 能够依靠鞭毛而运动。副溶血性弧菌适合生长的 pH 在 7.5～8 之间, 可耐受的 pH 为 5～11, 与霍乱弧菌相似, 副溶血性弧菌在偏碱性的环境中生长较好。但是与霍乱弧菌不同的是, 肠炎弧菌为一种嗜盐性弧菌, 必须要在环境有氯化钠存在的条件下才能增殖。适合肠炎弧菌生长的盐度在 2%～3%, 超过 10% 或低于 0.5% 均不能增殖。在外环境中, 副溶血性弧菌通常存在于含盐的水体以及此类水体的水生生物中。人类摄食被副溶血性弧菌污染的水或者食物后, 有可能发生胃肠道疾病。

目前, 副溶血弧菌分型方法主要有两大类：表型和基因型。表型分型中, 主要以血清学分型为主, 其中 O 血清有 11 个型别, K 血清有 71 个型别[2]。基因分型中主要以 PFGE[3] 和 MLST（www. pub mlst. org）为主, 这两者均有成熟的方案。MLVA[4] 也可以用于亲缘关系较近的菌株之间分型, 但目前缺乏成熟的方案。重测序技术（或者称为下一代测序技术）是未来基因分型的趋势[5]。

二、PFGE 操作方法

PFGE 所需的试剂、仪器和耗材详见《革兰氏阴性菌脉冲场凝胶电泳一般操作规程》。

（一）提前准备

从检测培养基上挑取单菌落，划种于含5%绵羊红细胞的胰蛋白胨大豆琼脂（TSA-SB）平板（或相当的培养基）上培养；用同一个接种针或接种环穿刺或划种于小螺帽管中的TSA-SB或相似培养基，以保证必要时重复检测同一个克隆。37 ℃培养14～18 h。

（二）第一天的操作

1. 实验前准备

（1）打开56 ℃水浴箱和54 ℃水浴摇床。

（2）用TE溶液配制1%SKG琼脂糖，放置于56 ℃水浴箱备用。

注意：剩余的1%SKG琼脂糖可保存于室温，重复使用1～2次。

（3）在Falcon 2054管（12 mm×75 mm，5 mL）（或其他相当的管）上标记样品名称和空白对照；在1.5 mL微量离心管上标记好对应样品的名称。

（4）在Falcon2054管中分别加入1～2 mL细胞悬浊液（CSB）。

注意：CSB的最小体积取决于用来测细菌浓度的小管大小，和分光光度计、浊度计或色度计的具体要求。

（5）用CSB湿润接种环或无菌棉签，从培养皿上刮取适量细菌，轻旋棉签使菌均匀悬浊于CSB中并减少气溶胶形成。

（6）通过加入CSB稀释或增加菌量提高浓度，调整细胞悬液浓度至指定范围：

分光光度计：610 nm波长，吸光度（光密度）1.35（范围1.3～1.4）。

Dade Microscan Turbidity Meter：0.48～0.52（以Falcon 2054管测量），0.68～0.72（以Falcon 2057管测量）。

bioMérieux Vitek colorimeter：4.0～4.5（以Falcon 2054管测量）。

注意：细胞悬浊液测量浓度后放置于室温。以上3种仪器对应参数值在疾病预防控制中心得到良好结果；如果用不同仪器或管测量，每个实验室需要建立相应的浓度值。

2. 灌制凝胶块

（1）在模具上标记好对应样品的名称。

（2）取400 μL细胞悬浊液于相应的1.5 mL微量离心管中。若细胞悬浊液冷藏，含细胞悬浊液的微量离心管以37 ℃水浴中孵育5 min。（若细胞悬浊液放于室温，不必孵育）。

（3）从37 ℃水浴箱中取出微量离心管，每管加入20 μL蛋白酶K（20 mg/mL），混匀，使其终浓度为0.5 mg/mL。蛋白酶K要置于冰上。

注意：蛋白酶K溶液（20 mg/mL）可商业购买，或用灭菌超纯水（试剂等级1级）溶解蛋白酶K粉末制备储存液。使用前，融化适量储存液，放于冰上。已融化的蛋白酶K储存液一天工作结束后要丢弃。商业购买的蛋白酶K溶液按照供应商要求保存。

（4）在微量离心管中加入400 μL的1% SKG，用枪头轻轻吸吹几次混匀，混合时避免气泡产生。1% SKG要一直放在56 ℃水浴箱中。

（5）将混合物加入模具相应加样孔，避免气泡产生，在室温下凝固10～15 min，或 4 ℃冰箱凝固 5 min。此量混合物可灌注 2 个凝胶块。

注意：如果用丢弃式模具，用 200 μL 细胞悬浊液，10 μL 蛋白酶 K（20 mg/mL）和 200 μL 琼脂糖；可灌注 4 个凝胶块。

3．凝胶块中细胞的裂解

注意：同一菌株的 2 个凝胶块（可重复使用制胶模具）或 3～4 个凝胶块（丢弃式制胶模具）可用同一个 50 mL 管裂解。

（1）在 50 mL 的聚丙烯螺帽管上做好标记。

（2）配制 CLB/蛋白酶 K 混合液：每 5 mL 细胞裂解液（CLB）加入 25 μL 蛋白酶 K（20 mg/mL），使其终浓度为 0.1 mg/mL，然后颠倒混匀。

注意：蛋白酶 K 要置于冰上，配制好的混合液也要置于冰上。

（3）每个管子加入 5 mL CLB/蛋白酶 K 混合液。

（4）把凝胶块移入相应螺帽管：若想使胶块平齐，可用刀片削去模具表面多余的部分。

（5）可重复利用的模具：打开模具，用 6 mm 宽小铲将胶块移入相应的螺帽管中。

（6）一次性模具：撕掉模具下面的胶带，用小铲将胶块捅进相应的螺帽管中。

注意：保证胶块在液面下而不在管壁上。切下的胶、模具、胶带、小铲等为污染物，需正确丢弃或消毒。制胶模具两部分、小铲和刀片可用 70% 异丙醇（IPA）或其他适用的消毒剂浸泡 15 min，然后清洗；丢弃式模具丢弃或用漂白剂消毒 30～60 min，然后清洗、重复使用。

（7）将管子放在 54 ℃水浴摇床孵育 1 h，转速 150～170 r/min。水浴液面高于 CLB 液面。

（8）将灭菌纯水和 TE（试剂等级 1 级）放在 50 ℃水浴预热。

4．洗胶块

（1）调低水浴摇床的温度至 50 ℃。

（2）从水浴摇床中拿出螺帽管，盖上绿色滤帽。轻轻倒掉 CLB。在实验台上轻磕管底使胶块落在管底。

注意：把管倒置在吸水纸上，使管内液体被尽量排除干净。随后的操作中也如此。

（3）每管中加入 10～15 mL 预热的灭菌纯水，确保胶块在液面下而不在管壁或盖子上，放回 50 ℃水浴摇床中，摇 10～15 min。

（4）倒掉水，用纯水再洗 1 次。50 ℃水浴预热 TE 缓冲液。

（5）倒掉水，加入 10～15 mL 预热的 TE，在 50 ℃的水浴摇床中摇 10～15 min。

（6）倒掉 TE，用 TE 再重复洗 3 次，每次 10～15 min。

（7）倒掉最后一次的 TE，加入 5～10 mL TE，继续下一步的酶切或放在 4 ℃冰箱保存备用。

注意：要确保胶块在液面下而不在管壁或盖子上。如果同一天进行限制性酶切，为节约时间可在最后一次 TE 洗胶时完成下一部分的 1～3 步。

（三）第二天的操作

1. 凝胶块内 DNA 的酶切

（1）在 1.5 mL EP 管上标记好相应的样品及 H9812 的名称。

（2）按照表 4-16 的比例配制酶切缓冲液的稀释液，混匀。

表 4-16　配制酶切缓冲液的稀释液

试剂	μL/胶块	μL/10 胶块
纯水	180	1 800
缓冲液 H	20	200
总体积	200	2 000

注意：缓冲液要置于冰上。

（3）在每个 1.5 mL EP 管中加入 200 μL 缓冲液 H 的稀释液。

（4）小心从 TE 中取出胶块放在干净的培养皿上。

（5）用刀片切下 2 mm 宽的胶块放入 1.5 mL EP 管中。确保胶块在液面下面。将剩余的胶块放回原来的 TE 中。

（6）用同样的方法处理标准株 H9812 的胶块。

（7）将管子放在 37 ℃水浴中孵育 5～10 min，或室温 10～15 min。

（8）在用稀释缓冲液孵育的过程中，按照表 4-17 的比例配制酶切缓冲液，混匀。

表 4-17　配制酶切缓冲液

试剂	μL/胶块	μL/10 胶块
纯水	178.75	1 787.5
缓冲液 H	20	200
酶 *Sfi* I（40 U/μL）	1.25	12.5
总体积	200	2 000

注意：

1）*Sfi* I 酶要选择 40 U/μL（或 20 U/μL）的，不能使用 10 U/μL 的。

2）将酶置于冰上，用后立即放在 -20 ℃保存。

3）用枪头吸出缓冲液 H，避免损伤胶块。

4）H9812 的胶块使用 *Xba* I 进行酶切。

5）酶切体系可根据不同生产厂家推荐反应体系计算。

（9）每管加入 200 μL 混合液，轻轻在实验台上磕管子的底部，确保胶块在液面的下方。

（10）在 50 ℃水浴中孵育至少 4 h，H9812 的胶块放在 37 ℃水浴中孵育至少 2 h。

2. 灌制电泳胶

（1）打开水浴箱，温度调至 55～60 ℃。

（2）配制 2 200 mL 的 0.5×TBE。

（3）用 0.5×TBE 配制 1% SKG 胶。14 cm 宽电泳胶框（10～15 个加样孔）：1.0 g SKG 胶溶于 100 mL 0.5×TBE 中；21 cm 宽电泳胶框（≥15 个加样孔）：1.5 g SKG 胶溶于 150 mL 0.5×TBE 中。

（4）熔化时，微波加热 60 s，混合；每隔 15～30 s 重复 1 次，直到胶完全熔化。放在 55～60 ℃水浴备用（温度至少平衡 30 min 以后使用）。

（5）从 37 ℃水浴中取出酶切完的胶块，平衡到室温。

（6）用枪头吸出酶切混合液，避免损伤或吸出胶块。

（7）每管加入 200 μL 0.5×TBE，室温平衡 5 min。

（8）安装胶槽，调整梳子高度，使梳子齿与胶槽的底面相接触。用水平仪调整胶槽使其水平。

（9）把梳子平放在胶槽上，把胶块加在梳子齿上。把标准菌株 H9812 加在第 1、5、10 个齿上（10 齿梳子）或第 1、5、10、15 个齿上（15 齿梳子）。

（10）用吸水纸的边缘吸去胶块附近多余的液体，在室温下风干约 3 min。

（11）把梳子放入胶槽，确保所有的胶块在同一条直线上，并且胶块与胶槽的底面相接触。从胶槽的下部中央缓慢到入熔化的在 55 ℃～60 ℃平衡的 1% SKG。避免气泡的生成；如果有，用枪头消除。在室温下凝固 30 min 左右。

（12）记录加样顺序。

3. 电泳条件

（1）确保电泳槽是水平的。如果不水平，调整槽底部的旋钮。注意：不要触碰电极。

（2）加入 2～2.2 L 新配制的 0.5×TBE，关上盖子。（所用缓冲液量取决于管中是否有缓冲液残留，或电泳设备上次运行后是否用纯水冲洗过。）

（3）打开主机和泵的开关，确保泵设在"–70"（这时缓冲液的流速约 1 L/min）和缓冲液在管道中正常循环。

（4）打开冷凝机，确保预设温度在 14 ℃（缓冲液达到该温度通常需要 20 min 左右）。

（5）打开胶槽的旋钮，取出凝固好的胶，用吸水纸清除胶四周和底面多余的胶，小心的把胶放入电泳槽，关上盖子。

（6）设置电泳参数。12.55～30.82 s，18～19 h。

注意：以上所推荐电泳时间是以疾病预防控制中心仪器和试剂确定的。在不同实验室，电泳时间可能不同；调整电泳时间，使电泳胶中 H9812 最小片段距胶底端 1.0～1.5 cm。

（7）开始电泳，记录电泳初始电流（通常 120～145 mA）。

（四）第三天的操作

1. 图像的获取

（1）电泳结束后，关闭仪器，关闭顺序：冷凝机—泵—主机。

（2）取出胶，放在盛放 400 mL EB 溶液的托盘内，染色 20～30 min。（此体积适用于约 14 cm×24 cm 的染色缸；大的容器要相应增加染色液体积。）

注意：EB 有毒，是致突变剂。（可选用 Gelred 代替）

（3）放掉电泳槽中的 TBE，用 2 L 纯水清洗电泳槽，并倒掉液体。如果以后几天不使用电泳设备，打开泵，用纯水冲洗管道 5～10 min，然后放掉电泳槽和管道中的水。

（4）以 500 mL 纯水脱色 60～90 min，如果可能每 20～30 min 换 1 次纯水。

（5）用 Gel Doc XR，Gel Doc 2000 或其他设备拍摄图像。如果背景干扰分析，可进一步脱色 30～60 min。

注意：如果需要数字图像和传统照片，要先拍照片然后拍摄数字图像。

（6）根据成像设备要求保存图像为 *.img 或 *.lsc 文件，转换成 *.tif 文件，用于 Bionumerics 软件分析。

注意：如果不在 24～28 h 内获得 PFGE 结果

1）凝胶块可能经过较长时间后降解（3～16 h）。

2）用 TE 洗胶以除去凝胶块中的裂解液，此步骤可延长时间至 30～45 min，在较低温度（37 ℃或室温）进行。可以在第一天开始，第二天结束，凝胶块放在 TE 中冰箱过夜。

3）限制性酶切时间可延长至 5～16 h。

4）如果标准株 H9812 的最小片段未达到电泳胶底端以上 1.0～1.5 cm，电泳时间需要根据每个实验室的经验确定。

2. 图像的读取

具体操作详见本书第四章第二节［附录4-1］"图像的读取"部分内容。

二、MLST 操作方法

MLST 以 7 个管家基因的全部或者部分区段为研究目标，通过 PCR 扩增和序列测定获取目的菌株中这些目标区段的序列。通过比较序列之间的差异，对细菌进行分型。副溶血弧菌 MLST 方案包括的 7 个基因为：*rec*A、*dna*E、*gyr*B、*dtd*S、*pnt*A、*pyr*C 和 *tna*A。

（一）设备

核酸定量分析仪、PCR 仪、离心机、电泳仪、电泳槽和凝胶成像系统。

（二）材料

高保真 *Taq* 酶、dNTP 选用 Invitrogen（NEB 或 TaKaRa 公司）、基因组提取试剂盒和 PCR 产物回收试剂盒选用 Qiagen 公司产品（MN 或 Promega 公司）。

（三）方法

1. 基因组 DNA 的提取

用基因组提取试剂盒提取细菌的基因组 DNA。核酸定量分析仪测定 DNA 的浓度。

2. 靶标基因及其引物。

MLST 选用的靶标基因包括：recA（RecA protein），dnaE（DNA polymerase Ⅲ，alpha subunit），gyrB（DNA gyrase，subunit B），dtdS（Threonine dehydrogenase），pntA（Transhydrogenase alpha subunit），pyrC（Dihydroorotase），tnaA（Tryptophanase）。

扩增引物的信息如表4－18。

表4－18　副溶孤菌 MCS 方案的引物

基因型	引物	序列（5′→3′）	扩增产物大小/bp	用途
recA	recA－1F	TGTAAAACGACGGCCAGTGAAACCATTTCAACGGGTTC	773	amp
	recA－1R	CAGGAAACAGCTATGACCCCATTGTAGCTGTACCAAGCACCC		amp
gyrB	gyrB1F	TGTAAAACGACGGCCAGTGAAGGBGGTATTCAAGC	629	amp
	gyrB－1R	CAGGAAACAGCTATGACCGAGTCACCCTCCACWATGTA		amp
dnaE	dnaE1F	TGTAAAACGACGGCCAGTCGRATMACCGCTTTCGCCG	596	amp
	dnaE－1R	CAGGAAACAGCTATGACCGAKATGTGTGAGCTGTTTGC		amp
dtdS	dtdS1F	TGTAAAACGACGGCCAGTTGGCCATAACGACATTCTGA	497	amp
	dtdS－1R	CAGGAAACAGCTATGACCGAGCACCAACGTGTTTAGC		amp
pntA	pntA1F	TGTAAAACGACGGCCAGTACGGCTACGCAAAAGAAATG	470	amp
	pntA－1R	CAGGAAACAGCTATGACCTTGAGGCTGAGCCGATACTT		amp
pyrC	pyrC1F	TGTAAAACGACGGCCAGTAGCAACCGGTAAAATTGTCG	533	amp
	pyrC－1R	CAGGAAACAGCTATGACCCAGTGTAAGAACCGGCACAA		amp
tnaA	tnaA1F	TGTAAAACGACGGCCAGTTGTACGAAATTGCCACCAAA	463	amp
	tnaA－1R	CAGGAAACAGCTATGACCAATATTTTCGCCGCATCAAC		amp

3. PCR 扩增

PCR 包括扩增的体系如表4－19。

表4－19　PCR 扩增体系（100 μL）

组份	体积/μL	备注
ddH₂O	52.5	
10×反应缓冲液	10.0	含镁离子
上游引物	10.0	引物浓度为 10 μM

续表 4 - 19

组份	体积/μL	备注
下游引物	10.0	引物浓度为 10 μM
dNTP mix	16.0	浓度为 10 mM，每个是 2.5 mM
Taq 聚合酶	0.5	浓度为 5 U/μL
DNA 模板	1	浓度为 50 ~ 100 ng/μL

PCR 反应条件：首先 94 ℃ 2 min，接着 94 ℃ 1 min、55 ℃ 1 min、72 ℃ 2 min 扩增 30 个循环，最后 72 ℃ 延伸 2 min，产物于 4 ℃ 保存。

（4）PCR 产物的分析与回收。PCR 反应完后，每个反应取 5 μL 进行琼脂糖凝胶电泳，检查扩增结果。用回收试剂盒回收 PCR 产物。

（5）PCR 产物测序。回收的 PCR 送 TaKaRa、Invitrogen 等公司进行序列测定。测序引物为 M13 上下游引物。

（四）结果与分析

将测序结果在 MLST 专门网站上进行分析，确定细菌的型别和变异规律。MLST 分析网站的网址为：http：//www.mlst.net/。

参考文献

［1］ Makino K，et al，Genome sequence of *Vibrio parahaemolyticus*：a pathogenic mechanism distinct from that of *V. cholerae* ［J］. Lancet，2003，361（9359）：743 - 749.

［2］ Iguchi T，Kondo S，Hisatune K. *Vibrio parahaemolyticus* O serotypes from O1 to O13 all produce R-type lipopolysaccharide：SDS PAGE and compositional sugar analysis ［J］. FEMS Microbiol Lett，1995，130：287 - 292.

［3］ Parsons M B，Cooper K L F，Kubota K A，et al. PulseNet USA Standardized Pulsed-Field Gel Electrophoresis Protocol for Subtyping *of Vibrio parahaemolyticus* ［J］. Foodborne Pathogen and Disease，2007，4（3）：285 - 292.

［4］ Harth-Chu E，Espejo R T，Christen R，et al. Multiple locus variable number tandem repeat analysis for clonal identification of *Vibrio parahaemolyticus* isolates by using capillary electrophoresis ［J］. App Environ Microbio，2009，75（12）：4079 - 4088

［5］ Chen Y，Stine O C，Badger J H，et al. Comparative genomic analysis of *Vibrio parahaemolyticus*：serotype conversion and virulence ［J］. Bmc Genomics，2011，12（1）.

（逄　波　阚　飙）

第七节　金黄色葡萄球菌分型变异操作规程

一、概述

金黄色葡萄球菌（以下简称"金葡菌"）是革兰氏阳性球菌，直径 $0.4 \sim 1.2~\mu m$，镜下通常呈葡萄状排列。金葡菌是条件致病菌，能够定植于人体多个部位，其中鼻前庭黏膜是其定植的主要部位。在健康白种人，估计20%的人群为持续携带者[1,2]。对于大多数健康人定植并不会引起健康问题，但如果金葡菌通过破损的皮肤或黏膜，进入机体侵袭组织，则可以导致感染。金葡菌可以引起各种疾病，最常见的是皮肤软组织感染和呼吸系统感染。然而金葡菌也可以引起各种严重，甚至威胁生命的感染，如感染性心内膜炎、毒素休克综合征、皮肤烫伤综合征、骨髓炎、坏死性肺炎和感染性休克。并且，金葡菌也是生物膜相关感染的常见病原菌，尤其是与植入性医疗仪器或导管相关感染[3]。当人们摄入被金葡菌肠毒素污染的食品时，可以导致食物中毒。金葡菌的传染源为定植或感染的人，传播途径为接触传播[4]。

金葡菌是重要的医院获得性病原菌之一，主要由于其可以快速的获得多种抗生素耐药特性。甲氧西林抗性将金葡菌分为2大类菌株，甲氧西林抗性金葡菌（MRSA）及甲氧西林敏感金葡菌（MSSA），MRSA不仅对所有β-内酰胺抗生素耐药，同时还具有广泛的其他抗生素耐药谱，这增加了MRSA感染的治疗和控制难度。万古霉素成为治疗MRSA的唯一有效药物。90年代后，在全球逐渐出现了社区获得性MRSA。这些菌株与院内菌株不同，呈现非多重耐药表型，并且通常携带杀白细胞毒素（PVL）[5,6]。2002年，第一株万古霉素耐药菌株在美国分离，到目前为止美国已经报道了13株万古霉素耐药菌株，在印度和伊朗也有个别报道[7-9]。

目前，在全球医院内广泛流行的MRSA菌株属于少数的几个多位点序列分型（MLST）克隆群，包括CC5，CC8，CC22，CC30和CC45。CC5和CC8为全球流行克隆群，其中序列型（ST）、239（CC8）和ST5（CC5）在包括中国在内的亚洲广泛流行。CC22（ST22）、CC5（ST5）和CC8（ST8）是常见的欧洲克隆群[10]。而近年在几个亚洲国家包括马来西亚，新加坡和印度偶有CC22（ST22）克隆群的报道[11-13]。CC5（ST5）、CC8（ST239）和CC30是拉丁美洲的主要克隆群[14]。最常见的非洲克隆群为ST88、CC5（ST5）、CC8（ST8）、ST80（CC80）和CC8（ST239/241）[15]。CC5和USA100/800是北美最主要的流行克隆[16,17]。USA300最初作为一个社区相关的MRSA克隆，近年成为美国医院排名第二位的院内相关MRSA克隆群。在澳洲的医院大约98%的MRSA为ST22或者ST239[18]。

由于金葡菌是一个高度克隆化的物种，存在于编码区和非编码区的基因组多态性可以将菌株分类到不同的克隆群。随着分子生物学技术的发展，越来越多的分子分型技术替代传统的表型分型方法。选择合适的分子分型方法取决于研究目的，流行病学背景，所需要的时间和空间要求。对于暴发的调查，推荐使用高分辨率的方法，如PFGE、

MLVA，*spa* 分型和全基因组测序（WGS）。目前，金葡菌的 MLVA 分型方法不仅具有高分辨率的特点，同时分型结果支持进化分析结论[19,20]。MLVA 方法有望在将来逐步替代 PFGE。*spa* 分型方法是一种简单、便宜和快速的分型方法，具有广泛的临床使用价值。医院检验科微生物室可以建立本院自己的 *spa* 分型数据库。近几年，WGS 开始用于院内 MRSA 感染暴发分析，此种方法可以有效的区分金葡菌基因组的变异，识别在一次感染暴发中病人间菌株的传播[21,22]。如果想了解某地区不同医院菌株的分布，MLST 和 *spa* 分型可以提供充分的信息。由于价格低廉，*spa* 分型已经成为地区和国家进行 MRSA 监测的初级分型方法之一[23,24]。MLST 对于金葡遗传群体构成研究非常有用，适用于长期的进化分析。

二、PFGE 操作方法

金黄色葡萄球菌 DNA 经限制性内切酶（*Sma* I）消化后，可获得 5 ～ 20 条片段（10 ～ 700 kb），根据电泳条带的不同形式对其分型。PFGE 分型在辨别能力、分型和重复性方面具有其他分子分型所不具有的优势，所以被认定为金黄色葡萄球菌分型的金标准[25,26]。它已经被广泛用于金黄色葡萄球菌的医院感染和甲氧西林抗性的流行病学调查[27,28]。

所需的试剂、仪器和耗材见《革兰氏阴性菌脉冲场凝胶电泳一般操作规程》。

1. 菌悬液的制备

（1）在 1.5 mL EP 管上标记好对应样品的名称。

（2）从培养皿上刮取适量细菌，悬浊于 TE 中，用 Eppendorf 分光光度计测其 OD 值，调整至 5.5 ～ 6.5 之间。

注：如果样品数量多，调完 OD 后先存放于 4 ℃。

（3）取 250 μL 菌悬液于相应的 1.5 mL EP 管中，加入 2 μL 溶葡萄球菌酶（1 mg/mL），用移液枪充分吹打（不需振荡摇匀）。

2. 胶块的制备

（1）准备 10 mL 的 1% SKG。取 250 μL 预热（53 ～ 56 ℃）的 SKG，与 250 μL 菌悬液混合，用移液枪轻轻吹打至液体混匀，避免产生气泡。混合前菌悬液可在水浴里预热 10 s，并摇匀。

（2）将混合物立即加入模具，避免产生气泡，在室温下凝固 10 ～ 15 min 或置于 4 ℃冰箱 5 min。

3. 细胞的裂解

细胞裂解液（CLB）的配制参见表 4 - 20。蛋白酶 K 原液须放在冰上或冰盒里。每个管子加入 4 mL 蛋白酶 K 和 CLB 混合液。保证胶块在液面下而不在管壁上。将管子放在 54 ℃水浴摇床中孵育 2 h，转速约 170 r/min。将纯水和 TE 放在 54 ℃水浴中预热。

表 4 –20　细胞裂解液

样本数量	CLB/mL	蛋白酶 K（20 mg/mL）/μL
1	4	30
10	40	300

4. 洗胶块

（1）从水浴摇床中拿出管，轻轻倒掉 CLB。每管中加入 15 mL 预热的纯水。确保胶块在液面下而不在管壁或盖子上，放回 54 ℃ 水浴摇床中，摇 15 min。

（2）倒掉水，加入 15 mL 预热的 TE，在 54 ℃ 的水浴摇床中重复洗 3 次，时间分别为 15 min、15 min、30 min。倒掉 TE，加入 5 mL TE，放在 4 ℃ 冰箱保存备用。

5. 胶块内 DNA 的酶切

（1）准备 30 ℃ 和 37 ℃ 水浴。按照表 4 –21，配制 *Sma* I 的稀释缓冲液，混匀。按照表 4 –22，配置 *Xba* I 的稀释缓冲液。注意：须带手套操作，缓冲液和 BSA 置于冰上。

表 4 –21　*Sma* I 的稀释缓冲液

试剂（TaKaRa）	μL/胶块	μL /7 胶块	μL /12 胶块
纯水	160	1 120	1 920
10 × 缓冲液 T	20	140	240
BSA（0.1%）	20	140	240
总体积	200	1 400	2 400

表 4 –22　*Xba* I 的稀释缓冲液

试剂（Promega）	μL/胶块	μL /3 胶块
纯水	178	534
缓冲液 D	20	60
BSA（10 mg/mL）	2	6
总体积	200	600

（2）1.5 mL EP 管中加入 200 μL 稀释缓冲液。用刀片切下宽为 2 mm 的胶块放入 1.5 mL EP 管中。确保胶块在液面下面。将剩余的胶块放回原来的 TE 中。

（3）用同样的方法处理标准株 H9812 的胶块，放入 *Xba* I 缓冲液中。将 *Xba* I 管子放在 37 ℃ 水浴中，*Sma* I 管子放在 30 ℃ 水浴中孵育 10～15 min。

（4）按照表 4 –23 和表 4 –24 的比例配制酶切缓冲液，混匀。

表 4 –23 *Sma* I 酶切缓冲液

试剂（TaKaRa）	μL/胶块	μL /7 胶块	μL /12 胶块
纯水	155	1 085	1 860
10 × 缓冲液 T	20	140	240
BSA（0.1%）	20	140	240
Sma I	5	35	60
总体积	200	1 400	2 400

（5）孵育完，用移液枪吸出液体，吸液时枪头应贴到管底，注意避免破坏胶块。

（6）每管加入 200 μL 内切酶混合液，确保胶块在液面的下面。将 *Xba* I 管子放在 37 ℃水浴中，*Sma*I 管子放在 30 ℃水浴中孵育 3 ～ 4 h。

表 4 –24 *Xba* I 酶切缓冲液

试剂	μL/胶块	μL /3 胶块
纯水	173	519
缓冲液 D	20	60
BSA（10 mg/mL）	2	6
Xba I	5	15
总体积	200	600

6. 制备 1% 胶

称取 1g SKG，溶于 100 mL 0.5 × TBE 缓冲液中。15 孔模具需配制 150 mL 胶。微波炉加热约 2 min，每 20 妙混匀，直至完全溶解。放在 53 ～ 56 ℃水浴，5 ～ 6 min。

7. 加样

（1）调整梳子的高度，使梳子齿与胶槽的底面相接触。用水平仪调整胶槽使其水平。

（2）从 37 ℃水浴中取出胶块，平衡到室温。用枪头吸出酶切混合液，枪头应贴至管底，避免损伤或吸出胶块。每管加入 200 μL 0.5 × TBE，用枪头冲洗胶块。

（3）把梳子平放在胶槽上，把胶块加在梳子齿上。如果用的是 10 个齿的梳子，把标准菌株 H9812 加在第 1、5、10 个点样孔，若为 15 个齿的梳子则放在第 1、5、10、15 个点样孔。

（4）把梳子放入胶槽，确保所有的胶块在一条线上，并且胶块与胶槽的底面相接触。从胶槽的下部中央缓慢倒入 100 mL 熔化的在 53 ～ 56 ℃平衡的 1%SKG。避免气泡的生成；如果有，用枪头消除。在室温下凝固 30 min 左右。

8. 电泳

设置电泳参数。大、小胶均用此参数。

Initial switch time = 4.0；Final switch time = 40.0。

14 cm 宽×13 cm（长）的胶，电泳时间为 19 h。

9. 图像的获取

取出胶，放在盛放 400 mL EB 溶液的托盘内（EB 储存液浓度为 10 mg/mL，1∶10 000稀释，即在 400 mL 水中加入 40 μL 储存液），摇 30 min。

注意：EB 是致畸剂。储存在棕色瓶中的 EB 稀释液可以用 5 次。废弃的 EB 溶液应妥善处理。用纯水冲洗胶即可读取图像。图像需为 IBM 兼容的未压缩的 TIFF 格式，且分辨力≥768×640 像素。

10. PFGE 图谱分析（图 4-2）

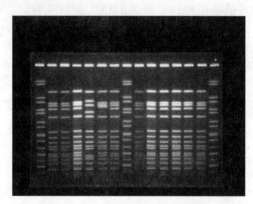

图 4-2　MRSA 的 PFGE 图谱

三、MLST 操作方法

MLST 是一种高分辨率的分型方法，适合长期、大范围的流行病学调查研究[29,30]。通过扩增金黄色葡萄球菌的 7 个管家基因的内部片断，进行序列比对，并通过不同等位基因的排列组合来确定基因型。金黄色葡萄球菌的 MLST 标准化方法和数据库资料均可通过网络共享（http：//saureus. mlst. net/misc/info. asp）。用于 MLST 分型的 7 个管家基因及其扩增引物如表 4-25 所示。

表 4-25　金黄色葡萄球菌的 7 个管家基因扩增引物

基因名称	引物序列（5′→3′）	片断大小/bp
Arc	TTGATTCACCAGCGCGTATTGTC AGGTATCTGCTTCAATCAGCG	456
Aroe	ATCGGAAATCCTATTTCACATTC GGTGTTGTATTAATAACGATATC	456
glpf	CTAGGAACTGCAATCTTAATCC TGGTAAAATCGCATGTCCAATTC	465

续表 4 - 25

基因名称	引物序列（5′→3′）	片断大小/bp
gmk	ATCGTTTTATCGGGACCATC TCATTAACTACAACGTAATCGTA	429
pta	GTTAAAATCGTATTACCTGAAGG GACCCTTTTGTTGAAAAGCTTAA	474
tpi	CAGCATACAGGACACCTATTGGC TTTGCACCTTCTAACAATTGTAC	402
yqil	CAGCATACAGGACACCTATTGGC CGTTGAGGAATCGATACTGGAAC	516

（一）金黄色葡萄球菌染色体的提取

1. 试剂盒提取

取过夜生长在血平板的菌落，大约平板的 1/8，溶解在 400 μL 裂解液中（配方见下）。37 ℃孵育 30 min，使用商用试剂盒进行提取。

金黄色葡萄球菌裂解液配方：溶菌酶 5 000 U/mL 0.5 mL，溶葡菌酶 500 U/mL 10.5 mL，EDTA 0.5 M 0.2 mL，Tris 1M 0.1 mL，去离子水 8.7 mL。

2. 煮沸法

金黄色葡萄球菌血平皿 37 ℃培养过夜，取 5 个单菌落加入 100 μL 无菌 ddH$_2$O，混匀，98～100 ℃加热 15 min，13 000 r/min 离心 5 min，取上清分装备用。-20 ℃保存。

（二）PCR 反应体系

PCR 反应体系见表 4 - 26。

表 4 - 26　PCR 反应体系

体系组成	体积/μL
2 × Easy *Taq*	25
上游引物（10 μM）	2
下游引物（10 μM）	2
模板	2
ddH$_2$O	19

实验条件：首先 95 ℃预变性 5 min，然后 95 ℃ 1 min、55 ℃ 1 min、72 ℃ 1 min 扩增 30 个循环，最后 72 ℃延伸 10 min。

（三）凝胶分析

1. 制备凝胶

（1）用蒸馏水将制胶托盘和梳子冲洗干净，放在水平桌面上，并架好梳子，梳齿的位置应在托盘底面上 0.5～1.0 mm。

（2）配制足量的电泳缓冲液（1×TAE 或 0.5×TBE）（表 4 – 27）用以灌满电泳槽和配制凝胶用。

表 4 – 27　电泳所用试剂

试剂	工作液	储存液
琼脂糖		
电泳缓冲液：TAE	1×TAE：40 mmol/L Tris – 乙酸盐　1 mmol/L EDTA	50×TAE：242 g Tris 57.1 mL 冰醋酸 100 mL 0.5 mol/L DTA
TBE	0.5×TBE：45 mmol/L Tris – 硼酸盐　1 mmol/L EDTA	（pH 8.0） 5×TBE：54 g Tris 27.5 g 硼酸
10 mg/mL EB 或其他替代染料凝胶载样缓冲液	6×缓冲液：0.25% 溴酚蓝 40%（W/V）蔗糖水溶液	20 mL 0.5 mol/L DTA（pH 8.0） 4 ℃保存

（3）称取 1.5 g 的琼脂糖，加入 100 mL 1×TAE 或 0.5×TBE。

注意：缓冲液体积应小于烧瓶或玻璃瓶的三角烧瓶或玻璃瓶容积的 50%。

（4）溶液冷却到 60 ℃时，加入 EB 至终浓度为 0.5 μg/mL 或其他替代染料。轻轻地旋转以充分混匀凝胶溶液。

注意：EB 是一种强烈的诱变剂并有中度毒性，使用含有该染料地溶液时必须带手套。凡是被 EB 污染过的瓶子、加样枪等，均须戴一次性书套操作。EB 储存液应在 4 ℃下避光储存。

（5）浇灌温热的琼脂糖溶液进入模具。

注意：凝胶的适宜厚度为 3～5 mm。需检查在梳齿下或梳齿间应无气泡。

2. 电泳

（1）让凝胶溶液完全凝结，室温下 30～45 min，小心地拔出梳子，将凝胶安放到电泳槽内。向电泳槽内加入电泳缓冲液，刚好没过凝胶约 1 mm。

（2）第一个孔加入 1 μL 100 bp 的 Marker，在 DNA 样品中加入 1/6 体积的上样缓冲液，混匀后，用移液枪将 5 μL DNA 样品加入样品孔中。

注意：加样孔能加入 DNA 的最大量取决于样品中 DNA 片段的大小和数目。EB 染色可以观测到的最小量 DNA 在 5 mm 宽条带中为 2 ng，最大量为 500 ng，若超过 500 ng 以上的 DNA 时，说明加样孔过载，会导致拖尾和模糊不清等现象。每孔最大上样量取决于样品孔体积，切忌将加样孔加得太满，甚至溢出，流入邻近样品孔造成样品交叉污染，影响结果分析。

（3）上电泳槽并通电，使 DNA 应向阳极（红色插头）侧泳动。给予 1～5 V/cm 的电压，其中距离以阳极至阴极之间的测量为准。如电极连接正确，阳极和阴极由于电解作用将产生气泡，并且几分钟内溴酚蓝即从加样孔迁移进入胶体内。

3. 结果观察

（1）溴酚蓝迁移到适当距离后再停止电泳。切断电源，打开槽盖，取出凝胶，用读胶仪进行检测。

（2）观察在相应位置的条带。

（四）测序

如果产物为单一条带，应用 PCR 纯化试剂盒进行纯化；如果产物有非特异条带，应用凝胶纯化试剂盒进行切胶回收纯化，再送公司测序（纯化方法见试剂盒说明书）。也可以将 PCR 产物直接送测序公司进行纯化和测序。测序引物同 PCR 扩增引物。测序一定要采用双向测序。

（五）ST 型别的确认

将测序结果进行校对，得到 7 个扩增基因的序列，提交至 http：//saureus. mlst. net/sql/multiplelocus. asp 进行 ST 型的确认。

四、蛋白 A 基因（*spa*）多态性分型（*spa*-typing）

spa-typing 是近年发展起来的专门针对金葡菌 *spa* 基因 X 多变区的一种分型方法，在这一区域内存在数量可变的 24 bp 串联重复序列[1]。目前这种分型方法在欧洲国家被广泛应用，由于 *spa*-typing 只需对单个基因测序，大大降低了实验成本，非常适合基层单位的推广。研究表明此种方法与 PFGE，MLST 的吻合度达到 95% 以上[2]。金黄色葡萄球菌的 *spa*-typing 标准化方法可通过网络 http：//www. seqnet. org/下载。http：//www. spaserver. ridom. de/为网络数据库。

1. 金黄色葡萄球菌染色体的提取

（1）试剂盒提取。取过夜生长在血平板的菌落，大约平板的 1/8，溶解在 400 μL 裂解液中（配方如下）。37 ℃孵育 30 min，使用商用试剂盒进行提取。

金黄色葡萄球菌裂解液配方：溶菌酶 5 000 U/mL 0.5 mL，溶葡萄球菌酶 500 U/mL 0.5 mL，EDTA 0.5 M 0.2 mL，Tris 1M 0.1 mL，去离子水 8.7 mL。

（2）煮沸法。金黄色葡萄球菌血平皿 37 ℃培养过夜，取 5 个单菌落加入 100 μL 无菌 ddH_2O，混匀，98 ～ 100 ℃加热 15 min，13 000 r/min 离心 5 min，取上清分装备用。−20 ℃保存。

2. PCR 反应体系

PCR 反应体系见表 4 - 28。

表 4 - 28　PCR 反应体系

体系组成	体积/浓度
10 × PCR 缓冲液	2.5 μL
$MgCl_2$（25 mM）	1.5 μL
dNTP（10 mM）	4 μL

续表 4 – 28

体系组成	体积/浓度
Taq 酶	2 U
上游引物（10 pmol/μL）	0.5 μL
下游引物（10 pmol/μL）	0.5 μL
模板	0.5 μL
ddH$_2$O	补至 25 μL
上游引物	5′ – TAAAGACGATCCTTCGGTGAGC – 3′
下游引物	5′ – CAGCAGTAGTGCCGTTTGCTT – 3′
产物大小	400 ～ 500 bp

实验条件：首先95 ℃预变性5 min，然后95 ℃ 1 min，55 ℃ 1 min，72 ℃ 1 min 扩增30 个循环，最后72 ℃延伸5 min。

参考文献

[1] van B A, Verkaik N J, de Vogel C P, et al. Reclassification of *Staphylococcus aureus* nasal carriage types [J]. J Infect Dis, 2009, 199: 1820 – 1826.

[2] Wertheim H F, Melles D C, Vos M C, et al. The role of nasal carriage in *Staphylococcus aureus* infections [J]. Lancet Infect Dis, 2005, 5: 751 – 762.

[3] Otto M. (2008) Staphylococcal biofilms [J]. Curr Top Microbiol Immunol, 2008, 322: 207 – 228.

[4] Lowy F D. *Staphylococcus aureus* infections [J]. N Engl J Med, 1998, 339: 520 – 532.

[5] Moreno F, Crisp C, Jorgensen J H, et al. Methicillin – resistant *Staphylococcus aureus* as a community organism [J]. Clin Infect Dis, 1995, 21: 1308 – 1312.

[6] Udo E E, Pearman J W, Grubb W B. Genetic analysis of community isolates of methicillin – resistant *Staphylococcus aureus* in Western Australia [J]. J Hosp Infect, 1993, 25: 97 – 108.

[7] Limbago B M, Kallen A J, Zhu W, et al. Albrecht VS Report of the 13th vancomycin-resistant *Staphylococcus aureus* isolate from the United States [J]. J Clin Microbiol, 2014, 52: 998 – 1002.

[8] Saha B, Singh A K, Ghosh A, et al Identification and characterization of a vancomycin-resistant *Staphylococcus aureus* isolated from Kolkata (South Asia) [J]. J Med Microbiol, 2008, 57: 72 – 79.

[9] Azimian A, Asghar H S, Fazeli H, et al. Genetic analysis of a vancomycin – resistant *Staphylococcus aureus* strain isolated in Iran [J]. MBio, 2012, 3.

［10］ Grundmann H, Aanensen D M, van den Wijngaard C C, et al. Geographic distribution of *Staphylococcus aureus* causing invasive infections in Europe: a molecular-epidemiological analysis ［J］. PloS Med, 2010, 7: e1000215.

［11］ Teo J, Tan T Y, Hon P Y, et al. ST22 and ST239 MRSA duopoly in Singaporean hospitals: 2006 – 2010 ［J］. Epidemiol Infect, 2103, 141: 153 – 157.

［12］ Ghaznavi-Rad E, Nor S M, Sekawi Z, et al. Predo minance and emergence of clones of hospital-acquired methicillin-resistant *Staphylococcus aureus* in Malaysia ［J］. J Clin Microbiol, 2010, 48: 867 – 872.

［13］ Shambat S, Nadig S, Prabhakara S, et al. Clonal complexes and virulence factors of *Staphylococcus aureus* from several cities in India ［J］. BMC Microbiol, 2012, 12: 64.

［14］ Rodriguez-Noriega E, Seas C, Guzman-Blanco M, et al. Evolution of methicillin-resistant *Staphylococcus aureus* clones in Latin America ［J］. Int J Infect Dis, 2010, 14: e560 – e566.

［15］ Schaumburg F, Alabi A S, Peters G, et al. New Epidemiology of *Staphylococcus aureus* infection from Africa ［J］. Clin Microbiol Infect, 2014.

［16］ Nichol K A, Adam H J, Roscoe D L, et al. Changing epidemiology of methicillin-resistant *Staphylococcus aureus* in Canada ［J］. J Antimicrob Chemother, 2013, 68 Suppl 1: i47 – i55.

［17］ Hudson L O, Reynolds C, Spratt B G, et al. Diversity of methicillin-resistant *Staphylococcus aureus* strains isolated from residents of 26 nursing homes in Orange County, California ［J］. J Clin Microbiol, 2013, 51: 3788 – 3795.

［18］ Williamson D A, Coombs G W, Nimmo G R. Staphylococcus aureus "Down Under": Contemporary epidemiology of *Staphylococcus aureus* in Australia, New Zealand and the South West Pacific ［J］. Clin Microbiol Infect, 2014.

［19］ Schouls L M, Spalburg E C, van L M, et al. Multiple-locus variable number tandem repeat analysis of *Staphylococcus aureus*: comparison with pulsed-field gel electrophoresis and spa-typing ［J］. PloS one, 2009, 4: e5082.

［20］ Pourcel C, Hormigos K, Onteniente L, et al. Improved multiple-locus variable-number tandem-repeat assay for *Staphylococcus aureus* genotyping, providing a highly informative technique together with strong phylogenetic value ［J］. J Clin Microbiol, 2009, 47: 3121 – 3128.

［21］ Koser C U, Holden M T, Ellington M J, et al. Rapid whole-genome sequencing for investigation of a neonatal MRSA outbreak ［J］. N Engl J Med, 2012, 366: 2267 – 2275.

［22］ Harris S R, Cartwright E J, Torok M E, et al. Whole-genome sequencing for analysis of an outbreak of meticillin-resistant *Staphylococcus aureus*: a descriptive study ［J］. Lancet Infect Dis, 2013, 13: 130 – 136.

［23］Friedrich A W, Witte W, de L H, et al. A European laboratory network for sequence-based typing of methicillin-resistant *Staphylococcus aureus*（MRSA）as a communication platform between human and veterinary medicine——an update on SeqNet. org ［J］. Euro Surveill, 2008, 13.

［24］Strommenger B, Braulke C, Heuck D, et al. spa Typing of *Staphylococcus aureus* as a frontline tool in epidemiological typing ［J］. J Clin Microbiol, 2008, 46: 574 – 581.

［25］Chiou C S, Wei H L, Yang L C, Comparison of pulsed-field gel electrophoresis and coagulase gene restriction profile analysis techniques in the molecular typing of *Staphylococcus aureus* ［J］. J Clin Microbiol, 2002, 38: 2186 – 2190.

［26］Blanc D S, Struelens M J, Deplano A, et al. Epidemiological validation of pulsed-field gel electrophoresis patterns for methicillin – resistant *Staphylococcus aureus* ［J］. J Clin Microbiol, 2001, 39: 3442 – 3445.

［27］Yoshida T, Kondo N, Hanifah Y A, et al. Combined use of ribotyping, PFGE typing and IS431 typing in the discri mination of nosocomial strains of methicillin-resistant *Staphylococcus aureus* ［J］. Microbiol Immunol, 1997, 41: 687 – 695.

［28］Kumari D N, Keer V, Hawkey P M, et al. Comparison and application of ribosome spacer DNA amplicon polymorphisms and pulsed-field gel electrophoresis for differentiation of methicillin-resistant *Staphylococcus aureus* strains ［J］. J Clin Microbiol, 1997, 35: 881 – 885.

［29］Enright M C, Day N P, Davies C E, et al. Multilocus sequence typing for characterization of methicillin-resistant and methicillin-susceptible clones of *Staphylococcus aureus* ［J］. J Clin Microbiol, 2000, 38: 1008 – 1015.

［30］Enright M C, Robinson D A, Randle G, et al. The evolutionary history of methicillin-resistant *Staphylococcus aureus*（MRSA）［J］. Proc Natl Acad Sci, 2002, 99: 7687 – 7692.

（阎笑梅　张建中）

第八节　小肠结肠炎耶尔森菌分型变异操作规程

一、概述

在分类学上，两种耶尔森菌均属于肠杆菌科（Enterobacteriaceae），耶尔森菌属（*Yersinia*），其中鼠疫耶尔森菌（*Y. pestis*）、假结核耶尔森菌（*Y. pseudotuberculosis*）、小肠结肠炎耶尔森菌（*Y. enterocolitica*）三个种对人类致病[1]。

小肠结肠炎耶尔森菌与假结核耶尔森菌是肠杆菌科耶尔森菌属的两种肠道致病菌，

也是一种人兽共患病原菌，在全球各大洲均有分布。人感染后造成临床征象相似，引起人类多种肠道症状，如腹泻、肠系膜淋巴结炎等，以自限性为主。而更为让研究者关注的则是它能够通过淋巴系统播散，引起的一系列肠道外并发症状，如反应性关节炎、结节性红斑、心内膜炎等，甚至发展为败血症，造成死亡[1]。小肠结肠炎耶尔森菌在欧洲是继沙门菌和空肠弯曲菌之后第三大腹泻病原菌[2]，北欧国家是全球小肠结肠炎耶尔森菌感染率最高的地区[3]。芬兰、日本与俄罗斯远东地区是假结核耶尔森菌分离率最高的地区。芬兰是报告出现暴发最多的地区[4]。

由于该菌具有嗜冷性，在低温、低氧环境中都能生长，冰箱中存放食品为本菌的重要传染源，也被称为"冰箱病"[1,5]。该两种菌主要通过粪—口途径传播，人与感染动物的粪便接触，或食用被污染的食品造成感染，也属于一种食源性疾病，是各国出入境检验检疫的重要病原菌。根据已经开展的全国性调查研究，证明两种耶尔菌病在我国的分布是非常广泛的，但是由于医务人员尚缺乏对本菌的认识，不能排除诊断不及时，易造成误诊并造成感染慢性化和并发各种合并症的可能。

二、血清分型

使用小肠结肠炎耶尔森菌特异性分型血清或特异性单克隆抗体，进行玻片凝集的方法，鉴定菌株血清型。兔免疫分型诊断血清由于是多克隆抗体，因此会存在非特异凝集，在启用一个批次诊断血清前，需要做好质量评价。

根据菌体脂多糖（LPS）O侧链，小肠结肠炎耶尔森菌目前已经陆续报道60多个的血清型[6,7]。小肠结肠炎耶尔森菌同一株菌可能具有多种"O"抗原因子，如：O:5，27、O:1，2a，3等。用活菌抗原做凝集试验，必须与各型血清都做试验，才能判定型别。某些"O"抗原同其他细菌有共同性，如O:9与布鲁菌有交叉反应，O:12血清与沙门氏菌有交叉反应等。流行病学研究发现，主要致病性菌株血清型为O:3、O:9[1]。生物1B型的O:8血清型具有高致病性；而我国目前分离到的O:8型菌株属于生物1A型，均缺乏毒力因子[3]。

目前已研制出针对我国主要流行血清型：O:3、O:9、O:8型的单克隆抗体，较好的解决了非特异性凝集的问题。通过玻片凝集进行血清分型，典型的凝集阳性结果为：形成大的凝集颗粒，液体完全变清亮。有时凝集结果不够典型：液体仍有混浊，但凝集颗粒已形成，颗粒稍小，可以判定为阳性结果。单克隆抗体的凝集与血清凝集结果不同，呈细沙状。

三、生物分型

小肠结肠炎耶尔森菌根据七叶苷、脂酶、木糖、海藻糖等生化反应被分为生物1A、1B、2、3、4、5共6个生物型[8]（表4-29）。生物1A型菌株基本上是非致病性的；而致病性菌株通常为生物1B、2、3、4和5型。我国的O:3血清型以生物3型为主，而国外O:3型则以生物4型为主；我国与国外相同O:9型以生物2型为主，具有显著的地域性差异[1,5]。

我们的研究结果证实小肠结肠炎耶尔森菌具有显著的地域性差异，例如我国的江苏南通地区多年的监测资料证实，分离菌株的血清型别相对固定，而且一直未发现无致病性菌株，国外也有许多有关地区性分布差异的报道[5]。

表4-29　小肠结肠炎耶尔森菌生物分型

生化反应	生物分型					
	1A	1B	2	3	4	5
脂肪酶	+	+	-	-	-	-
七叶苷	+	-	-	-	-	-
水杨苷	+	-	-	-	-	-
吲哚	+	+	(+)	-	-	-
木糖	+	+	+	+	-	d
海藻糖	+	+	+	+	+	-
硝酸盐还原试验	+	+	+	+	+	-
DNA 酶	-	-	-	-	+	+
脯氨酸肽酶	d	-	-	-	-	-
β-D-葡萄糖苷酶	+	-	-	-	-	-
吡嗪酰胺酶	+	-	-	-	-	-

注："+"表示≥90%的菌株阳性，"d"表示11%～98%的菌株阳性，"-"表示≥90%的菌株阴性，"（+）"表示弱阳性反应。

通过胆盐-七叶苷平板即可判断生物1A型。将待测菌株点种于胆盐-七叶苷平板，置于25 ℃培养，小肠结肠炎耶尔森菌形成透明菌落。生物1A型菌株分解七叶苷，使接种点周边培养基变黑色；而其他生物型菌株则不变色。最快25 ℃培养2 h即可出现结果，培养至24 h做最后判断。其他反应，可通过单个生化试验逐一实现。现已有商品化药片或试剂盒进行各个生化反应，方法简便易此操作。如木糖、海藻糖、硝酸盐还原试验、脯氨酸氨肽酶、β-葡糖苷酶、吡嗪酰胺酶等试验，可使用生化反应药片操作。脂肪酶试验也有成品试剂盒可以应用。

四、PFGE 分型操作方法

多种基于核酸水平的分型方法都成功应用于耶尔森菌属或小肠结肠炎耶尔森菌的分型，如 RFLP、核糖体分型、16srRNA 序列分析、AFLP、PFGE 等。其中 PFGE 由于极好的分辨力，被评价为耶尔森菌属小肠结肠炎耶尔森菌分型的金标准[8]，是一种短期流行病学研究的良好方法。

中国疾病预防控制中心传染病预防控制所景怀琦等在美国 PulseNet 肠出血性大肠杆菌 O157∶H7、沙门菌、志贺菌的 PFGE 分型标准操作流程[9]基础上，筛选了新的限制性内切酶，调整了电泳参数，建立了 *Not* I 酶切的小肠结肠炎耶尔森菌的 PFGE 分型方法，建立了中国小肠结肠炎耶尔森菌 PFGE 分型数据库[3,5]，对我国致病性小肠结肠炎耶尔森菌进行分析，以了解其分子流行病学特征和遗传变异关系。

中国的致病性小肠结肠炎耶尔森菌中 O:3 生物血清型为主要型别（图 4－3），PFGE 分子分型 K6GN11C30021 型与 K6GN11C30012 型（中国疾病预防控制中心传染病预防控制所景怀琦研究组小肠结肠炎耶尔森菌 PFGE 数据库）为主要带型。对各地区致病性菌株的 PFGE 分析表明，在省内同一地区内，从腹泻病人分离到的致病性菌株大多能够在当地动物分离株中找到 PFGE 带型完全一致的菌株，表明人源株与当地动物分离株密切相关，为人的感染来源于动物提供了分子水平的证据。而各省菌株 PFGE 比较都显示，与人源株带型相同的多数为本地猪、犬分离株，也证实猪、犬是中国人群感染致病性小肠结肠炎耶尔森菌的主要来源[10,11]。

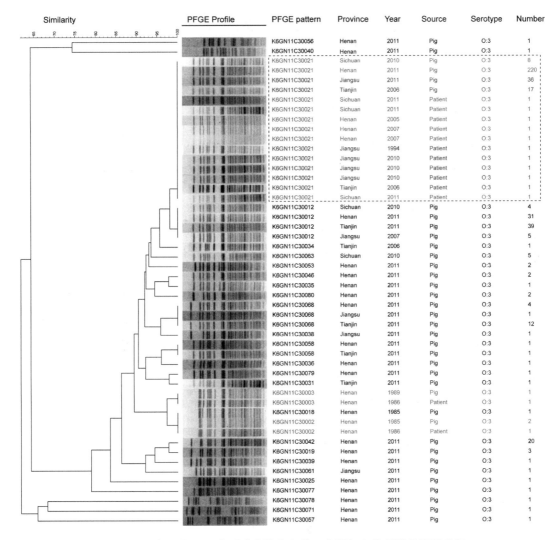

图 4－3 中国 O:3 血清型致病性小肠结肠炎耶尔森菌 PFGE 聚类分析

1. 第一天的操作

（1）胶块的制备。

1）制备好胶块用胶。1% SKG∶1% SDS in TE：0.5 g SKG + 47 mL TE，用微波炉加热熔化后，放入 56 ℃水浴，平衡后加入 2.5 mL 20% SDS，混匀。胶放于 56 ℃水浴箱中。

2）在 Falcon 2054 管上标记样品名称和空白对照，分别加入约 2 mL 细胞悬浊液（CSB）。

3）在 1.5 mL EP 管上标记好相应的样品名称。

4）用 2 个空白对照管对 BioMerieux Vitek Colorimeter 进行调零。

5）将无菌棉棒用 CSB 湿润，从培养皿上刮取适量细菌，均匀悬浊于 CSB 中，测其 McF 值，并调整至 4.0～4.5。如果 McF 值大于 4.5，可加入 CSB 稀释；如果 McF 值小于 4.0，应再加入细菌增加其浓度。

6）取 400 μL 细菌悬浊液于相应的 1.5 mL EP 管中，置于 37 ℃金属浴/水浴中孵育 5 min。将剩余的细胞悬浊液置于冰上直到制备好的胶块放在水浴摇床中。

7）从水浴箱中取出 EP 管，每管加入 20 μL 蛋白酶 K（储存液浓度为 20 mg/mL）混匀，使其终浓度为 0.5 mg/mL。蛋白酶 K 用后暂存 4 ℃，备用。

8）在 EP 管中加入 400 μL 的 1% SKG∶1% SDS，用枪头轻轻混匀，避免气泡。

9）将混合物加入模具，避免气泡产生，室温下凝固 10～15 min。

注意事项：

1）样品测 OD 值前要混匀，且最好测 2 次。

2）保存的蛋白酶 K 融化后可能暂时出现白色浑浊物，平衡到室温后一般能够消失，如仍有浑浊，混匀后使用，不影响效果。

3）在混合细胞悬浊液和 1% SKG∶1% SDS 时要避免气泡的产生。

4）混合物加入模具时不能产生气泡，加入量稍高于模具。若与模具平齐，凝固后胶块边缘会下凹，低于模具。

（2）细菌的裂解。

1）在 50 mL 的 screw-cap tube 上做好标记。

2）配制蛋白酶 K/CLB 混合液：

每 5 mL CLB 加入 25 μL 蛋白酶 K（20 mg/mL），使其终浓度为 0.1 mg/mL。然后颠倒混匀。

3）每个管子加入 5 mL 蛋白酶 K/CLB 混合液。

4）可重复利用的模具：打开模具，用刀片削去模具表面多余的部分，用小铲的宽头部分将胶块移入相应的 screw-cap 管中。用后的模具及小铲放入 75% 的异丙醇或乙醇等消毒剂中浸泡 30 min，再用清水冲洗。

5）保证胶块在液面下而不在管壁上。

6）将管子放在 54 ℃水浴摇床中孵育 2 h，转速约 130 r/min。

7）将纯水和 TE 放在 50 ℃水浴摇床中预热。

（3）洗胶块。

1）从水浴摇床中取出 screw-cap 管，把盖子换为绿色的 screened-cap。轻轻倒掉 CLB。在实验台上轻磕管底使胶块落在管底。（若用 PVC 管洗胶块，则在倒掉 CLB 后从 screw-cap 管上拧下绿色的 screened-cap，并将其按编号顺序相拧，最后须在最上面的胶块上方增加一个 screened-cap，再一并放入 PVC 管中。）注意：把管倒置在吸水纸上，使管内液体被尽量排除干净。随后的操作中也如此。

2）每管中加入 15 mL 预热的纯水，把最初的盖子盖在绿色的 screened-cap 上。（若用 PVC 管洗胶块，则将拧成柱状的 screened-cap 放入 PVC 管中，每管倒入约 500 mL 预热的纯水，并将 PVC 管盖拧紧，确保不漏水后放入水浴摇床。）

3）确保胶块在液面下而不在管壁或盖子上，放回 50 ℃ 水浴摇床中，摇 15 min。

4）倒掉水，用纯水再洗 1 次，摇 15 min。

5）倒掉水，加入 15 mL 预热的 TE，在 50 ℃ 的水浴摇床中摇 15 min。

6）倒掉 TE，用 TE 重复洗 3 次，每次 15 min。

7）倒掉 TE，加入 10 mL TE，放在 4 ℃ 冰箱保存备用。

注意事项：若用 screw-cap 管要洗胶块，应确保胶块在液面下而不在管壁或盖子上。严控水洗时间，以防 DNA 降解。

2．第二天的操作

（1）胶块内 DNA 的酶切。

小肠结肠炎耶尔森菌选用 *Not* I 进行酶切，Maker（H9812）使用 *Xba* I 进行酶切。

1）在 1.5 mL EP 管上标记好相应的样品及 H9812 的名称。

2）按照表 4-30、表 4-31 的比例配制缓冲液的稀释液，混匀。

表 4-30　*Xba* I 缓冲稀释液配方

试剂	μL/胶块	μL/3 胶块	μL /4 胶块
纯水	120	360	480
缓冲液 M	15	45	60
BSA	15	45	60
总体积	150	450	600

表 4-31　*Not* I 缓冲稀释液配方

试剂	μL/胶块	μL/7 胶块	μL /11 胶块
纯水	105	735	1 155
缓冲液 H	15	105	165
BSA	15	105	165
Triton	15	105	165
总体积	150	1 050	1 650

注意事项：缓冲液要置于冰上。

3）在每个 1.5 mL EP 管中加入 150 μL 缓冲液。

4）小心从 TE 中取出胶块放在干净的培养皿上。用刀片切下 2 mm 宽的胶块放入 1.5 mL EP 管的缓冲液中。将剩余的胶块放回原来的 TE 中，确保胶块在液面下面，4 ℃ 保存。

5）管子放在 37 ℃ 水浴中孵育 15 min。

6）缓冲液孵育的过程中，按照表 4 - 32、表 4 - 33 的比例配制酶切液，混匀。

表 4 - 32 *Xba* I 酶切液配方

试剂	μL/胶块	μL/3 胶块	μL/4 胶块
纯水	157	471	628
缓冲液 M	20	60	80
BSA	20	60	80
Xba I	3	9	12
总体积	200	600	2 200

表 4 - 33 *Not* I 酶切液配方

试剂	μL/胶块	μL/7 胶块	μL/11 胶块
纯水	137	959	1507
缓冲液 H	20	140	220
BSA	20	140	220
Triton	20	140	220
Not I	3	21	33
总体积	200	1400	2200

注意：将酶置于冰上，用后立即放在 - 20 ℃ 保存。

7）枪头吸出缓冲液，避免损伤胶块。

8）加入 200 μL 酶切混合液，轻轻在实验台磕管子的底部，确保胶块在液面下。

9）37 ℃ 水浴中孵育至少 2 h（复检胶块在液面下）。

（2）加样。

1）化胶：1% SKG:1% SDS 于 0.5 × TBE

1g SKG + 100 mL TBE（10 孔胶）或 1.5 SKG + 150 mL TBE（15 孔胶），倒胶前至少在 56 ℃ 水浴平衡 15 min。

2）从 37 ℃ 水浴中取出胶块，平衡到室温。

3）用枪头吸出酶切混合液，避免损伤或吸出胶块。

4）每块胶加入 200 μL 0.5 × TBE 平衡 5 min。

5）调整梳子的高度，使梳子齿与胶槽的底面相接触。用水平仪调整胶槽使其水平。

注意：胶槽与胶板接触缝隙卡紧，4 个钮旋紧，否则易漏胶。梳子拧紧程度应适中，若拧过紧易变形。

（6）把梳子平放在胶槽上，把胶块加在梳子齿上，并使胶块与梳齿前缘平齐。如果用的是 10 个齿的梳子，把标准菌株 H9812 加在第 1、5、10 个齿上。如果用的是 15 个齿的梳子，把标准菌株 H9812 加在第 1、5、10、15 个齿上。

（7）用吸水纸的边缘吸去胶块附近多余的液体，在室温下风干约 3 min。

（8）记录加样顺序。

（9）把梳子竖直放入胶槽，从胶槽下缘的中央缓慢倒入 100 mL 熔化的在 55 ℃～60 ℃平衡的 1% SKG。避免气泡的生成；如果有，用枪头消除。

（10）胶在室温下凝固 30 min 左右。

注意：一块胶中样本和标准参考菌株的排列。

每块 10 孔胶中，放 3 个标准参考株（第 1、5、10 道），每块 15 孔胶中，放 4 个标准参考株（第 1、5、10、15 道）。如果一块胶上分析的菌株数少于 10 或 15 个样品，可以空出一侧或两侧的泳道，因为有时最边缘的泳道可能会发生扭曲变形而影响结果分析。

（3）电泳。

1）用水平仪调整电泳槽使其水平。如果不水平，调整槽底部的旋钮。

注意：不要触碰电极。

2）加入 2.1 L 0.5×TBE，关上盖子。（第三天电泳结束后回收的 TBE 不可用于 PFGE，但可用于普通 PCR）

3）打开主机和泵的开关，确保泵设在"－70"（这时缓冲液的流速约 1 L/min）、缓冲液在管道中循环。

4）打开冷凝机，确保温度预设在 14 ℃（缓冲液达到该温度通常需 20 min）。

5）小心拔出梳子，打开胶槽的旋钮，取出凝固好的胶，用吸水纸清除胶四周和底面多余的胶，小心的把胶放入电泳槽，关上盖子。

6）电泳参数的设置。

常规参数：

电压梯度：6 V/cm。

电场夹角：120°。

电泳缓冲液：0.5×TBE。

温度：14 ℃。

缓冲液流速：约 1 L/min。

CHEF Mapper Auto-algorithm：

片断大小：30～400 kb。

脉冲时间：2～20 s。

电泳时间：18 h（10 孔胶）或 19 h（15 孔胶）。

（7）记录电泳初始电流（通常 120～145 mA）。若高于此范围，释放电泳液使其在正常范围。

（8）结束电泳：关机顺序为：冷凝机—泵—主机。

3．第三天的操作

图像的获取：

1）配制 500 mL 染色液 GelRed：450 mL 高压纯水，50 mL 1M NaCl，150 μL GelRed。

注意：用后需避光容器保存，可反复用 10 次（染 10 块胶）。

2）取出胶，盛放于染胶缸内。

注意：GelRed 为 EB 替代物，但也有一定的致畸性。废弃的 EB 溶液需加入高锰酸钾等进行处理后倒入下水道。

3）将染胶缸放在摇床上摇 25～30 min。

4）将染好的胶移至脱色缸中，加入 400～500 mL 纯水，放在摇床上脱色 60～90 min，如果可能每 20～30 min 换 1 次纯水。

5）用 Gel Doc 2000 或其他设备拍摄图像。（图 4 - 4）

注意：如果背景干扰分析，可进一步脱色。

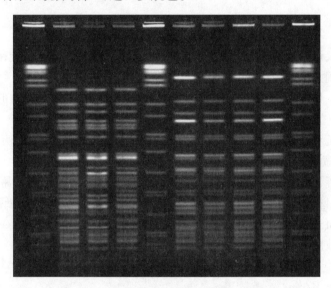

图 4 - 4　小肠结肠炎耶尔森菌 PFGE 图谱

（五）MLST 分型操作方法

耶尔森菌属的 MLST 方法探索在 1999 年（MLST 方法问世的第二年）即已开始。法国巴斯德研究所曾尝试进行了 6 个管家基因的 MLST 分型，结果并不理想，之后多个实验室学者学者都进行类似的探索，但都没有理想结果发表。至 2005 年，美国马里兰大学与比利时 Louvain 大学学者发表了耶尔森菌属的 MLST 系统发生分析结果，但该研究是在基于属的水平进行进化研究。Mark Achtman 建立了基于 *adk*（adenylate kinase，腺苷酸激酶）、*arg*A（a mino-acid acetyltransferase，氨基酸乙酰转移酶）、*aro*A（3-phosphoshikimate-1-carboxylvinyltransferase，3 - 磷酸莽草酸 1 - 羧乙烯基转移酶）、*gln*A （gluta mine synthase，谷氨酰胺合成酶）、*thr*A（aspartokinase /homoserine dehydrogenase 1，双功能天门冬氨酸激酶/高丝氨酸脱氢酶 1）、tmk（thymidylate kinase，胸苷酸激酶）与 trpE（anthranilate synthase component1，邻氨基苯甲酸合成酶元件 1）7 个管家基因的假结核耶尔森菌 MLST 分型方案（http：//mlst. warwick. ac. uk/mlst/）[12]。中国疾病预防控制中心传染病预防控制所景怀琦等以 Mark Achtman 的方案为蓝本，根据小肠结肠炎耶尔森菌全基因组序列的变异情况设计了引物序列，形成了小肠结肠炎耶尔森菌 MLST 分析方案，建立起了相应的小肠结肠炎耶尔森菌 MLST 数据库，并综合分析了小肠结肠炎耶尔森菌、假结核耶尔森菌、鼠疫耶尔森菌的 MLST 分型特征[13]（图4－5）。

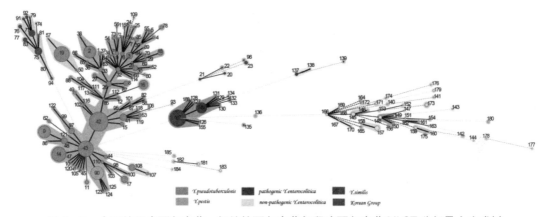

图4－5　小肠结肠炎耶尔森菌、假结核耶尔森菌与鼠疫耶尔森菌 MLST 分析最小生成树

小肠结肠炎耶尔森菌 MLST 型别的多态性程度次之，致病性小肠结肠炎耶尔森菌多态性水平很低，仅存在不同亚种内血清型的聚集性，而非致病性小肠结肠炎耶尔森菌的多态性程度较高，观察不到明显的聚集性。小肠结肠炎耶尔森菌的 ST 型别相对集中，假结核耶尔森菌的 ST 型是众多且较为分散的，而鼠疫的 ST 型别具有高度的克隆性，并发现鼠疫的 MLST 型别实际为假结核耶尔森菌的一个 MLST 型别的分支。致病性小肠结肠炎耶尔森菌的 ST 型较非致病性小肠结肠炎耶尔森菌集中，ST 型与血清型明显关联。虽然相同血清型的致病性菌株的宿主、地域、年代来源多样，但各个位点的变异都非常小或没有变异，表现出高度克隆性。不同血清型的非致病性菌株的位点差异较大，型别分布分散，没有明显的菌株流行病学、病原学表型的聚集性[13]。

小肠结肠炎耶尔森菌、假结核耶尔森菌与鼠疫耶尔森菌是肠杆菌科耶尔森菌的 3 个致病性种。由于耶尔森菌属进化较为保守，因此 MLST 这种基于管家基因的分型方法对于研究不同种耶尔森菌之间的关系的分辨力较好，而进行种内分型则相对分辨力较低。与 PFGE 等分辨力更高的分型方法相比，MLST 分型能够在更宏观的角度上观察描述小肠结肠炎耶尔森菌的变异情况[13]。

1. 目的基因选择

选取 *adk*（腺苷酸激酶），*arg*A（氨基酸乙酰转移酶），*aro*A（3－磷酸莽草酸 1－羧乙烯基转移酶），*gln*A（谷氨酰胺合成酶），*thr*A（双功能天门冬氨酸激酶/高丝氨酸脱氢酶 1），*tmk*（胸苷酸激酶），*trp*E（邻氨基苯甲酸合成酶元件 1）7 个管家基因作为小肠结肠炎耶尔森菌 MLST 分析的目的基因。

2. 菌株基因组提取

挑取菌株纯培养物，使用 QIAGEN 试剂盒提取基因组，按照操作说明进行，使用 Tris-EDTA 溶液（10mM Tris-HCl：1mM EDTA，pH 8.0）进行洗脱，−20 ℃冻存备用。

3. 管家基因的 PCR 扩增

（1）引物序列：7 个管家基因的小肠结肠炎耶尔森菌扩增引物见表 4 − 34。

表 4 − 34 管家基因扩增引物序列

目的基因	引物名称	引物序列（5′→3′）	扩增长度/bp
Adk	adk − p1	ATGCGTATCATTCTGCTGGG	641
	adk − p2	CCGAGAATAGTCGCCAGTTC	
argA	argA − p1	GGATTTCGCCACTCAGTTCC	615
	argA − p2	ATCCGTCACCCCTTGTGATG	
aroA	aroA − p1	AGCGGCCAATTGGTCATTTG	802
	aroA − p2	CACATCGCCATGCGGTGGTC	
glnA	glnA − p1	GCTGACTTCTTCGAAGAAGG	701
	glnA − p2	GACATATGGCAGTGCATACC	
thrA	thrA − p3	CGTCTTTGCGGTGATGTCG	823
	thrA − p2	GTTGGTGTCATACAAGAATTTACG	
Tmk	tmk − p3	TATTGAAGGGCTTGAAGGGG	606
	tmk − p4	CGGCTGGTCAGCCATTGCTT	
trpE	trpE − p3	CACCAATTGCAACAAGCGCC	743
	trpE − p4	GTATCCAAATCACCATGAGC	

（2）PCR 扩增反应参数：94 ℃预变性 5 min，94 ℃变性 15 s，53 ℃退火 30 s，72 ℃延伸 30 s，共扩增 30 个循环，最后 72 ℃延伸 5 min。

4. 测序

由测序公司进行双向测序，测序引物序列见下表 4 − 35。

表 4 − 35 管家基因测序引物序列

目的基因	引物名称	引物序列（5′→3′）
Adk	adk − s1	TGGAGAAATACGGTATTCCG
	adk − s2	ACTTTACGGGTTCCGTCCAG
argA	argA − s3	CAAGACATTTGTTGTCATGC
	argA − s4	ATAGCTAATTGAGTTGCAAC

续表 4 – 35

目的基因	引物名称	引物序列（5′→3′）
*aro*A	*aro*A – s3	AGCACAGATTGATTATCTGG
	*aro*A – s2	ATGGTCATTGCAGCATCAGG
*gln*A	*gln*A – s1	TTTGATGGCTCCTCGATTGGTG
	*gln*A – s2	TTGGTCATGGTATTGAAGCG
*thr*A	*thr*A – s1	GATGTGATGGAACATCTGGC
	*thr*A – s2	GTCACAACATGGAAGCCATC
*thr*A	*tmk* – s5	CGCCCAAGGGATTAACGATAT
	tmk – s2	AAGCGGTTGAGAAGCATCAAT
*trp*E	*trp*E – s1	CCAGAGATGGCGTTACAGTG
	*trp*E – s4	TAGCCGACAGCACCGCCGTA

5. 序列分析

由于耶尔森菌基因组序列的保守性，经典的 eBurst 方法并不适用于小肠结肠炎耶尔森菌，以及假结核耶尔森菌、鼠疫耶尔森菌的 MLST 型别分析。而推荐使用临近法（neighbor Joining）构建基于序列的聚类树（clustering Tree），或构建基于 ST 型别的最小生成树（minimum spanning tree）。

六、MLVA 分型操作方法

2007 年，波兰学者 Rafal Gierczyński 等首次报道了小肠结肠炎耶尔森菌的多位点串珠重复序列分型方法。该方法选取了 7 个串珠重复序列（VNTR），在重复序列两端保守部分设计引物进行 PCR 扩增，通过变性凝胶电泳（DGE）与 PCR 产物测序方法，对菌株的串珠重复数进行计算后进行聚类分析[14]（图 4 –6）。

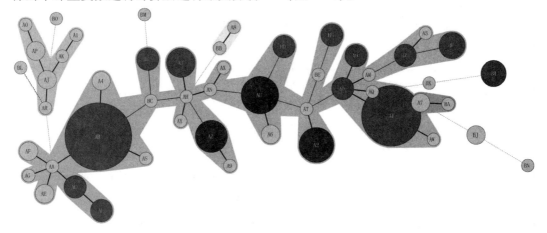

图 4 –6　小肠结肠炎耶尔森菌 MLVA 分析最小生成树

王鑫等对中国小肠结肠炎耶尔森菌进行了 MLVA 分析，聚类结果显示将致病性小肠结肠炎耶尔森菌血清型 O:3 和 O:9 分成了两个大类；同一个地区、同一年份，不同的宿主分离的菌株的 MLVA 型别位于相近的分类单元中，显示了流行病学的一致性。并且通过对 2 例已通过 PFGE 证实的人群感染与宿主动物带菌的关联事件进行 MLVA 分析，证明 MLVA 分析完全支持 PFGE 分析结果，且 MLVA 的分型能力高于 PFGE。MLVA 对于小肠结肠炎耶尔森菌具有较高的分辨力，但不会因高分辨力而影响流行病学分析结果，是一种适合于小肠结肠炎耶尔森菌不同地区或宿主监测比较研究和暴发溯源的分型方法，尤其对背景相近的菌株的分型效果更好[15]。

1. 菌株基因组提取

与 MLST 方法相同。

2. 重复序列及其 PCR 扩增引物（表 4 -36）

表 4 -36　重复序列及其 PCR 扩增引物

位点	重复序列	序列长度 /bp	引物序列（5′→3′）	
			上游引物	下游引物
V2A	TCTCAC	6	CAGCGCTTCTTTATTTGCTGC	GCGTTATCTACCTGATGGTGC
V4	CGGCAAC	7	GTCACATTGGCCTTAATCACC	TCGTACTCAATTTCCTGATGC
V5	GGTGCA	6	ACAGTTATTGCAAGAGATGGG	AACTGGTTGAACTAGAACACC
V6	GACTCA	6	ATTGCTCTGCGGTGTATTACG	CTTCTCGGCGATCCAGAAGCC
V7	GTGCTG	6	CCATAATCTAGACCTCTTTGG	AGAATTCGTTGGCCTGTTTGG
V9	ATGTCGGTAGAA	12	AGGGTATTCATGCACAGAAGC	ATGGCTAAAATACGTTCAGCC
V10	GTTCTGGT	8	TTATCTAAGTGCAGGACGGAG	TTGGTTCATCGGAGGTTAAGC

3. PCR 扩增体系与反应参数

（1）PCR 扩增体系为：10 × 缓冲液 2.0 μL，dNTP（4 mM）1.6 μL，上、下游引物（20 μM）各 1 μL，混合 DNA Polymerase 0.5 U，DNA 模板 1 ng，纯水定容至 20 μL。为保证充分的产物进行回收测序，每株菌扩增 5 个体系。

（2）扩增反应参数：首先 94 ℃预变性 10 min，接着 94 ℃变性 30 s，58 ℃退火 30 s，72 ℃延伸 30 s，扩增 35 个循环，最后 72 ℃延伸 5 min。

4. PCR 产物测序与序列分析

由于小肠结肠炎耶尔森菌的重复序列长度很小，可采用毛细管电泳或 PCR 产物测序来实现对重复序列的分析。

参考文献

［1］ Bottone E J. *Yersinia enterocolitica*：the charisma continues ［J］. Clin. Microbiol

Rev, 1997, 10: 257 – 276.

[2] European Food Safety Authority (EFSA); European Centre for Disease Prevention and Control (European Centre for Disease Prevention and Control). The European Union summary report on trends and sources of zoonoses, zoonotic agents and food-borne outbreaks in 2009 [J]. EFSA J, 2011, 9: 2090.

[3] Wang X, Qiu H, Jin D, et al. O:8 serotype *Yersinia enterocolitica* strains in China [J]. Int J Food Microbiol, 2008, 125: 259 – 266.

[4] Jalava K, Hallanvuo S, Nakari U M, et al. Multiple outbreaks of *Yersinia pseudotuberculosis* infections in Finland [J]. J Clin Microbiol, 2004, 42 (6): 2789 – 2791.

[5] Wang X, Cui Z, Jin D, et al. Distribution of pathogenic *Yersinia enterocolitica* in China [J]. Eur J Clin Microbiol Infect Dis, 2009, 28: 1237 – 1244.

[6] Bottone E J. *Yersinia enterocolitica*: overview and epidemiologic correlates [J]. Microbes Infect, 1999, 1: 323 – 333.

[7] Weagant S D, Feng P and Stanfield J T. Bacteriological Analytical Manual Online [M]. Gaithersburg: AOAC International, 2001.

[8] Iteman I, Guiyoule A, Carniel E. Comparison of three molecular methods for typing and subtyping pathogenic *Yersinia enterocolitica* strains [J]. J Med Microbiol, 1996, 45 (1): 48 – 56.

[9] Ribot E M, Fair M A, Gautom R, et al. Standardization of pulsed-field gel electrophoresis protocols for the subtyping of *Escherichia coli* O157: H7, Salmonella, and Shigella for PulseNet [J]. Foodborne Pathog Dis, 2006, 3 (1): 59 – 67.

[10] Wang X, Cui Z, Wang H, et al. Pathogenic strains of *Yersinia enterocolitica* isolated from domestic dogs (Canis familiaris) belonging to farmers are of the same subtype as pathogenic *Y. enterocolitica* strains isolated from humans and may be a source of human infection in Jiangsu Province, China [J]. J Clin Microbiol, 2010, 48 (5): 1604 – 1610.

[11] Liang J, Wang X, Xiao Y, et al. Prevalence of *Yersinia enterocolitica* in pigs slaughtered in Chinese abattoirs [J]. Appl Environ Microbiol, 2012, 78 (8): 2949 – 2956.

[12] Laukkanen-Ninios R, Didelot X, et al. Population structure of the *Yersinia pseudotubercu* losis complex according to multilocus sequence typing [J]. Environ Microbiol, 2011, 13 (12): 3114 – 3127.

[13] Duan R, Liang J, Shi G, et al. Homology analysis of pathogenic yersinia: *Yersinia enterocolitica*, Yersinia pseudotuberculosis, and *Yersinia pestis* based on multilocus sequence typing [J]. J Clin Microbiol, 2014, 52 (1): 20 – 29.

[14] Gierczynski R, Golubov A, et al. Development of multiple-locus variable-number tandem-repeat analysis for *Yersinia enterocolitica subsp.* palearctica and its application to bioserogroup 4/O3 subtyping [J]. J Clin Microbiol, 2007, 45: 2508 – 2515.

[15] Wang X, Gu W, Cui Z, et al. Multiple-locus variable-number tandem-repeat

analysis of pathogenic *Yersinia enterocolitica* in China ［J］. PloS one，2012，7 （5）：e37309.

（王 鑫 景怀琦）

第九节 奈瑟氏菌分型变异操作规程

一、概述

许多基于 DNA 的分子分型方法已用于细菌性病原体的流行病学和细菌种群遗传进化研究。有些方法适于鉴别引起局部暴发的菌株，有些则适用于研究菌株及种群结构关系。在局部暴发的调查中，使用具有高分辨率的分子分型方法，能发现那些相关菌株的细微不同。这些方法也可用于检测流行菌群中分子型别的变化。对于脑膜炎奈瑟菌来说，目前使用较多的是 PFGE、MLVA 和 MLST。

PFGE 具有很强的解析能力，是使用最广泛的分子分型方法之一。简单来讲，PFGE 方法使用限制性内切酶在特定序列剪切基因组 DNA，从而产生许多片段，再用琼脂糖凝胶将片段进行分离。最后对凝胶上的带型进行分析，并与其他分离株比较。在流行暴发或发生聚集性病例时，将 PFGE 与流行病学研究以及其他分型技术相结合，可以鉴定造成暴发的病原体和检测菌株之间的关系。MLVA 是一种很有发展前景的分型技术，具有与 PFGE 相同的分辨能力，被很多研究者接受。MLVA 方法中，人们利用特定基因范围内的串联重复序列数目的多变性，建立 DNA 指纹图谱，进行流行病学研究。如果能确定合适的基因位点，MLVA 可得出与 PFGE 相似的聚类结果。而通过使用高变数串联重复，可以高度解析暴发或聚集性病例的病原体。这些具有高分辨率的分析方法，有时候可以解析出 MLST 所不能分辨的细微不同。所以，在研究地方性流行病学或追踪与暴发或聚集性病例高度相关的病原体时，这些方法就显得特别有用。

要在全球或国家水平上研究细菌的种群生物学，使用的分子分型的方法要基于缓慢累积的选择中性遗传变异，由此可以区别不同基因型，还可鉴定克隆群。最常见的就是管家基因，它编码与机体代谢相关的蛋白。第一个利用管家基因的分子分型方法是多位点酶电泳（MLEE）。在早期全球流行病学研究以及种群生物学分析中，MLEE 常被用来作为分型的工具，但是它的操作技术要求较高，并且由于该方法是基于凝胶电泳的方法，不同实验室间的数据很难比较。1998 年，Maiden 等建立了一种以 DNA 为基础的脑膜炎奈瑟菌 MLST 分子分型方法，这种方法保留了 MLEE 分析管家基因的基本概念，是一种不依赖于免疫原性的方法。MLST 通过等位基因的组合鉴定菌株。等位基因组合由 7 个管家基因内部片段的核苷酸序列决定，而不依赖于他们所编码的酶的电泳迁移率。该方法可被用于多种细菌的分型，是如今应用最广的分子分型方法。

由于 MLST 不适合对于暴发菌株或菌株进行微进化分析，因此，为提高分辨能力，

MLST 可与 PFGE 相结合使用。此外，有的基因在正选择压力下易变异，如脑膜炎奈瑟菌的 PorA、PorB、FetA、和 fHbp，MLST 也可与这些序列数据结合以提高分辨力。正是这些蛋白的变异性使其成为短期流行病学研究中的理想标识物。

二、血清学鉴定

（一）脑膜炎奈瑟菌血清

目前，基于荚膜多糖已确定了 12 个不同的血清群：A、B、C、H、I、K、L、W（W135）、X、Y、Z、E（29E），D 血清群已不再检测。A、B、C、W、Y 及 X 是最常见的引起脑膜炎的血清群。不同国家或地区主要流行的血清群差异较大，我国目前流行的血清群包括 A 群和 C 群，另外，近年来 W 群和 B 群呈现增多的趋势[1]，X 群在病人中也偶有发现[2]，而其他血清群仅在健康带菌者中分离到。

通过血清玻片凝集法可对菌株进行血清群的鉴定，这也是标准的脑膜炎奈瑟菌菌株血清分群方法。目前，商品化的分群血清有多种，包括美国 Remel 血清、BD 脑膜炎奈瑟菌诊断血清、法国 Bio-Mureux 诊断血清等。

（二）血清群鉴定操作

（1）用乙醇擦净一块载玻片，用蜡笔或其他记号笔将载玻片分为三个部分，每个部分 10 mm×4 mm。

（2）在每个部分的近底部处加 10 μL 灭菌生理盐水，用无菌接种环/针、涂棒或牙签从巧克力平板或血平板上挑取适量细菌培养物，在生理盐水中，将培养物制成用于测试的略呈乳液状的悬液。

注意：出于安全考虑，推荐使用福尔马林灭活的脑膜炎奈瑟菌悬液，而不是活菌的生理盐水悬液。福尔马林是一种致癌物，在储存和使用时须高度小心，操作应在安全柜中进行。

（3）在每个部分的上部加上所选的血清 10 μL 或 10 μL 生理盐水/磷酸盐缓冲液（PBS）。

（4）在亮光下或黑色背景下，将抗血清或生理盐水与各自的菌悬液混合，摇动玻片 1～2 min（时间可能会因为血清生产商不同而有所差异）。

（三）实验结果的读取

（1）应该只与一种血清发生凝集而与生理盐水不发生凝集。

（2）在生理盐水中凝集说明培养菌有自凝性，判为自凝菌。

（3）与几种抗血清凝集而无自凝现象，说明培养菌的粗糙的，判为多凝菌。

（4）与任何一种抗血清或生理盐水都不能发生凝集，说明菌株为不可分群菌株。这样的结果在新鲜分离株中很少发生，但确实会偶尔发生。

三、乳胶凝集检测

乳胶凝集方法检测的是脑膜炎奈瑟菌特异性抗原，该方法可以用于临床标本如脑脊液的快速检测。

（一）乳胶凝集试剂

目前有几种商品化的乳胶试剂盒可用，包括 Bio-Rad 公司产品以及 BD 公司产品。当使用这些试剂盒时，应严格遵照生产商的操作说明进行，为了获得最佳的结果，脑脊液（CSF）样本上清应尽快检测；如果不能立即检测，样本在几个小时内应冷藏在 2 ～ 8 ℃，或保存在 -20 ℃可以冻存更长的时间。乳胶悬液试剂应该 2 ～ 8 ℃保存，不应该冻存。在较高的温度时，尤其是在热带地区，试剂会被破坏，即使在试剂盒的有效期内使用也可能会导致结果的偏差。

（二）乳胶凝集检测操作步骤（图 4 - 7）

（1）CSF 上清在沸水浴中加热 5 min。

（2）轻摇乳胶悬液直至均匀。

（3）在环形玻片或一次性卡片上，每种乳胶悬液滴加 1 滴。

（4）向每种悬液滴加 30 ～ 50 μL CSF。

（5）用手摇动 2 ～ 10 min，建议在可能的情况下 100 r/min 机械摇动。

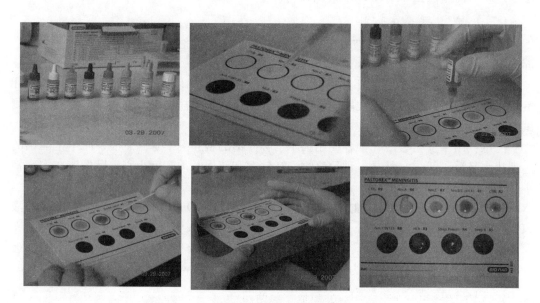

图 4 - 7　乳胶凝集实验检测脑膜炎奈瑟菌

（三）实验结果的读取

（1）在亮光下读取，不需要扩大倍数。

（2）阴性反应：悬液仍呈现均质状并出现肉眼可见轻微的牛奶状外观。

（3）阳性反应：2 min 内，乳胶颗粒凝集（或可见团块）。

注意：逆向免疫电泳可能也可用于 CSF 中直接抗原的检测。

四、PCR 检测

(一) 普通 PCR 技术检测脑膜炎奈瑟菌[3]

1. 引物序列

(1) 脑膜炎奈瑟菌种属特异性引物：

*crg*A 上游引物为 5′ – GCTGGCGCCGCTGGCAACAAAATTC – 3′，下游为 5′ – CTTCTGCAGATTGCGGCGTGCCGT – 3′。

(2) A 群脑膜炎奈瑟菌引物：

orf – 2 (A) 上游引物为 5′ – CGCAATAGGTGTATATATTCTTCC – 3′，下游为 5′ – CGTAATAGTTTCGTATGCCTTCTT – 3′。

(3) B 群脑膜炎奈瑟菌引物：

*sia*D (B) 上游引物为 5′ – GGATCATTTCAGTGTTTTCCACCA – 3′，下游为 5′ – GCATGCTGGAGGAATAAGCATTAA – 3′。

(4) C 群脑膜炎奈瑟菌引物：

*sia*D (C) 上游引物为 5′ – TCAAATGAGTTTGCGAATAGAAGGT – 3′，下游为 5′ – CAATCACGATTTGCCCAATTGAC – 3′。

(5) Y 群脑膜炎奈瑟菌引物：

*sia*D 上游引物为 (Y) 5′ – CTCAAAGCGAAGGCTTTGGTTA – 3′，下游为 5′ – CTGAAGCGTTTTCATTATAATTGCTAA – 3′。

(6) W 群脑膜炎奈瑟菌引物：

*sia*D (W) 上游引物为 5′ – CAGAAAGTGAGGGATTTCCATA – 3′，下游为 5′ – CACAACCATTTTCATTATAGTTACTGT – 3′。

2. PCR 扩增条件

首先 94 ℃ 5 min，接着 94 ℃ 30 s、56 ℃ 30 s、72 ℃ 40 s 扩增 30 个循环，最后 72 ℃ 5 min。

3. 结果判断

PCR 扩增结束后，1.5% 琼脂糖凝胶检测，电压 5 V/cm。脑膜炎奈瑟菌种属特异性 *crg*A 基因为 230 bp 的条带，A 群脑膜炎奈瑟菌 *orf*-2 基因为 400 bp 条带，*sia* D 基因扩增结果分别为：B 群 450 bp，C 群 250 bp，Y 群 120 bp、W 群 120 bp 条带。

(二) 实时荧光 PCR 检测脑膜炎奈瑟菌

1. 荧光 PCR 引物和探针[4,5]

引物及探针序列见表 4 – 37。

表 4 – 37   脑膜炎奈瑟菌种属和血清群特异性引物和探针

种属 /血清群	目的 基因	引物/探针 名称	引物或探针序列（5′→3′）	反应终浓度 /nmol·L⁻¹
Nm	ctrA	ctrA – F	TGTGTTCCGCTATACGCCATT	900
		ctrA – R	GCCATATTCACACGATATACC	900
		ctrA – Pb	FAM – AACCTTGAGCAA "T" CCATTTATCCTGACGTTCT	100
Nm	sodC	sodC – F	GCACACTTAGGTGATTTACCTGCAT	300
		sodC – R	CCACCCGTGTGGATCATAATAGA	600
		sodC – Pb	FAM – CATGATGGCACAGCA	100
A	sacB	SacB – F	AAAATTCAATGGGTATATCACGAAGA	600
		SacB – R	ATATGGTGCAAGCTGGTTTCAATAG	600
		SacB – Pb	FAM – CTAAAAG "T" AGGAAGG GCACTTTGTG	100
B	siaD	siaD (B) – F	CCCATTTCAGATGATTTGT	900
		siaD (B) – R	AGCCGAGGGTTTATTTCTAC	900
		siaD (B) – Pb	FAM – ATGGGYAACAACTATGT AATGTCTTTATT – BHQ1	100
C	siaD	siaD (C) – F	CTTTCCCTGAGTATGCGAAAAAA	600
		siaD (C) – R	TGCTAATCCCGCCTGAATG	600
		siaD (C) – Pb	FAM – TTTCAATGC "T" AATGAATACCACCGTTTTTTGC – SpC6	100
X	xcbB	xcbB – F	TGTCCCCAACCGTTTATTGG	600
		XcbB – R	TGCTGCTATCATAGCCGCC	600
		XcbB – Pb	FAM – TGTTTGCCCAC ATGAATGGCGG – BHQ1	100
Y	synF	SynF – F	GAGCAGGAAATTTATGAGAATACAGA	600
		SynF – R	CTAAAATCATTCGCTCCATAT	600
		SynF – Pb	FAM – TATGGTG "T" ACGATATC CCTATCCTTGCCTATAAT – SpC6	100
W₁₃₅	synG	synG – F	GTGAGGGATTTCCATATATATTTA	600
		SynG – R	TTGCCATTCCAGAAATATCA	600
		SynG – Pb	FAM – TATGGAGCGAATGA TTACAGTAACTATAA – BHQ1	100

注：T 标记 BHQ1（一种荧光淬灭基团）；"Y" 为 C/T 兼并碱基；SpC6 为磷酸化的探针 3′末端。

2. PCR 反应体系

总体积为 20 μL，其中含 2×PCR Mix 10 μL，上、下游引物和探针各 2 μL，参比荧光根据 Mix 说明书调整用量，DNA 模板 2 μL，超纯水补齐。

3. PCR 反应条件

根据 Mix 说明书优化反应条件。以 TaKaRa DRR 039 为例，反应条件为 95 ℃ 2 min，95 ℃ 5s、60 ℃ 20s，共 50 个循环。每次扩增均以 Nm 全基因组 DNA 为阳性对照，超纯水为阴性对照；所有相同的样品和阴阳性对照都设有两孔以进行平行检测。先用 *ctr*A 或 *sod*C 的引物和探针检测 Nm 种属特异性基因片断。如果扩增结果阳性，在 6 个不同的反应管中用相应的引物和探针分别检测 Nm 不同血清群特异性基因片断。扩增反应的循环域值（*Ct*）通过仪器自带软件进行计算。

4. 结果判断

平行检测的双孔均出现良好的扩增曲线，判为阳性；仅单孔阳性，须重新检测，此时采用三孔平行检测，如果两孔或三孔阳性，可判为阳性，否则判为阴性。

五、MLST 操作方法

按照 Maiden 等建立的方法[6]，分析流脑菌的 7 个管家基因：*abcZ*（putative ABC transporter）：ABC 转运子；*adk*（adenylate kinase）：腺苷酸激酶；*aroE*（shikimate dehydrogenase）：莽草酸脱氢酶；*fumC*（fumarate hydratase）：延胡索酸酶；*gdh*（glucose-6-phosphate dehydrogenase）：葡萄糖－6－磷酸脱氢酶；*pdhC*（pyruvate dehydrogenase subunit）：丙酮酸脱氢酶亚单位；*pgm*（phosphoglucomutase）：磷酸葡萄糖变位酶。

1. 设备

MLST 分析方法中使用的设备包括 PCR 仪、离心机、电泳仪、电泳槽和凝胶成像系统。

2. 材料

高保真 *Taq* 酶、dNTPs、基因组提取试剂盒。

3. 操作步骤

（1）MLSTPCR 扩增引物如表 4 - 38。

表 4 - 38 MLST PCR 扩增引物

引物名称	引物序列（5′→3′）
abcZ – P1C	TGTTCCGCTTCGACTGCCAAC
abcZ – P2C	TCCCCGTCGTAAAAAACAATC
adk – P1B	CCAAGCCGTGTAGAATCGTAAACC
adk – P2B	TGCCCAATGCGCCCAATAC
aroE – P1B	TTTGAAACAGGCGGTTGCGG

续表 4 – 38

引物名称	引物序列（5′→3′）
*aro*E – P2B	CAGCGGTAATCCAGTGCGAC
*fum*C – P1B	TCCCCGCCGTAAAAGCCCTG
*fum*C – P2B	GCCCGTCAGCAAGCCCAAC
gdh – P1B	CTGCCCCCGGGGTTTTCATCT
gdh – P2B	TGTTGCGCGTTATTTCAAAGAAGG
*pdh*C – P1B	CCGGCCGTACGACGCTGAAC
*pdh*C – P2B	GATGTCGGAATGGGGCAAACA
pgm – P1	CTTCAAAGCCTACGACATCCG
pgm – P2	CGGATTGCTTTCGATGACGGC

（2）MLST 测序引物如表 4 – 39。

表 4 – 39　MLST 测序引物

引物名称	引物序列（5′→3′）
*abc*Z – S1A	AATCGTTTATGTACCGCAGR
*abc*Z – S2	GAGAACGAGCCGGGATAGGA
adk – S1A	AGGCWGGCACGCCCTTGG
adk – S2	CAATACTTCGGCTTTCACGG
*aro*E – S1A	GCGGTCAAYACGCTGRTK
*aro*E – S2	ATGATGTTGCCGTACACATA
*fum*C – S1	TCCGGCTTGCCGTTTGTCAG
*fum*C – S2	TTGTAGGCGGTTTTGGCGAC
gdh – S3	CCTTGGCAAAGAAAGCCTGC
gdh – S4C	RCGCACGGATTCATRYG
*pdh*C – S1	TCTACTACATCACCCTGATG
*pdh*C – S2	ATCGGCTTTGATGCCGTATTT
pgm – S1	CGGCGATGCCGACCGCTTGG
pgm – S2A	GGTGATGATTTCGGTYGCRCC

（3）PCR 扩增体系。

50 μL 的反应体系，推荐按照表 4 – 40 体系配制。

表 4 −40 PCR 扩增体系

试剂	体积/μL	终浓度
超纯水	33.6	—
10 × 缓冲液	5.0	1 ×
dNTPs	4	每种 dNTP 终浓度为 200 μM
PCR 上游引物	2.5	0.5 μM
PCR 下游引物	2.5	0.5 μM
Taq 酶（5 U/μL）	0.4	4 U/100 μL
DNA 模板	2	1 ng/μL

每次反应设置阴性对照。

（4）PCR 扩增条件：首先 94 ℃ 5min，然后 94 ℃ 30 s、55 ～ 60 ℃ 40 s、72 ℃ 1min，扩增 30 个循环，最后 72 ℃ 5min，反应物保存于 4 ℃

4. PCR 产物电泳检测

PCR 扩增结束后，1.0% 琼脂糖凝胶电泳验证其片段大小，*abcZ*、*adk*、*aroE*、*fumC*、*gdh*、*pdhC*、*pgm* 基因的扩增产物均为 700 ～ 1 400 bp。PCR 产物交由公司测序。

5. ST（sequence type）型别确定

扩增片段测序完成后，使用 DNAstar 软件进行序列碱基配对和序列拼接。7 个等位基因测序片段长度为：*abcZ*（433 bp）、*adk*（465 bp）、*aroE*（490 bp）、*fumC*（465 bp）、*gdh*（501 bp）、*pdhC*（480 bp）、*pgm*（450 bp）。将不同等位基因的序列在 MLST 数据库（http：//pub mlst. org/neisseria/）中提交，进行检索比对，根据数据库提供的每种等位基因的序列号，确定 7 个管家基因的组合，7 个管家基因的组合即为该菌株的 ST 型。对新发现的 ST 型，将基因序列结果、测序原始峰图和相应菌株信息递交网络管理员，以获得新的 ST 型的命名。采用 eBURST 分析和预测不同 ST 型的的关系，确定核心 ST 型。与核心 ST 型具有 4 个以上相同等位基因的 ST 型与该核心 ST 型一起构成一个序列群（clonal complex）。

6. MLST 数据生物信息学和聚类分析

将测序结果在 MLST 专门网站上进行分析，确定细菌的型别和变异规律。MLST 分析网站的网址为：http：//www. mlst. net/。根据不同序列群中 ST 型的数量和变化，通过 eBURST 方法可对不同 ST 型的菌株进化聚类分析，也可以通过 START2 或 SplitsTree（Version 4.8）软件构建进化树，进行菌株基因遗传进化分析。

六、PFGE 操作方法

所需的试剂、仪器和耗材详见《革兰氏阴性菌脉冲场凝胶电泳一般操作规程》。

1. 细菌培养及浓度测定

巧克力琼脂平板上划线接种脑膜炎奈瑟菌菌株，37 ℃，5% CO_2，培养 18～20 h，棉拭子刮取适量细菌于细胞悬浊液（CSB，100 mM Tris-HCl：100 mM EDTA pH 8.0），BioMérieux Vitek Colorimeter 测定和调整比浊值为 5.0 麦氏单位（Mc Farland）。

2. 胶块包埋

SKG 琼脂糖配置 1% 浓度，加入 SDS，终浓度为 1%，56 ℃ 水浴孵育。取 400 μL 5.0 Mc Farland 的细菌悬浊液于 1.5 mL 离心管中，37 ℃ 水浴孵育 5 min，每管加入 20 μL蛋白酶 K（储存液浓度为 20 mg/mL），混匀，终浓度为 0.5 mg/mL。将菌悬液与提前孵育的 400 μL 1% 的 SKG：1% SDS 等量混合，混匀后取 200～400 μL 加入 PFGE 胶块制备模具，室温下凝固 15 min，制成胶块。

3. 细菌裂解

将胶块移入 5 mL 细胞裂解液中［CLB，50 mmol/L Tris（pH 8.0），50 mmol/L EDTA（pH 8.0），1% 十二烷基肌氨酸钠，0.1 mg/mL 蛋白酶］，54 ℃水浴摇床（130 r/min）孵育 2 h，弃去细胞裂解液，加 15 mL 用纯水 50 ℃水浴摇床中清洗 2 次，每次 10 min；加入 15 mL 使用 50 ℃预热的 TE 缓冲液（pH 8.0）水浴摇床中清洗 4 次，每次 15 min。

4. 酶切

胶块凉至室温，切取 2 mm 宽的胶块于 1.5 mL 离心管中，加 200 μL *Nhe* I 限制性内切酶酶切缓冲液，37 ℃缓冲平衡 15 min。弃去平衡用缓冲液，重新加入酶切缓冲液和限制性内切酶 *Nhe* I 20 U，37 ℃，酶切 2 h。

5. 电泳

吸出酶切液体，加入 200 μL 0.5×TBE，将胶加在梳子齿上，干燥 3 min 后，倒入平衡好的 1% SKG，室温凝固 30 min。置于电泳仪中电泳。PFGE 电泳条件：2 L 0.5×TBE，电压 6.0 V/cm，温度 14 ℃，脉冲夹角 120°，起始脉冲时间 1 s，终止脉冲时间 25 s，电泳时间 16 h。

6. 图像获取

完成电泳后，将胶块放入 1 μg/mL 的溴化乙啶染色 30 min，置纯水中脱色 1 h，中间换两次纯水。Bio-Rad Gel XR 读胶仪成像。（图 4 – 8）

7. 电泳图像分析和结果聚类分析

获得的 PFGE 图像应用 BioNumerics（Version 4.0）数据库软件（Appplied Maths BVBA，Belium）处理，识别图像条带。电泳图像经统一的分子量标准化进行内校准，标定条带位置，必要时进行手工校正。

聚类方法和参数选择：聚类图类型（dendrogram type）根据非加权配对算式平均法（unweighted pair group method with averages，UPGMA）构建，条带位置差异容许度（tolerance）为 1.5%。不同菌株的电泳条带的相似性系数采用 Dice 系数（F 值 × 100%）表示，$F = 2n_{xy}/(n_x + n_y)$，n_x 是 x 菌株的总的电泳片段数，n_y 是 y 菌株的总的电泳片段数。F 值反映不同菌株电泳条带的相似性程度，在内 0～1 之间。

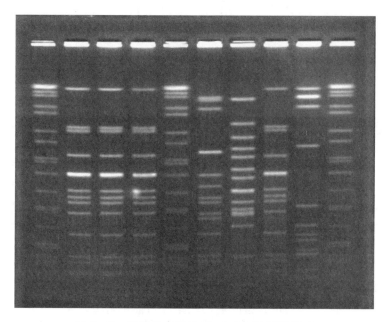

图 4 - 8　脑膜炎奈瑟菌 NheI 酶切 PFGE 带型

Marker 代表 H9812 *Xba* I 酶切后电泳图谱，共 3 个泳道，AH1、AH7、AH8、AH10 等分别
代表不同的 C 群脑膜炎奈瑟菌菌株经 *Nhe* I 酶切后电泳图谱。

参考文献

［1］ Zhou H，Gao Y，Xu L，et al. Distribution of serogroups and sequence types in disease-associated and carrier strains of *Neisseria meningitidis* isolated in China between 2003 and 2008 ［J］. Epidemiology and infection，2012，140（7）：1296 - 1303.

［2］ Chen C，Zhang T G，He J G，et al. A first *meningococcal meningitis* case caused by *serogroup* X *Neisseria meningitidis* strains in China ［J］. Chin Med J（Engl），2008，121（7）：664 - 666.

［3］ 张力，邵祝军，徐丽. 鉴别脑膜炎奈瑟菌 A、B、C、Y、W135 群的多重聚合酶链反应诊断方法 ［J］. 中华流行病学杂志，2006，27（5）：399 - 401.

［4］ 朱兵清，徐丽，李马超，等. *Taq*Man 荧光定量 PCR 检测和鉴别不同血清群脑膜炎奈瑟菌方法的建立及应用 ［J］. 中华流行病学杂志，2008，29（4）：360 - 364.

［5］ Wang X，Theodore M J，Mair R，et al. Clinical validation of multiplex real-time PCR assays for detection of bacterial meningitis pathogens ［J］. J Clin Microbiol，2012，50（3）：702 - 708.

［6］ Maiden M C J A，Bygraves J A，et al. Multilocus sequence typing：a portable approach to the identification of clones within populations of pathogenic microorganisms ［J］. Proceedings of the National Academy of Sciences of the United States of America，1998，95（6）：3140 - 3145.

（朱兵清　邵祝军）

第十节　空肠弯曲菌分型变异操作规程

一、概述

空肠弯曲菌是主要的食源性病原菌，体外分离培养结果表明人类90%弯曲菌的感染是由于空肠弯曲菌引起的。空肠弯曲菌感染后导致的疾病称为空肠弯曲菌病，属于人类新发传染病之一。除在人类致病外，空肠弯曲菌的感染同样可以导致动物疾病，如动物的腹泻及流产等，属于人兽共患病原菌[1]。除肠炎外，空肠弯曲菌的感染可以导致格林－巴利综合征（Guillain-Barre Syndrome，GBS），给人类带来极大的疾病负担[2,3]。

细菌的分子分型甄别对于感染的溯源，疾病的控制以及致病机理的探讨都具有重要意义。根据细菌的遗传物质特征分型是细菌分型的主要策略之一，如PFGE、MLST、基因序列多态性分析等[4,5]。目前，国际通用的空肠弯曲菌分型技术主要有PFGE和MLST两种方法[6,7]。PFGE分型分析是基于细菌大片段基因突变或近期变异分析手段，可以有效甄别相同或者不同地域内分离菌株间差异，对于疾病暴发菌株和菌株的溯源分析具有重要的意义。MLST分型的方法不仅可以进行菌株间的鉴别，而且可以进行菌株间进化关系以及系统发生分析，通过7个管家基因的点突变，能很好显示菌株间的克隆关系、变异概率，获得不同菌株间的遗传距离及相关性。欧美等发达国家通过对不同宿主来源菌株的PFGE以及MLST的分型分析确定不同宿主来源菌株的遗传特征存在差异。

目前研究发现，空、结肠弯曲菌有近7 000个ST型别，近50个ST克隆群（Clonal Complex），不同来源菌株的主要的克隆群有：ST－828克隆群以结肠弯曲菌为主，主要来源于家畜，ST－21、ST－45和ST－61主要分布于腹泻患者，ST－353克隆群主要来源于家禽以及ST－254和ST－257克隆群等。Dingle等研究结果也发现腹泻病人分离菌株主要集中在ST－21克隆群。澳大利亚研究者发现人源分离菌株主要集中于ST－21、ST－22、ST－45和ST－257克隆群，而加拿大研究结果表明，ST－607克隆群菌株主要来源于腹泻病人和家禽[6-11]。英国的最新研究显示，人来源最常见的ST型是ST572和ST584，并且发现25%人感染的ST型只存在于人类感染中，而33%的ST型仅布于动物的感染中[12]。

全基因组测序是全面了解致病性微生物的分子进化、基因组成、基因调控等遗传特征的非常重要的技术之一。有人通过高通量基因组扫描与分子分型技术相结合，发现来源于家畜的空肠弯曲菌基因组上有特异的基因簇的分布，来源于家禽的菌株染色体基因组上具有的特异的核苷酸片段。随着基因组测序技术迅速发展，基于弯曲菌基因组序列的分型分析技术将迅速发展。

二、我国空肠弯曲菌的分型概况

我国空肠弯曲菌的感染普遍存在[13-15]。近年来，随着我国经济的发展以及对人疾病预防控制工作的重视以及对动物养殖疾病防控的加强，空肠弯曲菌在动物及人类感染的相关研究越来越得到关注。同时，随着我国经济的发展以及国民生活模式的改变，由于空肠弯曲菌污染造成的感染中毒的事件也越来越多，而且这种感染后导致聚集性疫情的暴发也增加了我国对于突发卫生事件和食品安全工作的压力。2007 年 6 月底 7 月初，我国吉林长春双阳地区发生一起 36 人的 GBS 暴发。流行病学调查、血清学分析以及病原分析结果表明空肠弯曲菌的前期感染的流行是此次 GBS 暴发的主要病因[16,17]。研究中通过弯曲菌的 PFGE 的分型分析，确定本次感染事件中腹泻患者感染菌株与格林巴利综合征患者感染菌株为相同菌型的菌株，MLST 的分型分析确定该菌型与导致格林巴利综合征的高危菌型高度一致[16,17]。

　　张茂俊等对我国分离的、来源于腹泻患者、家禽、家畜、食物等不同宿主的 200 余株弯曲菌的 PFGE 和 MLST 的分型分析结果表明，我国 93 株空肠弯曲菌可分为 53 个 PFGE 带型，49 个 ST 型。113 株结肠弯曲菌可以分为 84 个 PFGE 带型，54 个 ST 型。86% 的结肠弯曲菌的 ST 型属于 ST828 克隆群。我国不同宿主来源空肠弯曲菌菌型呈弥散分布，没有发现属于某种宿主来源菌株的特异菌型[18,19]。

　　PFGE 和 MLST 分型是目前空肠弯曲菌常用的分子分型方法，也是研究病原体变异的主要方法。

三、PFGE 操作方法

　　病原菌分子分型监测实验室网络 PulseNet International 已建立了空肠弯曲菌标准化的 PFGE 方法。空肠弯曲菌 PFGE 的分型可用 *Sma* I 和 *Kpn* I 两种内切酶，通常 *Sma* I 为首选内切酶，具体所用试剂及的操作步骤及试剂可参考：http：//www.cdc.gov/pulsenet/protocols/campy_ protocol.pdf。具体步骤如下。

1. 细菌培养及浓度测定

　　单菌落来源的菌株在含 10% 绵羊血的选择性哥仑比亚琼脂上，微需氧环境（5% 氧气，10% 二氧化碳，85% 氮气），37 ℃，培养 24 h。棉拭子刮取适量细菌于 PBS（0.01 M，pH 7.2，0.85%NaCl）中制成悬液，BioMérieux Vitek Colorimeter 测定和调整比浊值为 5.3 麦氏单位（Mc Farland）。

2. 胶块包埋

　　用 TE 缓冲液（10 mM Tris：1 mM EDTA，pH 8.0）配置 1% 浓度的 SKG 琼脂糖（0.5 g 的 SKG 琼脂糖加入 49.5 mL 的 TE 缓冲液），56 ℃，水浴。取 400 μL 5.3 McFarland 的细菌悬浊液于 1.5 mL 离心管中，37 ℃，水浴孵育 5 min，每管加入 20 μL 蛋白酶 K（储存液浓度为 20 mg/mL），混匀，终浓度为 0.5 mg/mL。将菌悬液与提前孵育的 400 μL 1% 的 SKG 等量混合，混匀后取 200～400 μL 加入 PFGE 胶块制备模具，室温下凝固 15 min，制成胶块，每个样品制备双份胶块。

3. 胶块中细菌裂解

　　将胶块移入 5 mL 细胞裂解液中［CLB，50 mmol/L Tris（pH 8.0），50 mmol/L EDTA（pH 8.0），1% 十二烷基肌氨酸钠，0.1 mg/mL 蛋白酶］，54 ℃ 水浴摇床

（130 r/min）孵育 2 h，弃去细胞裂解液，加 15 mL 纯水，50 ℃水浴摇床中清洗 2 次，每次 10 min；加入 15 mL 使用预热 50 ℃的 TE 缓冲液（pH 8.0）水浴摇床中清洗 4 次，每次 15 min。

4. 酶切

胶块凉至室温，切取 2 mm 宽的胶块于 1.5 mL 离心管中，加 200 μL *Sma* I（或者 *Kpn* I）限制性内切酶酶切缓冲液，37 ℃缓冲平衡 15 min。弃去平衡用缓冲液，重新加入酶切缓冲液和限制性内切酶 *Sma* I（或者 *Kpn* I）40U/样品，25 ℃，酶切 4～6 h。

5. 电泳

吸出酶切液体，加入 200 μL 0.5×TBE，将胶加在梳子齿上，干燥 3 min 后，倒入平衡好的 1% SKG，室温凝固 30 min。置于电泳仪中电泳。PFGE 电泳条件：2 000 mL 0.5×TBE，电压 6.0 V/cm，温度 14 ℃，脉冲夹角 120°，*Sam* I 起始脉冲时间 6.76 s，终止脉冲时间 35.38 s，电泳时间 18h，*Kpn* I 起始脉冲时间 5.2 s，终止脉冲时间 42.3 s，电泳时间 18 h。

6. 图像获取

完成电泳后，将胶块放入 1 μg/mL 的溴化乙啶染色 30 min，置纯水中脱色 1～1.5 h，中间换 3～4 次纯水。Bio-Rad Gel XR 读胶仪成像。

7. 电泳图像分析和结果聚类分析

获得的 PFGE 图像应用 BioNumerics（Version 4.0）数据库软件处理，识别图像条带。电泳图像经统一的分子量标准化进行内校准，标定条带位置，必要时进行手工校正。

四、MLST 分子分型分析

2001 年，Dingle 等建立了空肠弯曲菌的 MLST 分析系统[18]，对空肠弯曲菌的 7 个管家基因：天门冬氨酸酶（aspatase，*asp*A）、谷氨酰胺合成酶（gluta mine synthetase，*gln*A）、柠檬酸合成酶（citrate synthase，*glt*A）、丝氨酸羟甲酰转移酶（serine hydroxy methyl transferase，*gly*A）、葡萄糖磷酸变位酶（phospho glucomutase，*pgm*）、转酮醇酶（transketolase，*tkt*）和 ATP 合成酶 α 亚单位（ATP synthase alpha subunit，*unc*A）进行 PCR 扩增和序列的测定，根据管家基因的等位基因的多样性进行多位点序列分型，目前已经发现的空肠弯曲菌有 3362 个 ST 型。PCR 扩增、测序引物及结果分析参见 http：//pub mlst. org/campylobacter/mlst – info/cjejuni/primers. sht mL。

（1）MLST PCR 扩增引物见表 4 – 41。

表 4 – 41　MLST 分子分型的 PCR 引物

引物名称	引物序列（5′→3′）
*asp*A – F	AGTACTAATGATGCTTATCC
*asp*A – R	ATTTCATCAATTTGTTCTTTGC

续表 4 – 41

引物名称	引物序列（5′→3′）
glnA – F	TAGGAACTTGGCATCATATTACC
glnA – R	TTGGACGAGCTTCTACTGGC
gltA – F	GGGCTTGACTTCTACAGCTACTTG
gltA – R	CCAAATAAAGTTGTCTTGGACGG
glyA – F	GAGTTAGAGCGTCAATGTGAAGG
glyA – R	AAACCTCTGGCAGTAAGGGC
pgm – F	TACTAATAATATCTTAGTAGG
pgm – R	CACAACATTTTTCATTTCTTTTTC
tkt – F	GCAAACTCAGGACACCCAGG
tkt – R	AAAGCATTGTTAATGGCTGC
uncA – F	ATGGACTTAAGAATATTATGGC
uncA – R	ATAAATTCCATCTTCAAATTCC

（2）MLST 测序引物见表 4 –42。

表 4 –42 空肠弯曲菌 MLST 分析用基因测序引物序列

引物名称	引物序列（5′→3′）
aspA – F	CCAACTGCAAGATGCTGTACC
aspA – R	TTCATTTGCGGTAATACCATC
glnA – F	CATGCAATCAATGAAGAAAC
glnA – R	TTCCATAAGCTCATATGAAC
gltA – F	CTTATATTGATGGAGAAAATGG
gltA – R	CCAAAGCGCACCAATACCTG
glyA – F	AGCCTAATTCAGGTTCTCAA
glyA – R	AGGTGATTATCCGTTCCATCGC
pgm – F	GGTTTTAGATGTGGCTCATG
pgm – R	TCCAGAATAGCGAAATAAGG
tkt – F	GCTTAGCAGATATTTTAAGTG
tkt – R	AAGCCTGCTTGTTCTTTGGC
uncA – F	AAAGTACAGTGGCACAAGTGG
uncA – R	TGCCTCATCTAAATCACTAGC

（3）50 μL 的 PCR 扩增反应体系列于表 4 –43。

表 4 –43　空肠弯曲菌 MLST 分析用基因扩增体系

试剂	体积/μL	备注
去离子水	20. 5	
10 × 反应液	5. 0	
PCR 引物 1	5. 0	（10 μM 引物储存液 = 1 μM 终浓度）
PCR 引物 2	5. 0	
MgCl$_2$	3. 0	（25 mM 储存液 = 最终浓度 1. 5 mM，需要优化其他引物组）
dNTP mix	10. 0	（每种 10 mM dNTP 125 μL + 500 μL H$_2$O = 日常工作浓度）
Taq 酶	0. 5	（2. 5 个国际单位的酶）
总计	49. 0	

每管加入 1 μLDNA 模板（大约 50 ng/μL），同时设立阴性 PCR 扩增对照。

（4）PCR 扩增条件：首先 94 ℃ 2min、50 ℃ 1min、72 ℃ 1min 扩增 35 个循环，接着 72 ℃ 延伸 5 min，最后产物保存于 4 ℃。

（5）PCR 产物电泳验证和纯化。

PCR 扩增结束后，1. 0% 琼脂糖电泳验证其片段大小，*asp*A、*gln*A、*glt*A、*gly*A、*pgm*、*tkt*、*unc*A 基因的扩增产物大小在 700 ～ 1 400 bp 之间。PCR 产物经试剂盒纯化，进行双向序列测定。

6. ST（sequence type）型别确定

7 个等位基因测序片段长度分别为：*asp*A（477 bp）、*gln*A（477 bp）、*glt*A（402 bp）、*gly*A（507 bp）、*pgm*（498 bp）、*tkt*（459 bp）、*unc*A（489 bp）。将不同等位基因的序列在 MLST 数据库（http：//pub mlst. org/campylobacter/）中提交，进行检索比对。根据数据库提供的每种等位基因的序列号，确定 7 个管家基因的组合（profile），即为该菌株的 ST 型。对新发现的 ST 型，将基因序列结果、测序原始图谱和相应菌株信息递交网络管理员，以获得新的 ST 型的命名，ST 型的命名是根据所确定的 ST 型在数据库中的排列顺序号随机确定。采用 eBURST（27）分析和预测不同 ST 型的序列群（complex）的关系，确定核心 ST 型。克隆群（Clonal Complex）中的 STs 至少有 4 个以上相同序列的等位基因（与中心的等位基因相比较）。中心 ST 是假定的"祖先基因型"（ancestral genotype），其他的 STs 都是来源于它，以确定 STs 的序列群。

参考文献

[1] Blaser M J. Epidemiologic and clinical features of *Campylobacter jejuni* infections [J]. J Infect Dis，1997，176（Suppl 2）：S103 – S105.

[2] Nachamkin I，Allos B M，Ho T. *Campylobacter* species and Guillain-Barre syndrome

［J］. Clin Microbiol Rev, 1998, 11: 555 – 567.

［3］ Sheikh K A, Nachamkin I, Ho T W, et al. *Campylobacter jejuni* lipopolysaccharides in Guillain-Barre syndrome: molecular mimicry and host susceptibility. Neurology ［J］, 1998, 51: 371 – 378.

［4］ Rautelin H, Hanninen M L. Comparison of a commercial test for serotyping heat-stable antigens of *Campylobacter jejuni* with genotyping by pulsed-field gel electrophoresis ［J］. J Med Microbiol, 1999, 48: 617 – 621.

［5］ Maiden M C, Bygraves J A, Feil E, et al. Multilocus sequence typing: a portable approach to the identification of clones within populations of pathogenic microorganisms ［J］. Proc Natl Acad Sci, 1998, 95: 3140 – 3145.

［6］ Dingle K E, Colles F M, Wareing D R, et al. Multilocus sequence typing system for *Campylobacter jejuni* ［J］. J Clin Microbiol, 2001, 39: 14 – 23.

［7］ Olsen S J, Hansen G R, Bartlett L, et al. An outbreak of *Campylobacter jejuni* infections associated with food handler conta mination: the use of pulsed-field gel electrophoresis ［J］. J Infect Dis, 2001, 183: 164 – 167.

［8］ Clark C G, Bryden L, Cuff W R, et al. Use of the oxford multilocus sequence typing protocol and sequencing of the flagellin short variable region to characterize isolates from a large outbreak of waterborne *Campylobacter sp.* strains in Walkerton, Ontario, Canada ［J］. J Clin Microbiol 2005, 43: 2080 – 2091.

［9］ Kwan P S, Barrigas M, Bolton F J, et al. Molecular epidemiology of *Campylobacter jejuni* populations in dairy cattle, wildlife, and the environment in a farmland area ［J］. Appl Environ Microbiol, 2008, 74: 5130 – 5138.

［10］ Sopwith W, Birtles A, Matthews M, et al. *Campylobacter jejuni* multilocus sequence types in humans, northwest England, 2003 – 2004 ［J］. Emerg Infect Dis, 2006, 12: 1500 – 1507.

［11］ Wilson M K, Lane A B, Law B F, et al. Analysis of the pan genome of *Campylobacter jejuni* isolates recovered from poultry by pulsed-field gel electrophoresis, multilocus sequence typing (MLST), and repetitive sequence polymerase chain reaction (rep-PCR) reveals different discri minatory capabilities ［J］. Microb Ecol, 2009, 58: 843 – 855.

［12］ Wilson D J, Gabriel E, Leatherbarrow A J, et al. Tracing the source of campylobacteriosis ［J］. PLoS Genet, 2008, 4: e1000203.

［13］ 吴蜀豫, 张立实, 冉陆. 弯曲菌及弯曲菌病的流行现状 ［J］. 中国食品卫生杂志, 2004, 1 (16): 58 – 60.

［14］ 席胜军. 2004 年肠道门诊期间其他感染性腹泻病原学监测 ［J］. 实用预防医学, 2005, 6 (12): 1354 – 1355.

［15］ 侯凤伶, 申志新, 王英豪, 等. 保定市空肠弯曲菌感染情况调查分析 ［J］. 中国卫生检验杂志, 2006, 6 (16): 725 – 726.

［16］ Zhang M, Li Q, He L, et al. Association study between an outbreak of Guillain-Barre syndrome in Jilin, China, and preceding *Campylobacter jejuni* infection ［J］. Foodborne Pathog Dis 2010, 7: 913 –919.

［17］ Zhang M, He L, Li Q, et al. Genomic characterization of the Guillain-Barre syndrome-associated *Campylobacter jejuni* I 疾病预防控制中心 CJ07001 Isolate ［J］. PloS one, 2010, 5: e15060.

［18］ Zhang M, Liu X, Xu X, et al. Molecular subtyping and antimicrobial susceptibilities of *Campylobacter coli* isolates from diarrheal patients and food-producing animals in China ［J］. Foodborne Pathog Dis, 2014, 11 (8): 610 –619.

［19］ Zhang M, Gu Y, He L, et al. Molecular typing and antimicrobia susceptibility profiles of *Campylobacter jejuni* isolates from north China ［J］. J Med Microbiol, 2010, 59 (10): 1171 –1177.

（张茂俊）

第十一节　肺炎克雷伯菌分型变异操作规程

一、概述

肺炎克雷伯菌呈杆状，属于克雷伯菌属，革兰氏染色阴性，无鞭毛，有荚膜，乳糖发酵，兼性厌氧型。肺炎克雷伯菌是院内感染的常见致病菌，可感染尿道、呼吸道、肺、伤口部位以及血液[1]。该菌引发的肺炎病情严重，肺部出现广泛出血性、坏死性肺实变。其引起的败血症后果较严重，死亡率较高[2]。近些年，该菌在台湾和其他亚洲地区有报道引起肝溃疡，复合眼内炎或脑膜炎[3-8]。

肺炎克雷伯菌毒力强弱有很大差别，影响的主要因素包括荚膜血清型、脂多糖、铁代谢和菌毛及非菌毛黏附性[9-11]。目前已经发现的荚膜血清型共 77 个，这些荚膜可以保护菌株免受宿主免疫系统攻击[12]。其中，K1、K2、K5、K20、K54 和 K57 具有非常高的毒性，在全球范围内广泛流行并引起严重的院内感染。另外，研究表明黏液型调节基因（*rmp*A）与高毒力血清型具有高度相关性[13]。

抗药性：肺炎克雷伯菌与肠球菌、金黄色葡萄球菌、鲍曼不动杆菌、铜绿假单胞菌和肠杆菌属并称 ESKAPE 菌[14]，广泛流行于发达国家和发展中国家的医院中，严重影响了医院内病人治疗康复。由于医院内抗生素大量使用，在杀死绝大多数致病菌的同时，一部分致病菌幸存了下来并具有一定的抗生素耐受性。检测和分型鉴定这些致病菌尤其是高致病菌，并防止其扩散和获得抗生素抗性基因逐渐成为人们关注的重点。

二、分型变异现状分析

目前较成熟的基因分型方法是 MLST。这是一种高分辨力的分型方法，适合长期大范围的流行病学调查研究和近期暴发快速鉴定溯源。通常选取多个看家基因的内部 DNA 序列，每个基因选取长度为 450～500 bp。每个基因片段的不同序列称为等位基因（allele），等位基因型的不同组合称为序列型（sequence type，ST）。

肺炎克雷伯菌的 MLST 方案，选取 poB（beta-subunit of RNA polymerase），gapA（glyceraldehyde 3-phosphate dehydrogenase），mdh（malate dehydrogenase），pgi（phosphoglucose isomerase），phoE（phosphorine E），infB（translation initiation factor 2），tonB（periplasmic energy transducer）这 7 个基因内部片段作为 MLST 分型依据。肺炎克雷伯菌的 MLST 方法和数据可通过访问互联网数据库 BIGSdb（http：//bigsdb. web. pasteur. fr/klebsiella/klebsiella. html）得到，测序的序列也可以提交到该网站上鉴定 ST 型。目前，数据库公布的肺炎克雷伯菌 ST 型有 1 700 多个。从等位基因数量上看，infB 型别最少，只有 96 种，而 tobB 则有 278 种。

我国肺炎克雷伯菌类型非常丰富，多样性高，涵盖大部分 BIGSdb 数据库中菌株的克隆群（clonal groups，依据 MLST 分型定义的群）。医院内采样没有明显的与时间或地域有关的克隆群聚集特征。

三、MLST 操作方法

用于 MLST 分型的 7 个管家基因及其扩增引物如表 4 – 44。

表 4 – 44　肺炎克雷伯菌的 7 个管家基因扩增引物

引物	引物序列（5′→3′）
rpoB：F：Vic3：OF	GTTTTCCCAGTCACGACGTTGTAGGCGAAATGGCWGAGAACCA
rpoB：R：Vic2：OR	TTGTGAGCGGATAACAATTTCGAGTCTTCGAAGTTGTAACC
gapA：F：173：OF	GTTTTCCCAGTCACGACGTTGTATGAAATATGACTCCACTCACGG
gapA：R：181：OR	TTGTGAGCGGATAACAATTTCCTTCAGAAGCGGCTTTGATGGCTT
mdh：F：130：OF	GTTTTCCCAGTCACGACGTTGTACCCAACTCGCTTCAGGTTCAG
mdh：R：867：OR	TTGTGAGCGGATAACAATTTCCCGTTTTTCCCCAGCAGCAG
pgi：F：1R：OF	GTTTTCCCAGTCACGACGTTGTAGAGAAAAACCTGCCTGTACTGCTGGC
pgi：R：1F：OR	TTGTGAGCGGATAACAATTTCCGCGCCACGCTTTATAGCGGTTAAT
phoE：F：604.1：OF	GTTTTCCCAGTCACGACGTTGTAACCTACCGCAACACCGACTTCTTCGG
phoE：R：604.2：OR	TTGTGAGCGGATAACAATTTCTGATCAGAACTGGTAGGTGAT
infB：1F：OF	GTTTTCCCAGTCACGACGTTGTACTCGCTGCTGGACTATATTCG

续表4-44

引物	引物序列（5′→3′）
*inf*B：1R：OR	TTGTGAGCGGATAACAATTTCCGCTTTCAGCTCAAGAACTTC
*ton*B：1F：OF	GTTTTCCCAGTCACGACGTTGTACTTTATACCTCGGTACATCAGGTT
*ton*B：2R：OR	TTGTGAGCGGATAACAATTTCATTCGCCGGCTGRGCRGAGAG

（一）肺炎克雷伯菌染色体的提取

1. 试剂盒提取

取过夜生长在血平板的菌落，大约平板的1/8，溶解在400 μL裂解液中（配方见下文）。37 ℃孵育30 min，使用商用试剂盒进行提取。

2. 煮沸法

肺炎克雷伯菌血平皿37 ℃培养过夜，取5个单菌落加入100 μL无菌ddH₂O，混匀，98～100 ℃加热15 min，13 000 r/min离心5 min，取上清分装备用。-20 ℃保存。

（二）PCR反应

1. PCR反应体系

50 μL体系：2 × Easy*Taq* 25 μL，上游引物（10μM）2 μL，下游引物（10μM）2 μL，模板2 μL，ddH₂O 19 μL。

2. PCR扩增循环

首先95 ℃预变性5 min，然后95 ℃ 1 min、55 ℃ 1 min、72 ℃ 1 min扩增30个循环，最后72 ℃延伸10 min。

（二）凝胶分析

1. 凝胶制备

（1）用蒸馏水将制胶托盘和梳子冲洗干净，放在水平桌面上，并架好梳子，梳齿的位置应在托盘底面上0.5～1.0 mm。

（2）配制足量的电泳缓冲液（1 × TAE或0.5 × TBE）用以灌满电泳槽和配制凝胶用。

（3）称取1.5 g的琼脂糖，加入100 mL 1 × TAE或0.5 × TBE。

注意：缓冲液体积应小于烧瓶或玻璃瓶的三角烧瓶或玻璃瓶容积的50%。

（4）溶液冷却到60 ℃时，加入EB至终浓度为0.5 μg/mL或其他替代染料。轻轻地旋转以充分混匀凝胶溶液。

注意：EB是一种强烈的诱变剂并有中度毒性，使用含有该染料地溶液时必须带手套。凡是被EB污染过地瓶子、加样枪等，均需戴一次性书套操作。EB储存液应在4 ℃下避光储存。

（5）浇灌温热的琼脂糖溶液进入模具。

注意：凝胶的适宜厚度为3～5 mm。需检查在梳齿下或梳齿间应无气泡。

2. 凝胶电流

（1）让凝胶溶液完全凝结，室温下 30 ～ 45 min，小心地拔出梳子，将凝胶安放到电泳槽内。向电泳槽内加入电泳缓冲液，刚好没过凝胶约 1 mm。

（2）第一个孔加入 1 μL 100 bp 的 Marker，在 DNA 样品中加入 1/6 体积的上样缓冲液，混匀后，用移液枪将 5 μL DNA 样品加入样品孔中。

注意：加样孔能加入 DNA 的最大量取决于样品中 DNA 片段的大小和数目。EB 染色可以观测到的最小量 DNA 在 5 mm 宽条带中为 2 ng，最大量为 500 ng，若超过 500 ng 以上时，加样孔过载，会导致拖尾和模糊不清等现象。每孔最大上样量取决于样品孔体积，切忌将加样孔加得太满，甚至溢出，流入邻近样品孔造成样品交叉污染，影响结果分析。

（3）上电泳槽并通电，使 DNA 应向阳极（红色插头）侧泳动。给予 1 ～ 5 V/cm 的电压，其中距离以阳极至阴极之间的测量为准。如电极连接正确，阳极和阴极由于电解作用将产生气泡，并且几分钟内溴酚蓝从加样孔迁移进入胶体内。

3. 结果观察

（1）溴酚蓝迁移到适当距离后再停止电泳，切断电源，打开槽盖，取出凝胶，用读胶仪进行检测。

（2）结果观察：在相应位置有条带检出。

（三）测序

如果产物为单一条带，应用 PCR 纯化试剂盒进行纯化；如果产物有非特异条带，应用凝胶纯化试剂盒进行切胶回收纯化，再送公司测序（纯化方法见试剂盒说明书）。也可以将 PCR 产物直接送测序公司进行纯化和测序。测序引物同 PCR 扩增引物。测序一定要采用双相测序。

（四）ST 型别的确认

将测序结果进行校对，得到 7 个扩增基因的序列，提交网络（http：//bigsdb. web. pasteur. fr/klebsiella/klebsiella. html）进行 ST 型的确认。

四、未来可能开展的前沿研究技术

最近的研究表明，肺炎克雷伯菌的 7 个管家基因重组率非常高[15,16]，这会打乱菌株的进化关系，从而给 MLST 方法长期检测该菌的变异和传播带来了许多不确定性。同时，肺炎克雷伯菌的克隆群与其毒力和荚膜血清型之间联系并不紧密[15]，可能可以在菌株之间发生独立的重组事件，这进一步使得监测和跟踪高毒力菌株变的困难。

既然少量的看家基因无法满足更高分辨力的要求，人们逐渐开始将更多的管家基因、毒力基因纳入考察范围[13,16]。目前，BIGSdb 数据库除了提供传统 MLST 数据以外，还提供 cgMLST（核心基因组 MLST，core genome MLST）、荚膜类型（*wzi* 和 *wzc* 测序）和抗生素抗性基因及毒力基因的数据和鉴定[16]。随着测序技术的不断发展，实验成本不断降低，测序周期不断缩短，通过全基因组测序，利用完整的遗传信息对肺炎克雷伯菌进行信息学分析，找出关键的毒力基因，挖掘其进化传播规律，对于该菌的防控工作将起到重大的推动作用。

参考文献

［1］ Podschun R, MLlmann U. *Klebsiella spp.* as nosocomial pathogens：epidemiology，taxonomy，typing methods，and pathogenicity factors ［J］. Clin Microbiol Rev，1998，11（4）：589－603.

［2］ 刘晶星. 医学微生物学与寄生学 ［M］. 第8版. 北京：人民卫生出版社，2013.

［3］ Liu Y. C，Cheng. L，et al. *Klebsiella* pneumoniae liver abscess associated with septic endophthalmitis ［J］. Archives of internal medicine，1986. 146（10）：1913－1916.

［4］ Liu Y C M，Yen M Y，et al. Septic metastatic lesions of pyogenic liver abscess：their association with *Klebsiella* pneumoniae bacteremia in diabetic patients ［J］. Archives of internal medicine，1991，151（8）：1557－1559.

［5］ Wang，J H，et al. Primary liver abscess due to *Klebsiella* pneumoniae in Taiwan ［J］. Clinical infectious diseases，1998，26（6）：1434－1438.

［6］ Rahimian J.，Wilson T，Oram V，et al. Pyogenic liver abscess：recent trends in etiology and mortality ［J］. Clinical infectious diseases，2004，39（11）：1654－1659.

［7］ Fang，F，C. Sandler N，Libby S J. Liver abscess caused by *mag* A$^+$ *Klebsiella* pneumoniae in North America ［J］. Journal of clinical microbiology，2005，43（2）：991－992.

［8］ Fang C T.，Lai S Y.，Yi W C.，et al. *Klebsiella* pneumoniae genotype K1：an emerging pathogen that causes septic ocular or central nervous system complications from pyogenic liver abscess ［J］. Clinical infectious diseases，2007，45（3）：284－293.

［9］ Regué M，et al. Genetic characterization of the *Klebsiella* pneumoniae waa gene cluster，involved in core lipopolysaccharide biosynthesis ［J］. Journal of bacteriology，2001，183（12）：3564－3573.

［10］ Chou H. C. et al. Isolation of a chromosomal region of *Klebsiella* pneumoniae associated with allantoin metabolism and liver infection ［J］. Infection and immunity，2004，72（7）：3783－3792.

［11］ Ma L C，et al. Genomic heterogeneity in *Klebsiella* pneumoniae strains is associated with primary pyogenic liver abscess and metastatic infection ［J］. Journal of Infectious Diseases，2005，192（1）：117－128.

［12］ Cortes G，et al. Molecular analysis of the contribution of the capsular polysaccharide and the lipopolysaccharide O side chain to the virulence of *Klebsiella* pneumoniae in a murine model of pneumonia ［J］. Infect Immun，2002，70（5）：2583－90.

［13］ Chen Z，et al. A novel PCR－based genotyping scheme for clinical *Klebsiella* pneumoniae ［J］. Future microbiology，2014，9（1）：21－32.

［14］ Rice L B，Federal funding for the study of antimicrobial resistance in nosocomial pathogens：no ESKAPE ［J］. Journal of Infectious Diseases，2008，197 （8）：1079 - 1081.

［15］ Brisse S，et al. Virulent clones of *Klebsiella* pneumoniae：identification and evolutionary scenario based on genomic and phenotypic characterization ［J］. PloS one，2009，4 （3）e4982.

［16］ Li W，et al. Increasing occurrence of antimicrobial-resistant hypervirulent （hypermucoviscous） *Klebsiella* pneumoniae isolates in China ［J］. Clin Infect Dis，2014，58 （2）：225 - 232.

（郭辰仪 周冬生 杨瑞馥）

第十二节 猪链球菌分型变异操作规程

一、概述

猪链球菌（streptococcus suis）是一种人畜共患的病原体，可引起大规模猪群疫情，导致巨大经济损失。人感染猪链球菌病其临床表现以脑膜炎与中毒性休克综合征（streptococcus toxic shock syndrome，STSS）为主，主要是屠宰业从业人员感染，偶尔出现人间疫情暴发。

猪链球菌可引起猪的脑膜炎、关节炎、心内膜炎、败血症、肺炎及突然死亡。通过破损伤口感染接触人群，轻症病人表现为发热、寒战、头痛、食欲下降等一般细菌感染症状，重症病人表现为脑膜炎型与败血症型。猪链球菌致脑膜炎病例的报道较多，主要临床表现为无颈项强直性发热和胃肠道、神经症状。该型的临床表现较轻，预后较好，病死率较低，但可因干扰第八头盖神经导致感知性耳聋以及共济失调[1]。败血症型，主要表现为链球菌中毒性休克综合征（STSS），多有并发症，主要为多器官衰竭，预后较差，病死率极高[2]。

人感染猪链球菌病系 1968 年首次在丹麦被报道，此后在荷兰、香港、英国、加拿大、德国、法国和瑞典等国家、地区均有报道。主要表现为中毒性休克综合征（TSS）和细菌性脑膜炎，病例呈高度散发。猪感染猪链球菌病已在美国、英国、法国、日本、丹麦、荷兰、爱尔兰、安哥拉、加拿大、澳大利亚、新西兰、比利时、巴西、挪威、芬兰、西班牙、德国、日本等国家先后报道过[3-6]，中国香港、台湾地区也报道过该病散发病例[1,7]。

1995 年，黄毓茂、黄引贤将从病猪中分离到链球菌进行鉴定，首次证实我国存在猪链球菌血清 2 型菌株[8]。

截至目前，全球 2 起最大规模的人群暴发都发生在我国。1998—1999 年，我国江苏省部分县（市），连续两年出现猪链球菌病的爆发，有 25 人感染发病，14 人死亡，导致农牧业经济重大损失[9]。2005 年 6—8 月，四川省多个地市发生大规模猪链球菌病流行，导致 204 人感染发病，38 人病死，病例分型为普通型 41 例（20%）、脑膜炎型 104 例（51%）、休克型 59 例（29%，其中 15 例伴有脑膜炎表现）[10]。此外，贵州 2005 年也报导了一起猪链球菌疫情，8 人发病，其中 2 人死亡，都是参与屠宰病死猪的农民[11]。

近几年，湖南、广西、江西、安徽、河北、深圳、浙江、天津等都陆续发现了猪链球菌感染。北京还发现了 1 例泰国输入性病例[12-17]。病例呈高度散发，病例间没有明显联系。病例都有明确的病死猪接触史或猪肉的屠宰、切割等接触史。

（一）传染源与传播途径

猪是猪链球菌的主要宿主，病猪和隐性感染的猪是该病的主要传染源，我国两次大的人群暴发都伴随有大量猪感染猪链球菌病[9,10]。猪链球菌主要由接触感染的猪和猪肉制品，经破损皮肤等途径感染人体。猪链球菌病多发生在屠夫、养殖厂工人、生肉加工和销售人员。国外也有学者认为人感染猪链球菌病是人类的动物源性职业病[18]，也称该病为"屠夫病"。从事猪肉加工产业的人员是人感染猪链球菌病的高危人群。接触部位有伤口存在，细菌直接入血是导致人感染猪链球菌病的重要原因。

（二）细菌学形态

猪链球菌为革兰氏阳性链状球菌。新从标本中分离的猪链球菌，其形态较典型，链长可达 20 多个菌体；多次传代培养后细菌形态不典型，革兰氏染色不明确，菌体呈球杆球，不成链。菌体无芽胞，有荚膜，在哥伦比亚血平板上生长呈灰白色较小菌落，直径 0.5～1 mm，边缘整齐光滑。所有的猪链球菌在含有绵羊血的琼脂平板上生长，均表现为 α 溶血[19]。而部分种类的猪链球菌在含马血的琼脂平板上表现为 β 溶血并产生溶血素。根据荚膜多糖抗原的差异，可将猪链球菌分为 35 个血清型，即 1～34 型和 1/2 型（同时含有 1 型和 2 型抗原的菌株）。造成人类感染的主要为猪链球菌 2 型。

二、血清型鉴定方法

（一）玻片凝集

使用猪链球菌 1～34 型分型血清或型特异性单克隆抗体进行鉴定。最常用的为玻片凝集法：取 1 滴链球菌诊断血清悬滴于载玻片上，与 1 滴菌悬液充分混合，或用接种环刮取单个菌落直接与血清混合，观察是否出现凝集反应，同时用生理盐水做对照。

（二）PCR 扩增

对人致病的最主要血清型为猪链球菌 2 型。可通过 PCR 检测 2 型荚膜多糖编码基因（cps2J）。

引物序列为：上游引物 5′ - GTTGAGTCCTTATACACCTGTT - 3′，下游引物 5′ - CAGAAAATTCATATTGTCCACC - 3′[20]。扩增片段长度为 450 bp。PCR 扩增条件为：94 ℃预变性 5 min，94 ℃变性 15 s、60 ℃退火 30 s、72 ℃延伸 30 s，进行 30 个循环，

72 ℃延伸 5 min。

三、PFGE 操作方法

中国香港和内地学者都相继报道了对猪链球菌进行 PFGE 分型的方案，主要都是使用 Sma I 进行限制性酶切，而电泳参数则不尽相同。但对不同来源的菌株进行分型，还是得到了相似的结果：病例与当地猪或猪肉分离菌株具有相同或相似的带型，显示病例菌株与动物菌株具有密切的关联；暴发菌株几乎具有相同的带型；而不同地域的菌株带型则不尽相同。值得一提的是，时隔十余年，我国曾出现过 2 次大规模人间病例暴发的省份：四川与江苏，其猪群分离菌株至今仍保持相同的 PFGE 带型[21-23]。

猪链球菌 PFGE 分型方案如下。

（一）第一天的操作

1. 胶块的制备

（1）在比浊管上标记样品名称和空白对照，分别加入约 2 mL TE。

（2）在 1.5 mL EP 管上标记好相应的样品名称。

（3）从培养皿上刮取适量细菌，均匀悬浊于 TE 中，测量其麦氏浊度，调整至 6.0～7.0。

（4）取 400 μL 细菌悬浊液于相应的 1.5 mL EP 管中，置于 37 ℃水浴中孵育 5 min。将剩余的细胞悬浊液置于冰上直到胶块制备好放在水浴摇床中。

（5）从水浴中取出 EP 管，每管中加入 10 μL 100 mg/mL 的溶菌酶，混匀。

（6）预先制备好 2% SKG，放于 56 ℃水浴箱中。

（7）在 EP 管中加入 400 μL 的 2% SKG，用枪头轻轻混匀。

（8）将混合物加入模具，避免气泡产生，在室温下凝固 10～15 min。

注意：用后的接种环要放在指定的废弃物容器中；样品测 McF 值前要混匀；细胞悬浊液与溶菌酶要置于冰上；在混合细胞悬浊液和 2% SKG 时要避免气泡的产生；混合物加入模具时不能产生气泡；在制胶块过程中 2% SKG 要一直放在 56 ℃水浴箱中。

2. 细菌的裂解

（1）溶菌酶的作用。

1）在 50 mL 离心管上做好标记。

配制 50 mL 溶菌酶裂解液：H_2O 37.2 mL，1M Tris-HCl（pH 7.6）300 μL，0.5 M EDTA（pH 8.0）10 mL，2.5 M NaCl 2 mL，脱氧磺酸钠 0.1 g，十二烷基肌氨酸钠 0.1 g，Brij 35 0.1 g。

2）56 ℃水浴锅内至完全溶解。每 50 mL 体系中加入 500 μL 100 mg/mL 的溶菌酶，混匀，滤器过滤

3）每个管子加入 5 mL 溶菌酶裂解液。

4）用刀片削去模具表面多余的胶，使胶块平齐。打开模具，用小铲的宽头部分将胶块移入相应的 50 mL 离心管中。保证胶块在液面下而不在管壁上。

5）将管子放在 37 ℃水浴摇床中孵育 30 min，转速约 170 r/min。

（2）水洗胶块。

1）从水浴摇床中取出离心管，盖上 screened-cap，轻轻倒掉溶菌酶裂解液。

注意：把管倒置在吸水纸上，使管内液体尽量排除干净。

2）每管中加入 15 mL 纯水。确保胶块在液面以下而不是在管壁或者盖子上，水浴摇床中 54 ℃ 摇 15 min，转速为 170 r/min。共洗 2 次。

（3）蛋白酶 K 消化。

1）配制 50 mL 消化基础液包括：

H_2O 42.1 mL，0.5 M EDTA（pH 8.0）5 mL，2.5 M NaCl 0.4 mL，十二烷基肌氨酸钠 0.1 g。

室温放置 10 min，直至完全溶解。

2）每 50 mL 体系中加入 2.5 mL 20 mg/mL 的蛋白酶 K，混匀，滤器过滤。每管加入 5 mL 消化液。确保胶块在液面以下而不是在管壁或者盖子上，水浴摇床 54 ℃ 1 h，转速为 170 r/min。

3）将纯水和 TE 放在 50 ℃ 水浴摇床中预热。

3. 洗胶块

（1）从水浴摇床中拿出 50 mL 离心管，轻轻倒掉蛋白酶 K 消化液。

（2）每管中加入 15 mL 预热的纯水。确保胶块在液面下而不在管壁或盖子上，放回 50 ℃ 水浴摇床中，摇 15 min。

（3）倒掉水，用纯水再洗 1 次。

（4）倒掉水，加入 15 mL 预热的 TE，在 50 ℃ 的水浴摇床中摇 15 min。

（5）倒掉 TE，用 TE 重复洗 4 次，每次 15 min。

（6）倒掉 TE，加入 10 mL TE，放在 4 ℃ 冰箱保存备用。

注意：要确保胶块在液面下而不在管壁或盖子上。

4. 胶块内 DNA 的酶切

注意缓冲液和酶切液的配方。

（1）在 1.5 mL EP 管上标记好相应的样品及 H9812 的名称。按照表 4 – 45、表 4 – 46 的比例配制缓冲液，混匀。

表 4 –45 *Sma* I 缓冲液配方

试剂	μL/胶块	μL/7 胶块	μL /10 胶块
纯水	120	840	1 200
缓冲液	15	105	150
BSA	15	105	150
总体积	150	1 050	1 500

表 4 – 46　*Xba* I 缓冲液配方

试剂	μL/胶块	μL/3 胶块	μL /10 胶块
纯水	120	360	1 200
缓冲液	15	45	150
BSA	15	45	150
总体积	150	450	1 500

注意：缓冲液要置于冰上。

（2）在每个 1.5 mL EP 管中加入 150 μL 缓冲液。小心从 TE 中取出胶块放在干净的培养皿上。

（3）用刀片切下 2 mm 宽的胶块放入 1.5 mL EP 管中。确保胶块在液面下面。将剩余的胶块放回原来的 TE 中。同样的方法处理标准株 H9812 的胶块。

管子放在 37 ℃水浴中孵育 10 ～ 15 min。

（4）缓冲液孵育的过程中，按照表 4 – 47、表 4 – 48 的比例配制酶切液。

表 4 –47　*Sma* I 酶切液配方

试剂	μL/胶块	μL/7 胶块
纯水	134	1 080
缓冲液	20	140
BSA	20	140
Sma I （10 U/μL）	6	40
总体积	200	1 400

表 4 –48　*Xba* I 酶切液配方

试剂	μL/胶块	μL/3 胶块
纯水	157	471
缓冲液	20	60
BSA	20	60
Xba I	3	9
总体积	200	600

注意：将酶置于冰上，用后立即放在 – 20 ℃保存。

（5）枪头吸出稀释缓冲液，避免损伤胶块。

（6）加入 200 μL 酶切液，轻轻在实验台上磕管子的底部，确保胶块在液面下面。

Sma I 酶切胶块的管子放在 30 ℃水浴中孵育至少 3 h。将 H9812 酶切胶块的管子放在 37 ℃水浴中孵育至少 2 h。

5. 加样

（1）将胶块直接粘在梳子齿上。

1）调整梳子的高度，使梳子齿与胶槽的底面相接触。用水平仪调整胶槽使其水平。

2）从 37 ℃水浴中取出胶块，平衡到室温。

3）用枪头吸出酶切混合液，避免损伤或吸出胶块。

4）每管加入 200 μL 0.5 × TBE。

5）把梳子平放在胶槽上，把胶块加在梳子齿上。如果用的是 10 个齿的梳子，把标准菌株 H9812 加在第 1、5、10 个齿上。

6）用吸水纸的边缘吸去胶块附近多余的液体，在室温下风干约 3 min。

7）把梳子放入胶槽，确保所有的胶块在一条线上，并且胶块与胶槽的底面相接触。从胶槽的下部中央缓慢到入 100 mL 熔化的在 55～60 ℃平衡的 1% SKG。避免气泡的生成；如果有，用枪头消除。胶在室温下凝固 30 min 左右。

8）记录加样顺序。

（2）将胶块直接加在加样孔内。

1）调整梳子的高度，使梳子齿与胶槽的底面相接触。用水平仪调整胶槽使其水平。

2）把梳子放入胶槽，从胶槽的中央缓慢倒入 100 mL 熔化的在 55～60 ℃平衡的 1% SKG。避免气泡的生成；如果有，用枪头消除。胶在室温下凝固 30 min 左右。

3）小心拔出梳子。

4）从 37 ℃水浴中取出胶块，平衡到室温。

5）用枪头吸出酶切混合液，避免损伤或吸出胶块。

6）每块胶加入 200 μL 0.5 × TBE 平衡。

7）用小铲将胶块加入加样孔。

8）用溶化的胶封闭加样孔。

注意：可以在加样孔中加入 0.5 × TBE，利用毛细作用将胶块沉在加样孔底，尽量避免气泡形成。

9）记录加样顺序。

6. 电泳

（1）确保电泳槽是水平的。如果不水平，调整槽底部的旋钮。注意：不要触碰电极。

（2）加入 2.2 L 0.5 × TBE，关上盖子。

（3）打开主机和泵的开关，确保泵设在 "−70"（这时缓冲液的流速约 1 L/min）和缓冲液在管道中循环。

（4）打开冷凝机，确保温度预设在 14 ℃（缓冲液达到该温度通常需要 20 min 左右）。

（5）打开胶槽的旋钮，取出凝固好的胶，用吸水纸清除胶四周和底面多余的胶。

（6）小心的把胶放入电泳槽，关上盖子。

（7）电泳参数的设置。常规参数包括电压梯度 6 V/cm；电场夹角 120°；电泳缓冲液 0.5 × TBE；温度 14 ℃；缓冲液的流速约 1 L/min；片断大小为 30～400 kb。

脉冲电泳参数可有两种选择：

1）第一阶段：1～50 s，8 h；第二阶段：5 s，10 h。[22]

2）第一阶段：2～5 s，6.5 h；第二阶段：20～40 s，13.5 h。[21]

（8）记录电泳初始电流（通常120～145 mA）。

（9）结束电泳。关机顺序为：冷凝机—泵—主机。

（二）第二天的操作

图像的获取：

（1）取出胶，放在盛放400 mL EB溶液的塑料容器内（EB储存液浓度为10 mg/mL，1:10 000稀释，即在400 mL水中加入40 μL储存液）。

注意：EB是致畸剂。储存在棕色瓶中的EB稀释液可以用3～5次。废弃的EB溶液按照说明进行处理。

（2）将容器放在摇床上摇25～30 min。

（3）放掉电泳槽中的TBE，用1～2 L纯水清洗电泳槽，并倒掉液体。

（4）戴上手套将用后的EB溶液小心倒入做有标记的棕色瓶中，在塑料容器中加入400～500 mL纯水，放在摇床上脱色60～90 min，如果可能每20～30 min换1次纯水。

（5）读胶仪拍摄图像。

注意：如果背景干扰分析，可进一步脱色30～60 min。

四、MLST操作方法

2002年，Sam King与Adrian Whatmore报道发表了基于 *aro*A、*cpn*60、*dpr*、*gki*、*mut*S、*rec*A、*thr*A共7个管家基因的多位点序列的分型方法以及数据库[24]（http://ssuis.mlst.net/）。目前，数据库内已经汇集了来自各地不同菌株共619个序列型（STs）的数据。

对人致病的猪链球菌2型的型别主要为ST1型与ST7型。而我国的猪链球菌2型菌株主要为ST7型，也是引起我国四川猪链球菌人群暴发的型别；其次为ST1型。

猪链球菌MLST分析方案如下。

1. 管家基因

*aro*A（5-enolpyruvylshikimate 3-phosphate synthase）：5 - 烯醇丙醋酸莽草酸盐 - 3 - 磷酸合成酶；

*cpn*60（60 kDa chaperonin：60 kDa伴侣蛋白；

dpr（peroxide resistance）：过氧化物抗性；

gki（glucose kinase）：葡萄糖激酶；

*mut*S（DNA mismatch repair protein）：DNA错配修复蛋白；

*rec*A（homologous recombination factor）：同源重组因子；

*thr*A（aspartokinase）：天门冬氨酸激酶。

2. PCR 扩增与测序

引物序列及退火温度见表 4 −49。

表 4 −49　MLST 引物序列、产物长度与退火温度

基因名称	引物序列（5′→3′）	退火温度/℃
*aro*A − F	TTCCATGTGCTTGAGTCGCTA	55
*aro*A − R	ACGTGACCTACCTCCGTTGAC	
cpn − F	TTGAAAAACGTRACKGCAGGTGC	52
cpn − R	ACGTTGAAIGTACCACGAATC	
dpr − F	CGTCTTTCAGCCCGCGTCCA	50
dpr − R	GACCAAGTTCTGCCTGCAGC	
gki − F	GGAGCCTATAACCTCAACTGG	55
gki − R	AAGAACGATGTAGGCAGGATT	
*mut*S − F	CGCAGAGCAGATGGAAGATCC	50
*mut*S − R	CCCATAGCTGTTTTGGTTTCATC	
*rec*A − F	TATGATGAGTCAGGCCATG	50
*rec*A − R	CGCTTAGCATTTTCAGAACC	
*thr*A − F	GATTCAGAACGTCGCTTTGT*	52
*thr*A − R	AAGTTTTCATAGAGGTCAGC	

*表示 *thrA* 的 PCR 产物时上游引物使用：5′ − AAGAATGGATCATCAACCGT −3′

PCR 扩增程序为：首先 95 ℃预变性 5 min，然后着 95 ℃变性 1 min、退火温度下 1 min、72 ℃延伸 1 min 扩增 30 个循环，最后 72 ℃延伸 5 min。

PCR 产物双向测序。

3. 数据分析

将各个管家基因序列提交 http：//ssuis. mlst. net/，与数据库中不同来源的序列进行比较分析。

参考文献

[1] Kay R, Cheng A F, Tse C Y. *Streptococcus suis* infection in Hong Kong ［J］. QJM, 1995, 88（1）：39 −47.

[2] van Jaarsveld B C, van Kregten E, van Kesteren R G, et al. Fulminant sepsis caused by *Streptococcus suis* ［J］. Ned Tijdschr Geneeskd, 1990, 134：1462 −1464.

[3] Perch B, Kristjansen P, Skadhauge K. Group R streptococci pathogenic for man. Two cases of meningitis and one fatal case of sepsis ［J］. Acta Pathol Microbiol Scand,

1968，74：69－76.

［4］ Suankratay C，Intalapaporn P，Nunthapisud P，et al. *Streptococcus suis* meningitis in Thailand ［J］. Southeast Asian J Trop Med Public Health，2004，35：868－876.

［5］ Leelarasamee A，Nilakul C，Tien-Grim S，et al. *Streptococcus suis* toxic-shock syndrome and meningitis ［J］. J Med Assoc Thai，1997，80（1）：63－68.

［6］ Vadeboncoeur N，Segura M，Al-Numani D，et al. Proinflammatory cyrokine and chem-okine release by human brain microvascular endotheliak cells stimulated by *Streptococcus suis* serotype 2 ［J］. FEMS Immunol Med Microbiol，2003，35：49－58.

［7］ Yen M Y，Liu Y C，Wang J H，et al. *Streptococcus suis* meningitis complicated with permanent perceptive deafness：report of a case ［J］. J Formos Med Assoc，1994，93（4）：394－395.

［8］ 黄毓茂，黄引贤.2型猪链球菌的血清学鉴定［J］. 中国兽医学报，1995，15：63－65.

［9］ 汪华，胡晓抒，朱凤才，等. 人－猪链球菌感染性综合征的流行病学调查［J］. 现代预防医学，2000，27（3）：312－314.

［10］ 杨维中，余宏杰，景怀琦，等. 四川省一起伴中毒性休克综合征的人感染猪链球菌2型暴发.［J］中华流行病学杂志，2006，27（3）：185－191.

［11］ 陆洪潮，杜晖，胡静英，等. 一起屠宰病猪致猪链球菌感染的流行病学调查［J］. 职业与健康，2007，23（10）：837－838.

［12］ 董柏青，林玫，杨进业，等. 广西21例人感染猪链球菌病例的流行病学分析［J］. 应用预防医学，2008，14（02）：65－69.

［13］ 湛志飞，张红，胡世雄，等. 湖南省首例人感染猪链球菌病的病原分离与鉴定［J］. 中国热带医学，2007，7（5）：702－703.

［14］ 刘红，胡万富，鲁朝晖，等. 安徽省首例人感染猪链球菌病的流行病学调查［J］. 安徽预防医学杂志，2008，14（03）：87－89.

［15］ 仇莲萍. 从患者瘀点组织液中分离出猪链球菌2型1例［J］. 中国误诊学杂志，2008，8（7）：1525.

［16］ 张小岚，马汉武，谢旭，等. 深圳市2起人感染猪链球菌病疫情的流行病学调查［J］. 热带医学杂志，2008，8（01）：69－70.

［17］ 方益荣，郭亚春，傅利军，等. 浙江省绍兴市3例人感染猪链球菌病流行病学调查报告［J］. 疾病监测，2008，23（01）：63－64.

［18］ Acha P N，Szyfres B. Zoonoses and communicable diseases common to man and animals ［R］. Pan American Health Orgaanization，2003：257－265.

［19］ Hommez J，Devriese L A，Henrichsen J，et al. Identification and characterization of *Streptococcus suis* ［J］. Vet Microbiol，1986，11：349－355.

［20］ Marois C，Bougeard S，Gottschalk M，et al. Multiplex PCR assay for detection of *Streptococcus suis* species and serhotypes 2 and 1/2 in tonsils of live and dead pigs ［J］. J Clin Microbiol，2004，47：3169－3175.

[21] Luey C K, Chu Y W, Cheung T K, et al. Rapid pulsed – field gel electrophoresis protocol for subtyping of *Streptococcus suis* serotype 2 [J]. J Microbiol Methods, 2007 68 (3): 648 –650.

[22] 王丽丽, 叶长芸, 许彦梅, 等. 猪链球菌脉冲场凝胶电泳分析方法的建立 [J]. 中华流行病学杂志, 2008, 29 (5): 473 –477.

[23] Huang J, Shang K, Kashif J, et al. Genetic diversity of *Streptococcus suis* isolated from three pig farms of China obtained by acquiring antibiotic resistance genes [J]. J sci Food Agic, 2015, 95 (7): 1454 –1460.

[24] King S, Leigh J, Heath, P, et al. Development of a multilocus sequence typing scheme for *Streptococcus suis*: Identification of virulent clones and potential capsular serotype exchange [J]. J Clin Microbiol, 2002, 40: 3671 –3680.

（王　鑫　景怀琦）

第十三节　鲍曼不动杆菌分型变异操作规程

一、概述

不动杆菌属（*Acinetobacter*）是需氧、不发酵糖类的革兰氏阴性杆菌，可分为 6 种：醋酸钙不动杆菌（*A. calcoaceticus*）、鲁菲不动杆菌（*A. lwoffi*）、鲍曼不动杆菌（*A. baumanii*）、溶血不动杆菌（*A. haemolytius*）、琼氏不动杆菌（*A. junii*）和约翰逊不动杆菌（*A. johnsonii*）。不动杆菌是机会致病菌，鲍曼不动杆菌、不动杆菌属 3 型和 13TU 型是主要病原菌，常引起重症监护病房患者的呼吸机相关性肺炎、皮肤和软组织感染、创面感染、泌尿系统感染、继发性脑膜炎和败血症。

鲍曼不动杆菌（*Acinetobacter baumannii* A. ba）是不动杆菌属中最为常见的细菌，属于非发酵菌。它不发酵葡萄糖、非苛养、不运动、严格需氧、触媒阳性、氧化酶阴性，为革兰阴性球杆菌，具有极强的环境适应能力和快速获得耐药性的能力。该菌在医院环境中广泛存在，因而极易引起医院内感染及播散流行，近年来已成为医院感染的主要病原菌，引起较高的发病率和死亡率。对鲍曼不动杆菌进行耐药性监测，及时掌握该菌院内分布情况，对指导临床合理使用抗菌药物及防控院内感染暴发流行意义重大。对医院内分离的细菌进行同源性分析是流行病学调查的重要内容之一，有助于追踪流行根源，发现传播方式，从而可以采取及时有效的预防和干预措施。

细菌克隆是指分离自不同时期不同地区，但具有相同的生物特征，因而可能来自同一祖先的菌株。在漫长的传播过程中，同一细菌克隆可能衍生出具有细微生物特征差别的亚克隆。基于扩增片段长度多态性（AFLP）和 PFGE 的分子分型技术研究结果都提示：与其他广泛流行的病原菌类似，鲍曼不动杆菌在不同国家的暴发性流行都由有限的几个克隆引发，而非大量克隆的同时播散。基于细胞封套蛋白谱、核糖体分型和 AFLP 指纹的研究首次证实了欧洲 1 型和 2 型克隆的存在。此后不久，欧洲 3 型克隆亦被报道。目前，已知以上 3 个克隆的流行区域不仅限于欧洲，而是在世界范围内广泛传播，其流行区域也包括亚洲和中国。

二、常见分型方法

1986 年，Bouvet 等建立了基于菌株生化表型的不动杆菌分类系统。随后，Gerner-Smidt 等于 1991 年将该系统进行了进一步简化，使其更加实用。此后发展起来的多种基于遗传表型的分型方法可更准确地对不动杆菌进行鉴定。目前为止，不动杆菌属可分为 33 型，其中 17 型已得到正式命名。

目前，可用于不动杆菌分子分型的技术有核糖体基因分型、AFLP、PFGE、MLST 等，其中核糖体基因分型、AFLP、PCR/ESI-MS 还能用于菌属鉴定。现分述如下。

1. 质粒分析

大部分不动杆菌都含有质粒，其中部分与耐药性及耐重金属杀灭作用有关。质粒分析是最早应用于鲍曼不动杆菌分子分型的技术，目前亦成功应用于其他不动杆菌的分子分型。但该技术的缺陷也很明显：质粒易于在菌株之间传递，因而该分型方法的可靠性有限。

2. 核糖体基因分型

核糖体基因分型可用于不动杆菌菌属鉴定，尤其是醋酸钙 – 鲍曼不动杆菌复合体的菌属鉴定。早先使用 *EcoR* I、*Cla* I、*Sal* I 等限制性内切酶的核糖体分型技术操作繁琐，且精确度低于 PFGE。后来开发的使用 *Hind* III/*Hinc* II 等限制性内切酶的核糖体分型技术，其精确度已与 AFLP 相当。近来出现的自动核糖体基因分型仪的精确度类似于 PFGE 且耗时少；但自动技术花费较大，只有少数研究机构才有能力购置。

3. PFGE

PFGE 目前仍是大部分菌属的标准分子分型技术的金标准，小样本的研究也显示 PFGE 和 AFLP 的精确度相似。但该方法操作繁琐且耗时较长。

4. AFLP

可同时应用于不动杆菌的菌属鉴定和分子分型。AFLP 目前已成功应用于鲍曼不动杆菌暴发性感染的分子流行病学研究，并最早推断出欧洲 I、II、III 型 3 个流行克隆的存在。2000 年，Leiden 大学医学中心建立了包括 2 000 多株菌株的 AFLP 数据库，为 AFLP 的进一步推广打下了基础。但该方法对技术的要求较高，在分析条带型时也需要大量的经验，因而只适用于少数大型研究机构。此外，该方法的一个重要缺陷是重复性受外界因素的影响较大，不同实验室之间的研究结果无法比较。

5. MLST

MLST 是一种通过对多个管家基因的部分 DNA 序列测序来发现菌株变异的分型方

法。MLST 一般测定 7 个管家基因内部的部分 DNA 序列，根据每一序列的序列特异性赋予一个特定的等位基因编号，每一菌株 7 个管家基因的 7 个特异性编号即构成该菌株的序列型（sequence type，ST）。MLST 的分辨力接近于 PFGE 和 AFLP，并已成功应用于多种菌属，但花费较大且操作繁琐，不适用于鲍曼不动杆菌暴发性感染的临床检测。该方法的明显优势在于可比较不同来源菌株的亲缘关系并用于分子流行病学的研究。目前已有多种 MLST 分型技术应用于鲍曼不动杆菌的研究，但这些技术因为未能结合鲍曼不动杆菌特有的遗传结构，因而仍然无法揭示流行克隆的内在遗传特征。应用 eBURST 软件对 MLST 数据进行分析，推测菌株的进化关系，并与国外鲍曼不动杆菌 MLST 分型结果进行比较分析。

6. PCR/ESI-MS

可用于不动杆菌的菌属鉴定，也可将鲍曼不动杆菌、不动杆菌 3 型、13Tu 型区别开来。该方法的优点是实验时间短，4 h 即可。但其可靠性还有待进一步分析。

综上所述，质粒分析分型可靠性差，核糖体基因分型分辨率较低；而 AFLP、PFGE 等指纹分型技术只能提供有限的遗传进化信息，此外，由于各实验室使用的操作规程及阈值存在差异，以及实验室之间的结果无法比较、无法排除菌株亚型的干扰，因而在分子流行病方面的应用有限。现有的多种鲍曼不动杆菌 MLST 分型技术亦无法揭示流行克隆的遗传特征。

7. 基于最小生成树分析的 MLST 分型技术

目前已知发生于世界不同地区的鲍曼不动杆菌暴发性感染与都与欧洲 1 型、2 型和 3 型克隆有关，但对其他不动杆菌的遗传差异及进化相关性却知之甚少。2010 年 4 月，法国巴斯德研究所为主导的多个团队共同建立了一个鲍曼不动杆菌 MLST 分型系统，试图解决这一难题。

该研究搜集了遗传背景尽可能多样化的不动杆菌属菌株作为研究对象，其中最主要的是 123 株 AFLP 指纹谱完全不同的临床分离菌株（含 48 株医院暴发性感染相关菌株）。此外还包括 15 株与鲍曼不动杆菌遗传表型高度相似的不动杆菌属 3 型、13TU 型、醋酸钙不动杆菌和 4 株其他不动杆菌属菌株。

基于最小生成树分析（minimum spanning tree analysis）的 MLST 分型系统的分析表明：鲍曼不动杆菌的进化与其他广泛播散的感染性病原菌的树形进化不同，表现为菌株之间遗传差异相对较小的星形进化，这可能与鲍曼不动杆菌近期进化过程中曾经存在一个比较严重的进化瓶颈有关。同时，鲍曼不动杆菌与醋酸钙–鲍曼不动杆菌复合体其他菌株，也并非如此前所知的那样具有高度的遗传表型相似性，而是存在较明显的遗传差异。目前该 MLST 系统已可成功地对欧洲 1 型、2 型和 3 型三个已知流行克隆进行鉴定，并可用于描述鲍曼不动杆菌菌株之间的亲缘关系。

这一 MLST 分型系统目前报道了 5 个克隆复合体，其中克隆复合体 1、2 和 3 分别对应欧洲 1、2 和 3 型克隆。1 型克隆复合体又包含了 1、7、8、19 和 20 型共 5 个序列型。其中序列 7、8、19 和 20 型相互之间各存在 2 个核苷酸的序列差异，但与序列 1 型却都仅有一个核苷酸的序列差异，因而序列 1 型被认为是 1 型克隆复合体的遗传起源，而其他各序列型都是由序列 1 型进化而来。2 型克隆复合体包含 2、45 和 47 共 3 个序列型。序列 45 和 47 型与序列 2 型在管家基因 fusA 上存在序列差异，因而序列 2 型是 2 型克隆复合体的遗传起源。3 型克隆复合体则包含序列 3 和 14 型。

　　AFLP、PFGE 等分型技术目前已广泛应用于多种病原菌的分子流行学研究，但这些指纹谱分型技术提供的遗传信息过于庞杂，无法排除流行克隆菌株在播散过程中产生的克隆亚型的干扰，因而提供的信息有限。该研究表明：这一 MLST 分型系统与 AFLP 相似性 80% 为分型界值的敏感性相似，而较相似性 90% 为界值的 AFLP 分型方法敏感性更低。因而该分型方法在准确鉴定鲍曼不动杆菌克隆特异性的同时，还可避免遗传指纹谱分型方法因敏感性过高而将克隆亚型错误鉴定为克隆型的缺陷。

三、PFGE 操作方法

　　所需的试剂、仪器和耗材详见《革兰氏阴性菌脉冲场凝胶电泳一般操作规程》。

　　（一）第一天的操作

　　（1）打开 56 ℃ 水浴箱和 54 ℃ 水浴摇床。

　　（2）用 TE 溶液配制 1% SKG:1% SDS 琼脂糖，放置于 56 ℃ 水浴箱备用。

　　注意：剩余的 1% SKG:1% SDS 琼脂糖可保存于室温，重复使用 1～2 次。

　　（3）在 Falcon 2054 管（12 mm×75 mm，5 mL）（或其他相当的管）上标记样品名称和空白对照；在 1.5 mL 微量离心管上标记好对应样品的名称。

　　（4）在 Falcon 2054 管中分别加入 1～2 mL 细胞悬浊液（CSB）。

　　注意：CSB 的最小体积取决于用来测细菌浓度的小管大小，和分光光度计、浊度计或色度计的具体要求。

　　（5）用 CSB 湿润接种环或无菌棉签，从培养皿上刮取适量细菌，轻旋棉签使菌均匀悬浊于 CSB 中并减少气溶胶形成。

　　（6）通过加入 CSB 稀释或增加菌量提高浓度，调整细胞悬液浓度至指定范围：

　　分光光度计：610 nm 波长，吸光度（光密度）1.35（范围 1.3～1.4）

　　Dade Microscan Turbidity Meter：0.48～0.52（以 Falcon 2054 管测量），0.68～0.72（以 Falcon 2057 管测量）。

　　BioMérieux Vitek Colorimeter：4.0～4.5（以 Falcon 2054 管测量）。

　　注意：细胞悬浊液测量浓度后放置于室温。以上三种仪器对应参数值在疾病预防控制中心得到良好结果；如果用不同仪器或管测量，每个实验室需要建立相应的浓度值。

　　1. 灌制凝胶块

　　（1）在模具上标记好对应样品的名称。

　　（2）取 400 μL 细胞悬浊液于相应的 1.5 mL 微量离心管中。若细胞悬浊液冷藏，含细胞悬浊液的微量离心管以 37 ℃ 水浴中孵育 5 min（若细胞悬浊液放于室温，不必孵育）。

　　（3）从 37 ℃ 水浴箱中取出微量离心管，每管加入 20 μL 蛋白酶 K（20 mg/mL），混匀，使其终浓度为 0.5 mg/mL。蛋白酶 K 要置于冰上。

注意：蛋白酶 K 溶液（20 mg/mL）可商业购买，或用灭菌超纯水（试剂等级 1 级）溶解蛋白酶 K 粉末制备储存液。使用前，融化适量储存液，放于冰上。已融化的蛋白酶 K 储存液一天工作结束后要丢弃。商业购买的蛋白酶 K 溶液按照供应商要求保存。

（4）在微量离心管中加入 400 μL 的 1% SKG:1% SDS，用枪头轻轻吸吹几次混匀，混合时避免气泡产生。1% SKG:1% SDS 要一直放在 56 ℃水浴箱中。

（5）将混合物加入模具相应加样孔，避免气泡产生，在室温下凝固 10～15 min，或 4 ℃冰箱凝固 5 min。此量混合物可灌注两个凝胶块。

注意：如果用丢弃式模具，则使用 200 μL 细胞悬浊液，10 μL 蛋白酶 K（20 mg/mL）和 200 μL 琼脂糖；可灌注 4 个凝胶块。

2. 凝胶块中细胞的裂解

注意：同一菌株的 2 个凝胶块（可重复使用制胶模具）或 3～4 个凝胶块（丢弃式制胶模具）可用同一个 50 mL 管裂解。

（1）在 50 mL 的聚丙烯螺帽管上做好标记。

（2）配制 CLB – 蛋白酶 K 混合液：每 5 mL 细胞裂解液（CLB）加入 25 μL 蛋白酶 K（20 mg/mL），使其终浓度为 0.1 mg/mL，然后颠倒混匀。

注意：蛋白酶 K 要置于冰上，配制好的混合液也要置于冰上。

（3）每个管子加入 5 mL CLB/蛋白酶 K 混合液。

（4）把凝胶块移入相应螺帽管：若想使胶块平齐，可用刀片削去模具表面多余的部分。

可重复利用的模具：打开模具，用 6 mm 宽小铲将胶块移入相应的螺帽管中。

一次性模具：撕掉模具下面的胶带，用小铲将胶块捅进相应的螺帽管中。

注意：保证胶块在液面下而不在管壁上。切下的胶、模具、胶带、小铲等为污染物，需正确丢弃或消毒。制胶模具两部分、小铲和刀片可用 70% 异丙醇（IPA）或其他适用的消毒剂浸泡 15 min，然后清洗；丢弃式模具丢弃或用漂白剂消毒 30～60 min，然后清洗、重复使用。

（5）将管子放在 54 ℃水浴摇床孵育 1 h，转速 150～170 r/min。水浴液面高于 CLB 液面。

（6）将灭菌纯水和 TE（试剂等级 1 级）放在 50 ℃水浴预热。

3. 洗胶块

（1）调低水浴摇床的温度至 50 ℃。

（2）从水浴摇床中拿出螺帽管，盖上绿色滤帽。轻轻倒掉 CLB。在实验台上轻磕管底使胶块落在管底。

注意：把管倒置在吸水纸上，使管内液体被尽量排除干净。随后的操作中也如此。

（3）每管中加入 10～15 mL 预热的灭菌纯水，确保胶块在液面下而不在管壁或盖子上，放回 50 ℃水浴摇床中，摇 10～15 min。

（4）倒掉水，用纯水再洗 1 次。50 ℃水浴预热 TE 缓冲液。

（5）倒掉水，加入 10～15 mL 预热的 TE，在 50 ℃的水浴摇床中摇 10～15 min。

（6）倒掉 TE，用 TE 再重复洗 3 次，每次 10～15 min。

（7）倒掉最后一次的 TE，加入 5～10 mL TE，继续下一步的酶切或放在 4 ℃冰箱保存备用。

注意：要确保胶块在液面下而不在管壁或盖子上。如果同一天进行限制性酶切，为节约时间可在最后一次 TE 洗胶时完成下一部分的（1）～（3）步。

（二）第二天的操作

1．凝胶块内 DNA 的酶切

（1）在 1.5 mL EP 管上标记好相应的样品及 H9812 的名称。

（2）按照表 4-50 的比例配制酶切缓冲液的稀释液，混匀。

（3）在每个 1.5 mL EP 管中加入 200 μL 缓冲液 H 的稀释液。

（4）小心从 TE 中取出胶块放在干净的培养皿上。

（5）用刀片切下 2 mm 宽的胶块放入 1.5 mL EP 管中。确保胶块在液面下面。将剩余的胶块放回原来的 TE 中。

表 4-50　酶切缓冲液的稀释液的配制

试剂	μL/胶块	μL /10 胶块
纯水	180	1800
缓冲液 H	20	200
总体积	200	2000

注意：缓冲液要置于冰上。

（6）用同样的方法处理标准株 H9812 的胶块。

（7）将管子放在 37 ℃水浴中孵育 5～10 min，或室温 10～15 min。

（8）在用稀释缓冲液孵育的过程中，按照表 4-51 的比例配制酶切缓冲液，混匀。使用 30 U *Apa* Ⅰ 或 50 U *Sma* Ⅰ酶切。

表 4-51　酶切缓冲液的配制

试剂	μL/胶块	μL /10 胶块
纯水	177	1 770
缓冲液 H	20	200
Apa Ⅰ酶（10 U/μL）	3	30
总体积	200	2 000

注意：将酶置于冰上，用后立即放在 -20 ℃保存。用枪头吸出缓冲液 H，避免损伤胶块。

（9）每管加入 200 μL 混合液，轻轻在实验台上磕管子的底部，确保胶块在液面的下面。

（10）在 50 ℃水浴中孵育至少 4 h，H9812 的胶块放在酶切最适温度水浴中孵育至少 2 h。

2．灌制电泳胶

（1）打开水浴箱，温度调至 55～60 ℃。

（2）配制 2 200 mL 的 0.5×TBE。

（3）用 0.5×TBE 配制 1%SKG 胶。

14 cm 宽电泳胶框（10～15 加样孔）：1.0g SKG 胶溶于 100 mL 0.5×TBE 中；21 cm 宽电泳胶框（≥15 加样孔）：1.5 g SKG 胶溶于 150 mL 0.5×TBE 中。

（4）熔化时，微波加热 60 s，混合；每隔 15～30 s 重复 1 次，直到胶完全熔化。放在 55～60 ℃水浴备用（温度至少平衡 30 min 以后使用）。

（5）从 37 ℃水浴中取出酶切完的胶块，平衡到室温。

（6）用枪头吸出酶切混合液，避免损伤或吸出胶块。

（7）每管加入 200 μL 0.5×TBE，室温平衡 5 min。

（8）安装胶槽，调整梳子高度，使梳子齿与胶槽的底面相接触。用水平仪调整胶槽使其水平。

（9）把梳子平放在胶槽上，把胶块加在梳子齿上。把标准菌株 H9812 加在第 1、5、10 个点样孔（10 齿梳子）或第 1、5、10、15 个点样孔（15 齿梳子）。

（10）用吸水纸的边缘吸去胶块附近多余的液体，在室温下风干约 3 min。

（11）把梳子放入胶槽，确保所有的胶块在同一条直线上，并且胶块与胶槽的底面相接触。从胶槽的下部中央缓慢到入熔化的在 55～60 ℃平衡的 1%SKG。避免气泡的生成；如果有，用枪头消除。在室温下凝固 30 min 左右。

（12）记录加样顺序。

3．电泳条件

（1）确保电泳槽是水平的。如果不水平，调整槽底部的旋钮。注意：不要触碰电极。

（2）加入 2～2.2 L 新配制的 0.5×TBE（每 2 200 mL 0.5×TBE 加入 220 μL 1 M 硫脲）关上盖子（所用缓冲液量取决于管中是否有缓冲液残留，或电泳设备上次运行后是否用纯水冲洗过）。

（3）打开主机和泵的开关，确保泵设在"–70"（这时缓冲液的流速约 1 L/min），缓冲液在管道中正常循环。

（4）打开冷凝机，确保预设温度在 14 ℃（缓冲液达到该温度通常需要 20 min 左右）。

（5）打开胶槽的旋钮，取出凝固好的胶，用吸水纸清除胶四周和底面多余的胶，小心的把胶放入电泳槽，关上盖子。

（6）设置电泳参数：5～20 s，18～19 h。

注意：以上所推荐电泳时间是以疾病预防控制中心仪器和试剂确定的。在不同实验室，电泳时间可能不同；调整电泳时间，使电泳胶中 H9812 最小片段距胶底端 1.0 ~ 1.5 cm。

（7）开始电泳，记录电泳初始电流（通常 120 ~ 145 mA）。

（三）第三天的操作

1. 图像的获取

（1）电泳结束后，关闭仪器，关闭顺序：冷凝机—泵—主机。

（2）取出胶，放在盛放 400 mL EB 溶液的托盘内，染色 20 ~ 30 min（此体积适用于约 14 cm×24 cm 的染色缸，大的容器要相应增加染色液体积）。

注意：EB 有毒，是致突变剂（可选用 Gelred 代替）。

（3）放掉电泳槽中的 TBE，用 2 L 纯水清洗电泳槽，并倒掉液体。如果以后几天不使用电泳设备，打开泵，用纯水冲洗管道 5 ~ 10 min，然后放掉电泳槽和管道中的水。

（4）以 500 mL 纯水脱色 60 ~ 90 min，如果可能每 20 ~ 30 min 换 1 次纯水。

（5）用 Gel Doc XR，Gel Doc 2000 或其他设备拍摄图像。如果背景干扰分析，可进一步脱色 30 ~ 60 min。

注意：如果需要数字图像和传统照片，要先拍照片然后拍摄数字图像。

（6）根据成像设备要求保存图像为 *.img 或 *.lsc 文件，转换成 *.tif 文件，用于 Bionumerics 软件分析。

注意：如果不在 24 ~ 28 h 内获得 PFGE 结果。

1）凝胶块可能经过较长时间后降解（3 ~ 16 h）。

2）用 TE 洗胶以除去凝胶块中的裂解液，此步骤可延长时间至 30 ~ 45 min，在较低温度（37 ℃或室温）进行。可以在第一天开始，第二天结束，凝胶块放在 TE 中冰箱过夜。

3）限制性酶切时间可延长至 5 ~ 16 h。

4）如果标准株 H9812 的最小片段未达到电泳胶底端以上 1.0 ~ 1.5 cm，电泳时间需要根据每个实验室的经验确定。

2. 图像的读取

电泳图像通常用 BIO-RAD 的 GEL DOC XR 或其他成像系统来获取。其他可以替代的成像设备，只要具有 CCD 相机，可以提供 IBM 兼容的未压缩的 TIFF 图像，且分辨力 ≥768×640 像素，能够用 BioNumerics software（Applied Maths，Inc.）软件与 PulseNet 数据库中其他图像进行对比分析，也可以运用。

使用全球统一的参考菌株——沙门菌 Braenderup 血清型 H9812，用 *Xba* Ⅰ酶切，作为分子量标准。沙门菌 Braenderup 血清型全球参考菌株 H9812 用 *Xba* Ⅰ酶切，不同电泳条件图谱见图 4-9。

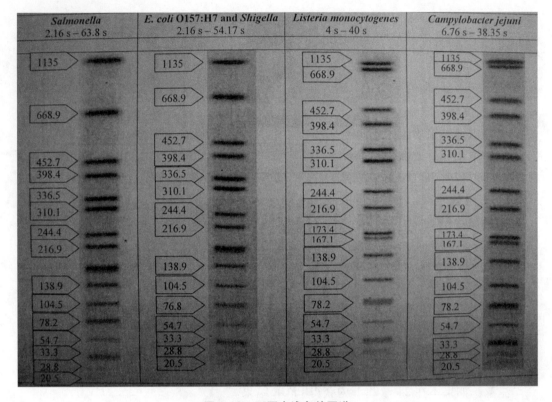

图4-9 不同电泳条件图谱

1% SKG 琼脂糖凝胶，0.5×TBE 缓冲液，14 ℃，120 mA，6 V/cm，线性加速因子。

四、MLST 操作方法

1. 设备

核酸定量分析仪、PCR 仪、离心机、电泳仪、电泳槽和凝胶成像系统。

2. 材料

高保真 *Taq* 酶、dNTP 选用 Invitrogen（或 NEB 或 TaKaRa 公司）、基因组提取试剂盒和 PCR 产物回收试剂盒选用 Qiagen 公司产品（或 MN 或 Promega 公司）。

3. 方法

（1）基因组 DNA 的提取。用基因组提取试剂盒提取细菌的基因组 DNA。核酸定量分析仪测定 DNA 的浓度。

（2）靶标基因及其引物（表4-52）。

MLST 选用的靶标基因包括：*cpn*60（60 kDa chaperonin），*fus*A（elongation factor EF-G），*glt*A（citrate synthase），*pyr*G（CTP synthase），*rec*A（homologous recombination factor），*rpl*B（50S ribosomal protein L2），*rpo*B（RNA polymerase subunit B）

表 4 –52　MLST 引物信息

基因名	引物	引物序列（5′→3′）	片段大小/bp
cpn60	cpn60 – F	ACTGTACTTGCTCAAGC	405
	cpn60 – R	TTCAGCGATGATAAGAAGTGG	
fusA	fusA – F	ATCGGTATTTCTGCKCACATYGAT	633
	fusA – R	CCAACATACKYTGWACACCTTTGTT	
gltA	GltA – F	AATTTACAGTGGCACATTAGGTCCC	483
	GltA – R	GCAGAGATACCAGCAGAGATACACG	
pyrG	PyrG – F	GGTGTTGTTTCATCACTAGGWAAAGG	297
	pyrG – R	ATAAATGGTAAAGAYTCGATRTCACCMA	
recA	RecA – F	CCTGAATCTTCYGGTAAAAC	372
	RecA – R	GTTTCTGGGCTGCCAAACATTAC	
rplB	rplB – F	GTAGAGCGTATTGAATACGATCCTAACC	330
	rplB – R	CACCACCACCRTGYGGGTGATC	
rpoB	rpoB – F	GGCGAAATGGCDGARAACCAC	456
	rpoB – R	GARTCYTCGAAGTTGTAACC	

（3）PCR 扩增（表 4 –53）。

表 4 –53　PCR 扩增体系（50 μM）

组份	体积/μL	备注
ddH₂O	37.5	—
10 × 反应缓冲液	5.0	含镁离子
上游引物	1.0	引物浓度为 10 μM
下游引物	1.0	引物浓度为 10 μM
dNTP mix	4	浓度为 10 mM，每个是 2.5 mM
Taq 聚合酶	0.5	浓度为 5 U/μL
DNA 模板	1	浓度为 50 ～ 100 ng/μL

（4）PCR 反应条件。首先 94 ℃ 2 min，接着 94 ℃ 30 s、50 ℃ 30 s、72 ℃ 1 min 扩增 35 个循环，最后 72 ℃ 10 min，4 ℃ 保存。

（5）PCR 产物的分析与回收。PCR 反应完后，每个反应取 5 μL 进行琼脂糖凝胶电泳，检查扩增结果。用回收试剂盒回收 PCR 产物。

（6）PCR 产物测序。回收的 PCR 送 TaKaRa、Invitrogen 等公司进行序列测定。测序引物为各基因上下游引物。

4. 结果与分析

将测序结果在 MLST 专门网站上进行分析，确定细菌的型别和变异规律。MLST 分析网站的网址为 http：//www. pasteur. fr/recherche/genopole/PF8/mlst/Abaumannii. html。

参考文献

［1］ Bartual S G, Seifert H, Hippler C, et al. Development of a multilocus sequence typing scheme for characterization of clinical isolates of *Acinetobacter baumannii* ［J］. J Clin Microbiol, 2005, 43：4382 –4390.

［2］ Santos S R, Ochman H. Identification and phylogenetic sorting of bacterial lineages with universally conserved genes and proteins ［J］. Environ Microbiol, 2004, 6：754 –759.

［3］ Salerno A, Deletoile A, Lefevre M, et al. Recombining population structure of *Plesiomonas shigelloides* (*Enterobacteriaceae*) revealed by multilocus sequence typing ［J］. J Bacteriol, 2007, 189：7808 –7818.

（陈海丽 朱召芹）

第十四节 气单胞菌分型变异操作规程

一、概述

气单胞菌属属于气单胞菌科，广泛分布于自然界，可从水源、土壤以及人的粪便中分离。本属细菌有的种可引起人类腹泻、败血症等多种感染。革兰氏阴性短杆菌，大小为 (1～4) μm×(0.1～1)/μm，菌体两端钝圆，单极鞭毛，运动极为活泼（除杀鲑气单胞菌外）。无芽胞，有窄的荚膜。

现代分子遗传学的发展，把以往被归类为弧菌科的气单胞菌属划为一个独立的科，即气单胞菌科（表4 –54）。到目前已扩展到包括嗜水气单胞菌、豚鼠气单胞菌、温和气单胞菌、维隆气单胞菌、杀鲑气单胞菌、中间气单胞菌、嗜矿泉气单胞菌、简氏气单胞菌、鳗鱼气单胞菌、舒氏气单胞菌、尺骨气单胞菌、气单胞菌群、异常嗜糖气单胞菌和庖氏气单胞菌共14个气单胞菌表型种和16个基因种。

表4 –54　气单胞菌被发现作为导致人类致病菌的重要事件

年份	作者	事件
1891	Sanarelli	气单胞菌被发现与青蛙的红腿病有关
1936	Kluyver, van Niel	建议增加气单胞菌属

续表 4 – 54

年份	作者	事件
1954	Hill, Caselitz, Moody	第一例与气单胞菌相关单病例
1964	Rosner	第一例气单胞菌导致腹泻病例的详细报道
1965	Veron	建议将气单胞菌归为弧菌科
1968	von Graevenitz, Mensch	第一次气单胞菌感染的一系列大量临床病例
1980	Von Graceventz	气单胞菌相关单三种类型的感染（腹泻、伤口感染和胃肠炎）
1976	Popoff, Veron	气单胞菌种水平上的基因分型
1981	Popoff, Coynault, Kiredjian, Lemelin	建议将气单胞菌单独归为一个菌属
1986	Colwell, MacDonell, De Ley	

（一）流行概况

气单胞菌在临床及自然环境中的分布广泛，不同基因种的存在有差别，不同的国家和地区的分布也有差别。如饮用未处理好的水与气单胞菌肠道内、外感染关系更密切。气单胞菌在井水中的分离率达 48.7%，其中春季检出率 45%、夏季检出率 34.5%、秋季检出率 48%、冬季检出率 60%；以嗜水气单胞菌为主（59%），其次是豚鼠气单胞菌，而温和气单胞菌（11%）及其他气单胞菌占少部分。在印度南海岸调查鲸鱼和大虾中气单胞菌的感染状况显示，鲸鱼嗜水气单胞菌检出率为 37.3%，大虾气单胞菌检出率为 35.6%。我国随着沿海城市的开放和旅游业的发展，各种水源污染问题随之产生，由气单胞菌感染引起的临床病例不断增加。我国由水源及供水管道污染所致的水源性气单胞菌腹泻暴发事件屡有报道。井水、河水及海产品中气单胞菌的检出率达 4.15%，海产品的生食或半生食，有发生气单胞菌感染的潜在危险。

（二）特性

气单胞菌为主要存在于水生系统的嗜温菌，为革兰阴性杆菌，兼性厌氧，其生化特性包括：发酵 D–葡萄糖及其他许多糖类产酸或产酸产气；不发酵乳糖，发酵木糖和棉子糖，吲哚阳性，水解尿素可还原硝酸盐，氧化酶和触酶均阳性，对弧菌抑制剂 0/129 耐受。气单胞菌的致病机制主要是产生肠毒素、溶血素和细胞毒素。如从食物及环境中分离到的气单胞 29.4% 产生肠毒素，43.1% 产生溶血素，89% 产生细胞毒素，从食物中分离到的气单胞菌 18.2% 产生肠毒素，17.1% 产生溶血素，72.7% 产生细胞毒素，温和气单胞菌和维隆气单胞菌比其他菌种产生更多的肠毒素和溶血素，维隆气单胞菌和杀鲑气单胞菌可产生细胞游离性溶血素。气单胞菌对不同动物种的溶血性不同，如对人血、马血、羊血及骆驼血的溶血性分别为 53%、49%、40% 和 37%。印度 147 株气单胞菌的药物敏感性和肠毒素的产生关系，发现 78% 对一种或多种抗生素耐药，而且 65% 的抗药株产生肠道液体积聚作用，而多重耐药菌株可产生更多的肠道液体积聚，2 组有显著差异。即气单胞菌的多重耐药性和产生肠毒素的能力与来源及菌种有关，也与病情的严重程度直接相关。

（三）临床特点

气单胞菌感染与许多疾病有关，除引起感染性腹泻外，还可引起各种免疫低下人群的肠道外感染。气单胞菌相关性腹泻病是气单胞菌感染最常见的临床表现，儿童和旅游者是易感者，主要由嗜水气单胞菌、豚鼠气单胞菌和温和气单胞菌引起。大多表现为水样腹泻，少数为严重的痢疾样腹泻。气单胞菌感染在发达国家儿童中和发展中国家常导致急性发病，而在发达地区的成人中更易导致慢性疾病。其次气单胞菌引起的皮肤伤口和软组织感染，常发生于烧伤、创伤部位，主要由嗜水气单胞菌和维隆气单胞菌引起。气单胞菌引起的其他感染包括呼吸道感染、腹膜炎、脑膜炎、骨髓炎及泌尿道感染等，均有引起死亡的报道，故对发生在免疫力低下患者的肠道外气单胞菌感染应引起高度重视。

（四）药物敏感性

我国气单胞菌对抗生素的耐药较普遍，对各种抗生素的敏感率分别为：氨苄西林最低，然后依次为头孢唑林、复方磺胺甲噁唑、哌拉西林、头孢美唑、头孢噻肟、头孢曲松、亚胺培南、头孢吡肟为、头孢他啶、阿米卡星、氨曲南、左氧氟沙星。肠道感染的气单胞菌的敏感率分别为诺氟沙星、环丙沙星、氧氟沙星、氯霉素、磷霉素。气单胞菌 3 个菌种的耐药率比较，对头孢噻肟和头孢美唑的敏感率温和气单胞菌明显高于嗜水气单胞菌和豚鼠气单胞菌（$P < 0.05$），对其他抗生素的耐药率各种之间无明显差异，与文献报道结果类似。气单胞菌对抗生素的耐药机制复杂，对 β－内酰胺类抗生素耐药以产生 β－内酰胺酶为主，包括 TEM 型及 OXA 型等，质粒 AmpC 酶 MOX/CMY 也存在，其中质粒介导的 β－内酰胺酶在对新型 β－内酰胺类抗生素的耐药及院内耐药菌的传播中起重要作用。气单胞菌的感染率及耐药性在增加，发生在免疫力低下者预后较差，应引起临床和实验医师的重视，应及时培养与分离，根据药物敏感性结果合理选用抗生素治疗，可用三代头孢菌素供孢曲松或头孢噻肟及左氧氟沙星或者两类药物作联合治疗。

二、嗜水气单胞菌分型研究进展

传统分型主要有血清学分型和噬菌体分型。基因分型主要为目前国内外研究较多的随机扩增 DNA 多态性（RAPD）分型、限制性片段长度多态性（RFLP）分型、肠道细菌重复基因间共有序列 PCR（ERIC-PCR）分型、随机引物聚合酶链法（AP-PCR）分型和 BOX-PCR 分型等。

（一）传统分型

传统分型又称表型分型，主要根据细菌的生理但总的来说各种方法都能达到分型目的。两种或多种技术的联合使用，将使嗜水气单胞菌的分子流行病学调查向更快更准的方向发展。各实验室可根据自身条件选择相应的方法，为嗜水气单胞菌的准确溯源提供科学依据，以有效地预防和控制嗜水气单胞菌引起的各种疾病的传统分型方法主要有血清学分型和噬菌体分型。

1. 血清学分型

对嗜水气单胞菌进行系统分型是由国际上知名的两个研究所即荷兰国立公共健康和环境卫生研究院（NIPHEH）和日本国立康复研究院（NIH）完成的。NIPHEH 分出了30 个抗原血清型，NIH 分出了44 个。Thomas IV 等在 NIH 的基础上增加 52 个血清型。ZIYAI 等对从绵羊流产中分离的嗜水气单胞菌进行了简单的血清学分型，124 株不同来源的菌中有 53 株未发生凝集反应，分型率为 57.3%。国内方面，钱冬等对 33 株嗜水气单胞菌进行了血清学分型。董传甫等对 133 株气单胞菌进行分型，其中 45 株凝集反应典型，分型率为 33.8%。

虽然正确的血清学分型可大概区分不同地区和来源的菌株，为流行病学调查提供依据，但血清学分型的分辨率不高，且很多菌株不能用此法分型，特别是当抗原位点受环境等因素影响发生突变出现新的血清型时，就可能给流行病学调查和溯源带来困难。

2. 噬菌体分型

由于噬菌体对细菌裂解的特异性不同，而这种特异性一般又是稳定的，因此可以利用噬菌体将同一"种"的细菌分为不同的"型"。对嗜水气单胞菌噬菌体分型研究报道，仅有 S. Merino 等对从嗜水气单胞菌中分离的 18 株噬菌体进行了细胞表面受体的鉴定。林业杰等用 6 株噬菌体对 190 株嗜水气单胞菌做裂解试验，有 159 株菌能被分型，分型率为 83.68%。研究表明，噬菌体分型与常规生化试验法的检出率在统计学上无显著差异，且相对生化试验可缩短时间，仅需 2 d。然而进行噬菌体分型时实验室必须配备一整套分型所用的噬菌体以及对照株，分型技术要求高，因此噬菌体分型方法还有待进一步完善。

（二）基因分型

由于受到菌株及检测方法敏感性等因素的影响，传统分型方法仅能进行表型鉴定。基因分型则可从遗传进化的角度去认识嗜水气单胞菌，从分子水平对嗜水气单胞菌进行分类与鉴定。目前国内外研究嗜水气单胞菌基因分型的方法主要有随机扩增 DNA 多态性（RAPD）分型、限制性片段长度多态性（RFLP）分型、肠道细菌重复基因间共有序列 PCR（ERIC-PCR）分型、随机引物聚合酶链法（AP-PCR）分型和 BOX-PCR 分型等。

1. 随机扩增 DNA 多态性（RAPD）分型

RAPD 是由 J. G. Williams 等建立的一种分子遗传标记技术。RAPD 多态性产物遵循孟德尔遗传定律，其同源片段的数目与样本之间亲缘关系呈正相关，同源片段越多，表明亲缘关系越近。故根据扩增产生条带大小数目的差异，可分析物种间亲缘关系或是不同种基因间的差异。RAPD 方法具有分析简便、快速、代价低而灵敏度高等优点，被用于突发的流行病调查。卢强等利用 RAPD 方法研究了 9 株鱼源嗜水气单胞菌的遗传距离。Biswajitm 等利用 RAPD 对从临床和环境中分离的气单胞菌进行了分子鉴定、比较，

42 株菌均能用 RAPD 法进行分型，产生 3～11 条平均 6 条 75～4 000 bp 的条带。J. Hilen 等则对 RAPD 法进行的指纹图谱分型提出了联合迁移的异议，认为即使是在嗜水气单胞菌单一菌种的 RAPD 中也存在同一大小的条带可能是不同序列的。由于各实验室所用引物不同，因而 RAPD 分型结果各实验室间不具备可比性。此外，该反应需在较低的退火温度下进行，对反应条件高度依赖，并且扩增图谱受引物、模板浓度、离子浓度、DNA 聚合酶等的影响，从而影响对基因组多态性的正确评价，也影响实验的重复性。因此，应用 RAPD 分型法时必须注意对实验条件的严格控制，确定最佳反应条件。

2. 限制性片段长度多态性（RFLP）分型

RFLP 标记是发展最早的 DNA 标记技术，可分为点多态性和序列多态性 2 种类型。它是限制性内切酶、核酸电泳、印迹技术、探针—杂交技术的综合应用，现已被广泛应用于基因组遗传图谱构建、基因定位以及生物进化和分类的研究。

C. S. Alberto 等运用 HaeI 对气单胞菌中 1 236 bp 的编码 3 - 磷酸莽草酸 - 1 - 羧乙烯基转移酶的 aroA 毒素基因进行了酶切，得到稳定的酶切条带，可用于多态性分析。M. J. Figueras 等也采用了 RFLP 技术对气单胞菌属的 16SRM 基因进行了分型。与核酸序列分析相比，RFLP 可省去序列分析中许多非常繁琐的工序，但相对 RAPD 而言，RFLP 方法更费时、费力，需要进行 DNA 多种酶切、转膜以及探针的制备等多个步骤，且仅对基因组单拷贝序列进行鉴定。但 RFLP 又有比 RAPD 优越之处，它可以用来测定多态性是由父本还是母本产生的，也可用来测定由多态性产生的突变类型究竟是由碱基突变或倒位，还是由缺失、插入造成的。

3. 肠道细菌重复基因间共有序列（ERIC-PCR）分型

C. S. Hmlton 等首次在 E. coli，鼠伤寒沙门菌（Salmonella typhimurium）及其他肠道细菌基因组中发现了肠杆菌基因间共有序列（ERIC）。同年，J. Versaloric 等以 ERIC 核心序列设计引物并进行 PCR 扩增的技术，可产生 DNA 指纹图谱，在一定范围内，DNA 迁移带的大小和多少代表着此重复序列间的距离和拷贝数。因此，基因组 DNA 的 ERIC 指纹图谱可以实现致病菌的分类鉴定。M. Biswajit 等用 ERIC-PCR 对从临床和环境中分离的气单胞菌进行了分子鉴定、比较，42 株菌均能用 ERIC-PCR 法进行分型，产生 4～14 条（平均 8 条）75～7 000 bp 的条带，42 株菌被分成 5 个大类，20 个亚类。ERIC-PCR 技术与普通的 RAPD 技术相比，具有图谱稳定、重复性高、对底物的序列差异敏感性高以及产生的图谱多态性丰富等特点。虽然 ERIC-PCR 有 DNA 降解而不能有效分型和所得图谱不稳定的缺点，影响正确判断菌株间的关系，但它仍以操作简便易实现、重复性高、分辨力强等优点，而广泛应用于嗜水气单胞菌的分型、鉴定研究中。

4. 随机引物聚合酶链法（AP-PCR）分型

AP-PCR 技术是在对所扩增的基因序列一无所知的情况下随意设计或选择一个非特异性引物，在 PCR 反应体系中，使引物与模板复性再进行 DNA 片段的扩增，得到 DNA 指纹图谱，可反映出待分析基因组的特征。E. Gurol 等通过 AP-PCR 技术，了解市政自来水中气单胞菌的检出率、药物敏感性以及遗传多样性，自来水中的嗜水气单胞菌的检出率为 3.3%，这 5 株从相近地区检出的嗜水气单胞菌的 AP-PCR 图谱未表现出相近的遗传特性。

5. BOX-PCR 分型

BOX-PCR 指纹图谱分析技术是根据 BOX 插入因子设计引物，扩增微生物基因组 DNA 的重复性片段，补充散布的重复序列，使不同大小的 DNA 片段与位于这些片段之间的序列得到扩增，最后经琼脂糖凝胶电泳检测其多态性的一种微生物鉴定方法。随着微生物检测技术的不断发展，BOX-PCR 技术在微生物的多样性研究中已得到应用。BOX 插入因子大小为 154 bp，由保守性不同的 *box*A（57 bp），*box*B（43 bp）和 *box*C（50 bp）等亚单位组成，其中只有 *box*A 存在细菌菌株、种、属水平的分布差异及进化过程中表现出多拷贝和高保守性。BOX-PCR 技术比较适合于同一菌种之间的分型，不太适用于同一属之间的分型。BOX-PCR 指纹图谱分析技术与 REP-PCR 和 ERIC-PCR 技术相似，但操作更为简单快捷，容易获得较为丰富的扩增条带，不需要菌株、种的特异性 DNA 探针，只需要一条单引物就能够完成大量菌株的 DNA 多态性分析扩增的结果可直接进行琼脂糖电泳检测。

6. 其他分型技术

应用于嗜水气单胞菌流行病学研究的基因分型方法还有 rRNA 酶切带型分型、脉冲场凝胶电泳 PFGE、核糖体分型（ribotyping）等。虽然各有特点，但在分辨率、重复性、准确性、快速、经济等方面逊于前 5 种方法。

传统的表型分型方法虽能获得分型结果，但其可靠性和重复性不佳，分型率及分辨力不高，而且操作费时、技术复杂，并非嗜水气单胞菌分型的最佳选择。因 DNA 所包含的遗传信息决定了不同种生物之间以及同种生物的不同亚种/株系之间的差异，基因分型方法比传统分型方法更为准确，其敏感性、特异性、分型率和分辨力均极高，在现代嗜水气单胞菌分型中具有不可替代的作用。基因分型方法较多，各种方法因其各自的优缺点而有不同的适用范围，但总的来说，各种方法都能达到分型目的。两种或多种技术的联合使用，将使嗜水气单胞菌的分子流行病学调查向更快更准的方向发展。各实验室可根据自身条件选择相应的方法，为嗜水气单胞菌的准确溯源提供科学依据，以有效地预防和控制嗜水气单胞菌引起的各种疾病。

三、PFGE 操作方法

所需的试剂、仪器和耗材详见《革兰氏阴性菌脉冲场凝胶电泳一般操作规程》。

使用全球统一的参考菌株——沙门菌 Braenderup 血清型 H9812，用 *Xba* I 酶切，作为分子量标准。沙门菌 Braenderup 血清型全球参考菌株 H9812 用 *Xba* I 酶切，不同电泳条件图谱见图 4-10。

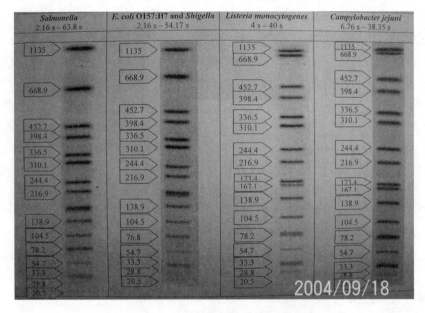

图4-10 不同电泳条件图谱

1% SKG 琼脂糖凝胶，0.5×TBE 缓冲液，14 ℃，120 mA，6 V/cm，线性加速因子。

四、MLST 操作方法

（一）研究内容

目前研究病原体变异的技术主要包括表型分析和基因型分析两大类。由于稳定性、可重复性、实验室之间进行数据交流和比较以及实验室网络化方面的优势，基因型分析在病原体变异中得到了广泛的应用。作为基因型分析的一种，MLST 直接以病原菌特定基因的核苷酸序列为研究对象，除了具有其他基因型分析方法的优点外，更具有高分辨率的特点，在病原体的变异和进化方面得到了广泛的应用。此外，国际上建立了 MLST 的专业性网站，提供了标准的操作方案和数据库，可在国际范围内进行病原菌变异的分析。因此，在本研究中，通过扩增嗜水气单胞菌的 6 个管家基因的内部片断，进行序列比对，并通过不同等位基因的排列组合来确定基因型。

（二）设备、材料与方法

1. 设备

核酸定量分析仪、PCR 仪、离心机、电泳仪、电泳槽和凝胶成像系统。

2. 材料

高保真 *Taq* 酶、dNTP 选用 Invitrogen（或 NEB 或 TaKaRa 公司）、基因组提取试剂盒和 PCR 产物回收试剂盒选用 Qiagen 公司产品（或 MN 或 Promega 公司）。

3. 方法

（1）基因组 DNA 的提取。

用基因组提取试剂盒提取细菌的基因组 DNA。核酸定量分析仪测定 DNA 的浓度。

（2）靶标基因及其引物（表4-55）。

MLST 选用的靶标基因包括：*gyr*B（DNA gyrase, subunit B），*gro*L（Chaperonin GroEL），*glt*A（Citrate synthase Ⅰ），*met*G（Methionyl-tRNA synthetase），*pps*A（Phosphoenolpyruvate synthase），*rec*A（Recombinase A）。

表 4-55　扩增的引物

基因名	引物	引物序列（5′→3′）	PCR 片段大小/bp	目的序列大小/bp	退火温度/℃
*gyr*B	*gyr*B-F	GGGGTCTACTGCTTCACCAA	669	477	59
	*gyr*B-R	CTTGTCCGGGTTGTACTCGT			
*gro*L-F	*gro*L-R	CAAGGAAGTTGCTTCCAAGG	784	510	56
	*gyr*B-R	CATCGATGATGGTGGTGTTC			
*glt*A	*glt*A-F	TTCCGTCTGCTCTCCAAGAT	626	495	58
	*glt*A-R	TTCATGATGATGCCGGAGTA			
*met*G	*met*G-F	TGGCAACTGATCCTCGTACA	657	504	57
	*met*G-R	TCTTGTTGGCCATCTCTTCC			
*pps*A	*pps*A-R	AGTCCAACGAGTACGCCAAC	619	537	60
	*pps*A-R	TCGGCCAGATAGAGCCAGGT			
*rec*A	*rec*A-F	AGAACAAACAGAAGGCACTGG	640	561	57
	*rec*A-R	AACTTGAGCGCGTTACCAC			

（3）PCR 扩增（表4-56）。

表 4-56　PCR 扩增的体系（50μL）

组份	体积/μL	备注
ddH$_2$O	37.5	
10×反应缓冲液	5.0	含镁离子
上游引物	1.0	引物浓度为 10 μM
下游引物	1.0	引物浓度为 10 μM
dNTP mix	4	浓度为 10 mM，每个是 2.5 mM
Taq 聚合酶	0.5	浓度为 5 U/μL
DNA 模板	1	浓度为 50～100 ng/μL

（4）PCR 反应条件：94 ℃ 2 min，94 ℃ 30 s，退火温度下 30 s，72 ℃ 1 min，扩增

30 个循环，72 ℃延伸 10 min，4 ℃保存。

（5）PCR 产物的分析与回收。PCR 反应完后，每个反应取 5 μL 进行琼脂糖凝胶电泳，检查扩增结果。用回收试剂盒回收 PCR 产物。

（6）PCR 产物测序。回收的 PCR 送 TaKaRa、Invitrogen 等公司进行序列测定。测序引物为各基因上下游引物。

4. 结果与分析

将测序结果在 MLST 专门网站上进行分析，确定细菌的型别和变异规律。MLST 分析网站的网址为：http：//pub mlst. org/aeromonas/。

参考文献

［1］ Martino M E，Fasolato L，Montemurro F，et al. Determination of microbial diversity of *Aeromonas* strains on the basis of multilocus sequence typing，phenotype，and presence of putative virulence genes［J］. Appl Environ Microbiol，2011，77（14）：4986 – 5000.

［2］ Talon D，Dupont M，et al. Pulsed – field gel electrophoresis as an epidemiological tool for clonalidentification of *Aeromonas hydrophila*［J］. J Appl Bacteriol，1996，80：277 – 282.

［3］ Khajanchi BK，Fadl A A，Borchardt M A，et al. Distribution of virulence factors and molecular fingerprinting of *Aeromonas* species isolates from water andclinical samples：suggestive evidence of water-to-human transmission［J］. Appl Environ Microbiol，2010，76（7）：2313 – 2325.

［4］ Martinez-Murcia H J，Benlloch S C，ollins M D，et al. Phylogenetic interrelationships of member of the genera *Aerononas* and *Plesiomonas* as deter mined by 16S ribosomal DNA sequencing：lack of eon Tuenee with results of DNA – DNA hybridizations［J］. Int J Syst Bacteriol，1992，42（3）：412 – 421.

［5］ Ghenghesh K S，El-Ghodban A，Dkakni R，et al. Prevalence，Species differentiation，haemolytic activity and antibiotic susceptibility of *Aeomonads* in untated well water［J］. Mem Inst Oswaldo Cruz，2001，96（2）：169 – 173.

［6］ Abbott S L，Cheung W K，Janda J M. The genus *Aerommonas*：biochemical characteristics，atypical reactions and phenotypic identification sechemes［J］. J Clin Microbiol，2003，41（6）：2348 – 2357.

［7］ Martins L M，Marquez R F，Yano T. Incidence of toxic *Aeromonas* isolated from food and human infection［J］. FEMS Immunol Med Microbiol，2002，32（3）：237 – 242.

［8］ Altwegg M，Geiss H K. *Aeromonas* as a human pathogen［J］. Crit Rev Microbiol. 1989，16：253 – 286.

［9］ Ko W C，Lee H C，Chuang Y C，et al. Clinical features and therapeutic implications of 104 episodes of monomicrobial *Aeromon-bacterae-mia*［J］. J Infect，2000，40（3）：

267 - 273.

[10] Biswajit M, Pendru R, Iddya K, et al. Typing of clinical and environmental strains of *Aeromonas spp.* using two PCR based methods and whole cell protein analusis [J]. Journal of Microbiological methods, 2009, 78: 312 - 318.

[11] Helen J O, Lewis F G, Anthony M G. Comigration of RAPD-PCR amplicons from *Aeromonas hydrophila* [J]. FEMS Microbiology Letters, 1998, 164 (1): 35 - 38.

[12] Albert C S, Juan A C, Caarmen H M, et al. RELPearch-PCR analysis of the *aro*A gene as a taxonomic tool for the genus *Aeromonas* [J]. FEMS Microbiology Letters, 1997, 156 (2): 199 - 204.

[13] Figueras M J, Guarro J, Martinez M A. Use of restriction fragment length polymorphism of the PCR amplified 16S rRNA gene for the identification of *Aeromonas spp.* [J]. Journal of Clinical Microbiology, 2000, 38: 2023 - 2025.

[14] Versal V J, Koeuth T, Lupski J R. Distribution of repetitive DNA sequences in eubacteria and application to fingerprinting of bacterial genomes [J]. Nucleic Acids Research, 1991, 19: 6823 - 6831.

[15] Marta T, Artur A. BOX-PCR is an adequate tool for typing *Aeromonas spp.* [J]. Antonic Van Leeu-wenhock, 2005, 88 (2): 173 - 179.

[16] Altwegg M, Gpsling P J, Jeseph S W. Subtyping methods for *Aeromonas* species [M]. Austin: John Wiley and Sons, 1996: 109 - 126.

（陈海丽　朱召芹）

第十五节　常见病原细菌脉冲场凝胶电泳一般操作规程

根据目前病原菌变异分析的实践和网络化分析的要求，由于具有稳定性、可重复性以及网络化等方面的优势，PFGE 技术在多种细菌中已应用成熟，在传染病暴发的应对和流行菌株的监测中发挥了重要的作用。

PFGE 的原理：不同菌株之间染色体 DNA 序列不同，往往造成一些核酸内切酶识别位点的差异，则利用核酸内切酶切割这些菌株的染色体 DNA 后，经电泳会产生不同的片段带型。PFGE 通过选择合适的内切酶，对菌株染色体 DNA 进行切割，使产生较大的片段，通过 PFGE 分离 10～800 kb 的片段，产生清晰可读的 DNA 片段带谱，比较不同菌株产生的带型的差异，来研究病原体的变异以及提示菌株之间存在的关联性。

PFGE 被广泛应用于很多菌种的分子流行病学研究中，能够用于分析菌株之间的相关性，协助追踪感染来源，在疫情控制方面发挥重要的作用。具体表现在以下几个方面：①用于对已确认的暴发疫情进行传染源的追踪，从而有效预防疫情的再次发生；②在表面上散在分布的病例中寻找可能的联系，通过监测及时发现暴发和聚集性病例；③用于追踪抗生素敏感株和多重耐药菌株的传播模式；④对连续继发性感染患者分离菌株进行 PFGE 分析可以区分是复发还是新的菌株引发的新的感染，从而推断是否有院内感染的发生。

许多细菌的 PFGE 技术已经经过了优化和评价，广泛应用于不同的实验室，技术已经相当成熟。PFGE 操作流程可以分为 10 个基本步骤：细菌培养、制备菌悬液、制备样品小胶块、蛋白酶 K 消化、洗胶块、酶切、灌制电泳胶、电泳、染色脱色、读胶成像。不同细菌的 PFGE 操作流程基本相似，只存在五处不同：①细菌培养时使用的培养基和培养条件不同，②制备的菌悬液浓度不同，③革兰氏阳性菌需溶菌酶裂解，革兰氏阴性菌不需要，④酶切时所用的限制性内切酶不同，⑤电泳时使用的电泳参数不同。详细操作规程如下。

一、操作中的生物安全要求

（1）所操作的病原菌按照生物安全规定在相应的生物安全实验室中进行操作。

（2）对接触培养物或凝胶块的塑料制品和玻璃制品需进行消毒处理。

（3）可重复使用的制胶模具须在清洗前消毒。

（4）可丢弃的制胶模具及胶带和用来把凝胶块从样品孔中推出的小片，都已被污染，应用 10% 漂白剂消毒 30 min 以上，然后清洗和重复使用。

二、PFGE 操作方法

以下操作以 Bio-Rad 公司的脉冲场凝胶电泳系统的设备进行操作。

（一）试剂储存液的配制

（1）1 M Tris-HCl（pH 8.0）。121.1 g Tris Base 溶于 650～700 mL 纯水中，加入 80 mL 6 N HCl，在室温下调 pH 至 8.0，加水终体积至 1 000 mL，高压灭菌。

或者 157.6 g Tris-HCl 溶于 800 mL 纯水中，在室温下调 pH 至 8.0，加水终体积至 1 000 mL，高压灭菌。

（2）10 N NaOH。400 g NaOH 小心溶于 800 mL 纯水中，冷却到室温，加灭菌的纯水使终体积至 1 000 mL。

（3）0.5 M EDTA，pH 8.0。186.1 g Na_2EDTA $2H_2O$ 溶于 800 mL 纯水中，加入 50 mL 10N NaOH 调 pH 至 8.0，加水终体积至 1 000 mL，分成数份，高压灭菌。

（4）20% SDS。将 20 g SDS 小心加入装有 80 mL 灭菌纯水的容器中，在 35～45 ℃ 轻轻混匀溶解，定容至 100 mL。

（5）20 mg/mL 蛋白酶 K 储存液。100 mg 蛋白酶 K 粉末溶于 5 mL 灭菌纯水中，混匀，分装在 1.5 mL 离心管中，每管 500～600 μL，−20 ℃ 保存备用。

（6）10×Tris-Borate EDTA 缓冲液（TBE，pH 8.3）。0.9 M Tris base（108 g），0.9 M 硼酸（55 g），0.02 M EDTA pH 8.0（40 mL 0.5 M），溶于 1 000 mL 灭菌的纯水中，高压灭菌。

注意：如果缓冲液有沉淀生成必须丢弃。

（7）EB。10 mg/mL EB 的储存液用纯水 1:10 000 稀释（即 100 mL 水中加入 10 μL 储存液）。稀释液在丢弃前可以染 5～6 块胶。储存在棕色瓶中的 EB 稀释液可以用 3～5 次。废弃的 EB 溶液应妥善处理。

（8）Gelred。取 150 μL Glered 染料溶于 500 mL 含有 0.1 mol/L NaCl 的缓冲液中配制成染色液，储存在棕色瓶中的 Glered 稀释液可以染 6～8 块胶。

（二）实验试剂

注意：用灭菌的玻璃制品、塑料制品和纯水来制备以下试剂。

（1）Tris-EDTA 缓冲液（TE，pH 8.0），即指 10 mM Tris-HCL:1 mM EDTA，（pH 8.0），10 mL 1 M Tris-HCl（pH 8.0），2 mL 0.5 M EDTA（pH 8.0），用灭菌的纯水稀释到 1 000 mL。

TE 缓冲液 用于溶解 1% SKG 或细菌裂解后洗胶块。

（2）CSB。100 mM Tris-HCl:100 mM EDTA（pH 8.0）的溶液。取 10 mL 1 M Tris-HCl（pH 8.0），20 mL 0.5 M EDTA（pH 8.0），用灭菌的纯水稀释到 100 mL。

（3）CLB。即 50 mM Tris-HCl:50 mM EDTA（pH 8.0）+1% N-Lauroyl-Sarcosine，钠盐（十二烷基肌氨酸钠），0.1 mg/mL 蛋白酶 K（用前再加入）的溶液。取 25 mL 1 M Tris-HCl，（pH 8.0），50 mL 0.5 M EDTA，（pH 8.0），50 mL 10% 十二烷基肌氨酸钠或 5 g 十二烷基肌氨酸钠用灭菌的纯水稀释到 500 mL，每 5 mL CLB 加入 25 μL 蛋白酶 K 储存液（20 mg/mL），使其终浓度为 0.1 mg/mL。若直接用十二烷基肌氨酸钠粉末配制，加热溶液在 50～60 ℃保温 30～60 min，或室温溶解约 2 h，使充分溶解后调体积至终体积。

（4）0.5×TBE 缓冲液。取 200 mL 5×TBE 用纯水稀释到 2 000 mL 或 100 mL 10×TBE 用纯水稀释到 2 000 mL。

注意：用来稀释 5×TBE、10×TBE 的纯水可以不灭菌。

（5）SKG 琼脂糖。

1）凝胶块琼脂糖（1% SKG），以 TE 配制，过程如下：称 0.50g（或 0.25g）SKG 于 250 mL 螺帽瓶中。加入 50 mL（或 25 mL）TE 缓冲液，轻旋转瓶以分散 SKG 胶。取下瓶盖，用干净膜盖住瓶口，微波加热 30 s，轻轻混合；每隔 10 s 重复 1 次，直到胶完全熔化。盖好瓶口，保温于 55～60 ℃水浴备用。

注意：SKG 琼脂糖制 PFGE 凝胶块效果较好，用可重复制胶模具制备的凝胶块强度较大，裂解和洗胶时凝胶块损伤较少。完全熔化琼脂糖需要的时间和温度取决于所用微波，需要实验室经验确定。

2）电泳胶（1% SKG），以 0.5×TBE 配制，过程如下：称适量 SKG 胶于 500 mL 螺帽瓶中。加入适量 0.5×TBE，轻旋转瓶以分散 SKG 胶。取下瓶盖，用干净膜盖住瓶口，微波加热 60 s，轻轻混合；每隔 15 s 重复 1 次，直到胶完全熔化。盖好瓶口，保温于 55～60 ℃水浴备用。

14 cm 宽电泳胶框（10～15 加样孔）：1.0 g SKG 胶溶于 100 mL 0.5×TBE 中；21 cm宽电泳胶框（≥15 加样孔）：1.5 g SKG 胶溶于 150 mL 0.5×TBE 中。

（三）器材与耗材

1. 器材

（1）Dade Microscan Turbidity Meter，Spectrophotometer，BioMérieux Vitek Colorimeter 用于调整细胞悬浊液的浓度。

（2）微波炉用于溶胶。

（3）水浴摇床，用于裂解胶块中的细胞（54 ℃），以及用水和 TE（50 ℃）洗胶块。

（4）56 ℃水浴箱用于平衡和保温熔化的胶。

（5）50 ℃水浴箱用于加热用于洗胶块的水和 TE，酶切。

（6）离心机。

（7）最少2个水浴箱：一个平衡到56 ℃，另一个平衡到37 ℃。如果需要，温度可以上下调动。

2. 耗材

（1）无菌的 Falcon 2054（12 mm×75 mm）或 Falcon 2057（17 mm×100 mm）用于细胞悬浊液的制备。

（2）无菌的聚酯纤维或棉签用于从琼脂平板上刮取细菌。

（3）无菌的枪头或巴斯得吸管。

（4）无菌的 1.5 mL 离心管用于混合细胞悬浊液和胶、酶切。

（5）无菌的 50 mL screw-cap tubes 或 50 mL Oak Ridge tubes 用于装胶块。

（6）Green Screened Caps（Bio-Rad 1703711）用于洗胶块时用。

（7）模具10孔为可重复利用的（2 cm×1 cm×1.5 mm），50孔为一次性的（1.5 mm×10 mm×5 mm）。

（8）单刃剃须刀、手术刀、平皿或类似物用于切胶块。

（9）无菌的一次性皮氏平皿或大的玻璃载物片用于切胶块。

（10）一端宽、一端窄的平铲。

（11）标准灌胶台（14 cm×13 cm）适用于10孔的梳子。大灌胶台（21 cm×14 cm，Bio-Rad170-3704）：适用于15孔的梳子。

（12）10孔的梳子（14 cm 长，1.5 mm 厚，Bio-Rad170-4326）或15孔的梳子（21 cm长，1.5 mm 厚，Bio-Rad170-3627）。

（13）水平台。

（14）盛放 Gelred 或 EB 染液的容器。

（15）70% 异丙醇、5%～10% 的漂白剂或其他合适的消毒剂。

（16）各种体积的无菌烧瓶或瓶子（50～2 000 mL）。

（17）各种规格的无菌量筒（100～2 000 mL）。

（18）无菌的吸管（2～50 mL）。

（19）保护性手套：无石化粉的乳胶手套、聚乙烯手套或腈类手套。

（20）防热性手套。

（21）冰盒。

（四）细菌培养

（1）从检测培养基上挑取单菌落，划种于相应的培养基上培养；在该菌最佳培养条件下培养 14～18 h。

（2）用同一个接种针或接种环穿刺或划种于小螺帽管中的相应的培养基，以保证必要时重复检测同一个克隆。

（3）同时接种标准株 H9812，划种于 LB 平板（该菌株是 PulseNet China 做 PFGE 分析使用的标准株，为沙门菌 Braenderup 血清型），（36±1）℃培养 14～18 h。

（五）第一天的操作

1. 菌悬液的制备

注意：革兰氏阳性菌和革兰氏阴性菌的制胶步骤不同，要注意区分。

（1）在 Falcon 2054 试管（12 mm×75 mm，5 mL）或其他相当的试管上标记样品名称和空白对照；在 1.5 mL 微量离心管上标记好对应样品的名称。

（2）在 Falcon 2054 管中分别加入约 1 mL 细胞悬浊液（CSB）。

注意：CSB 的最小体积取决于用来测细菌浓度的试管大小以及分光光度计、浊度计或色度计的具体要求。如果要处理数量较多（一般指 6 个以上）样品，需把配制完的了细菌悬浊液放置冰上；如果不能立刻调整悬浊液浓度，需将其置 4 ℃冰箱冷藏。

（3）用 CSB 湿润接种环或无菌棉签，从培养皿上刮取适量细菌，轻旋棉签使菌均匀悬浊于 CSB 中。操作中注意减少气溶胶的产生。

（4）通过加入 CSB 稀释或增加菌量提高浓度，使用 BioMérieux DENSIMAT（生物梅里埃）比浊仪和 Falcon 2054 管测量，调整细胞悬浊液浓度。革兰氏阴性菌使 OD 值为 3.8～4.4 之间；革兰氏阳性菌使 OD 值为 5.0～7.5 之间（不同革兰氏阳性菌 OD 值见表 4-57）。如使用其他仪器或管测量，每个实验室需要建立相应的浓度值。

（5）溶菌酶裂解（只针对革兰氏阳性菌；革兰氏阴性菌本步骤省略，不进行溶菌酶裂解处理）。以单增李斯特菌为例，取 240 μL 的细胞悬浊液，加 10 mg/mL 的溶菌酶 60 μL。置于 37 ℃水浴中孵育 10～15 min（不同细菌的溶菌酶裂解参数见表 4-57）。金黄色葡萄球菌裂解使用溶葡球菌酶，其余细菌均使用普通溶菌酶。

表 4-57　常见革兰氏阳性菌溶菌酶裂解参数

菌种名称	菌悬液浓度	菌悬液体积/μL	所加溶菌酶的浓度/mg·mL⁻¹	所加溶菌酶的体积/μL	所加溶菌酶的终浓度/mg·mL⁻¹
单增李斯特菌	5.0～5.5	240	10	60	2
金黄色葡萄球菌*	5.5～6.5	250	1	3	0.012
肺炎链球菌	7.5	285	50	15	2.5
酿脓链球菌	6.5～7.5	240	10	60	2
猪链球菌	6.0	300	200	5	3.3

* 表示金黄色葡萄球菌使用溶葡萄球菌酶，其余细菌均使用普通溶菌酶。

2. 制备样品小胶块

（1）在模具上标记好对应样品的名称。

（2）革兰氏阴性菌取 400 μL 细胞悬浊液于相应的 1.5 mL 微量离心管中。若细胞悬浊液为冷藏的，含细胞悬浊液的微量离心管需要在 37 ℃水浴中孵育 5 min（若细胞悬浊液放于室温，不必孵育）。革兰氏阳性菌直接使用上述溶菌酶裂解后的细胞悬浊液。

（3）在微量离心管中每管加入 20 μL 蛋白酶 K（20 mg/mL），轻轻混匀，使其终浓度为 0.5 mg/mL。操作中蛋白酶 K 储存液要置于冰上。蛋白酶 K 由粉末状商品配制成 20 mg/mL 溶液后可以在 4 ℃冰箱冷藏存放，2 周内使用；如果是 -20 ℃冻存，不可反复冻融，已融化的蛋白酶 K 储存液一天工作结束后要丢弃。

（4）制备好 1% SKG：1% SDS 琼脂糖，保温于 56 ℃水浴箱中。未使用完的琼脂糖可保存于室温，重复使用 1～2 次。

（5）在微量离心管中加入与细胞悬浊液等量的 1% SKG:1% SDS，用枪头轻轻吸吹几次混匀，避免气泡产生。1% SKG:1% SDS 要一直放在水浴箱中。

（6）将混合物加入模具相应加样孔，避免气泡产生，在室温下凝固 10～15 min，或 4 ℃冰箱凝固 5 min。

3. 蛋白酶 K 消化

（1）在 50 mL 的聚丙烯螺帽管上做好标记。

（2）配制细胞裂解液（CLB）/蛋白酶 K 混合液：每 5 mL CLB 加入 25 μL 蛋白酶 K（20 mg/mL），使其终浓度为 0.1 mg/mL，然后颠倒混匀。蛋白酶 K 要置于冰上，配制好的混合液也要置于冰上。

（3）每个螺帽管加入 5 mL CLB/蛋白酶 K 混合液。

（4）把凝胶块移入相应螺帽管。若想使胶块平齐，可用刀片削去模具表面多余的部分。用 6 mm 宽小铲将胶块移入相应的螺帽管中。使管中的胶块要浸在液面下而不是贴在管壁上。

注意：切下的胶、模具、胶带、小铲等为污染物，需正确丢弃或消毒。制胶模具两部分、小铲和刀片可用 70% 异丙醇或其他适用的消毒剂浸泡 15 min，然后清洗；丢弃式模具使用后丢弃或用漂白剂消毒 30～60 min，然后清洗、重复使用。

（5）将螺帽管放在 54 ℃水浴摇床孵育 2 h，转速 150～170 r/min。摇床中的水浴液面要高于试管内 CLB 液面。

（6）将灭菌纯水（试剂等级 1 级）放在 50 ℃水浴预热。

4. 洗胶块

（1）调低水浴摇床的温度至 50 ℃。

（2）从水浴摇床中拿出螺帽管，盖上绿色滤帽，轻轻倒掉 CLB。在实验台上轻磕管底使胶块落在管底。把管倒置在吸水纸上，使管内液体被尽量排除干净。随后的操作中也如此。

（3）每管中加入 10～15 mL 预热的灭菌纯水，确保胶块在液面下而不在管壁或盖子上，放回 50 ℃水浴摇床中，摇 10～15 min。

（4）倒掉水，用纯水再洗 1 次。50 ℃水浴预热 TE 缓冲液。

（5）倒掉水，加入 10 ～ 15 mL 预热的 TE，在 50 ℃ 的水浴摇床中摇 10 ～ 15 min。

（6）倒掉 TE，用 TE 再重复洗 3 次，每次 10 ～ 15 min。

（7）倒掉最后一次的 TE，加入 5 ～ 10 mL TE，继续下一步的酶切或放在 4 ℃ 冰箱保存备用。

注意：操作中要确保胶块在液面下而不在管壁或盖子上。根据实验时间的安排，纯水洗胶的时间不宜过长，以 10 ～ 15 min 为宜；TE 洗胶的时间可以根据实际情况延长，但不可减少重复次数。如果同一天进行限制性酶切，为节约时间可在最后一次 TE 洗胶时完成下一部分的（1）～（3）步。

5. 酶切

可用限制性内切酶消化凝胶块的一小块或整个凝胶块（以一次性模具制备）。推荐使用一小块胶块，这样所用酶量较少，凝胶块的其他部分还可以用其他酶分析。不同细菌使用的限制性内切酶见表 4 - 58。当用首选酶对两个或多个分离株分析得到相同带型时，可用其他酶分析这些分离株是否也获得相同带型，以进一步确认。

表 4 -58　常见病原细菌 PFGE 实验中使用的限制性内切酶种类及电泳参数

菌种名称	首选内切酶	首选内切酶电泳参数	备选内切酶	备选内切酶电泳参数
霍乱弧菌	*Not* I	1 ～ 20 s，13 h；20 ～ 25 s，6 h	*Sfi* I	1 ～ 20 s，13 h；20 ～25 s，6 h
伤寒沙门菌	*Xba* I	2.2 ～63.8 s，18 ～ 19 h	*Bln* I（*Avr* II）	2.2 ～63.8 s，18 ～ 19 h
甲型副伤寒沙门菌	*Spe* I	1 ～ 20 s，20 h	*Xba* I	1.5 ～ 29 s，20 h
非伤寒沙门菌	*Xba* I	2.2 ～63.8 s，18 ～ 19 h	*Bln* I（*Avr* II）	2.2 ～63.8 s，18 ～ 19 h
大肠杆菌 O157：H7	*Xba* I	2.2 ～54.2 s，18 ～ 19 h	*Bln* I（*Avr* II）	2.2 ～54.2 s，18 ～ 19 h
非 O157 大肠杆菌	*Xba* I	6.8 ～35.4s，18 ～ 19 h	*Bln* I（*Avr* II）	6.8 ～35.4 s，18 ～ 19 h
宋内志贺菌	*Xba* I	2.2 ～54.2s，18 ～ 19 h	*Bln* I（*Avr* II）	2.2 ～54.2 s，18 ～ 19 h
福氏志贺菌	*Not* I	5 ～ 35 s，18 ～ 19 h	*Xba* I	5 ～ 35 s，18 ～ 19 h
小肠结肠炎耶尔森菌	*Not* I	2 ～ 20s，18 h		
假结核耶尔森菌	*Fse* I	2 ～ 35 s，18 h		
枸橼酸杆菌	*Xba* I	1.0 ～20.0 s，19 h		
副溶血弧菌	*Not* I	10 ～35s，18 ～ 19 h	*Sfi* I	10 ～35s，18 ～ 19 h

续表 4 – 58

菌种名称	首选内切酶	首选内切酶电泳参数	备选内切酶	备选内切酶电泳参数
拟态弧菌	*Not* I	1.0～40.0 s, 19 h		
空肠弯曲菌	*Sma* I	6.8～35.4 s, 18 h	*Kpn* I	5.2～42.3 s, 18 h
坂崎肠杆菌	*Xba* I	1.8～25.0 s, 19 h	*Spe* I	1.8～25.0 s, 19 h
嗜水气单胞菌	*Xba* I	0.5～20 s, 18.5 h		
嗜肺军团菌	*Asc* I	6.8～54.2 s, 19 h	*Sfi* I	5～50 s, 21 h
肺炎克雷伯菌	*Xba* I	6～36 s, 18.5 h	*Avr* II（*Bln* I）	6～36 s, 18.5 h
脑膜炎奈瑟菌	*Nhe* I	1～25 s, 16 h	无	
肺炎链球菌	*Sma* I	1～30 s, 14 h; 5～9 s, 5 h	无	
流感嗜血杆菌	*Sma* I	1～30 s, 19 h	无	
百日咳博德特菌	*Xba* I	4.0～40.0 s, 19 h		
鲍曼不动杆菌	*Apa* I	5.0～20.0 s, 18～19 h		
铜绿假单胞菌	*Spe* I	5～15 s, 9 h; 15～50 s, 9 h		
肉毒杆菌	*Sma* I	2.2～54.2 s, 18～19 h	*Xho* I	2.2～54.2 s, 18～19 h
金黄色葡萄球菌	*Sma* I	4～40 s, 19 h		
酿脓链球菌	*Sma* I	4～40 s, 19 h		
单增李斯特菌	*Asc* I	4～40 s, 19–21 h	*Apa* I	4～40 s, 19～21 h
钩端螺旋体	*Not* I	5～65 s, 20 h	*Sgra* I	5～65 s, 20 h
莱姆病疏螺旋体	*mlu* I	1～25 s, 13 h; 1～10 s, 6 h	*Sma* I	1～25 s, 13 h; 1～10 s, 6 h
猪链球菌	*Sma* I	1～50 s, 8 h; 5 s, 10 h		
鼠疫杆菌	*Asc* I	1.8～18.7 s, 18～20 h	*Xba* I	1.8～18.7 s, 18～20 h
伯克霍尔德菌	*Spe* I	5.0～50.0 s, 19 h		
布鲁氏菌	*Xba* I	0.5～8.0 s, 16 h; 10.0～56.0 s, 5 h		

（1）在 1.5 mL 微量离心管上标记好相应的样品名称；在 3 个（10 孔胶）或 4 个（15 孔胶）离心管上标记 H9812 标准株。

（2）酶切前孵育：以灭菌超纯水制备酶切缓冲液（不含限制性内切酶），缓冲液要置于冰上。见表 4 - 59。

表 4 - 59 酶切缓冲液配制表

试剂	μL/胶块	μL/7 胶块	μL/11 胶块
灭菌纯水	180	1 260	1 980
10 × 缓冲液*	20	140	220
总体积	200	1 400	2 200

 * 不同的内切酶用的缓冲液不同，以内切酶包装里所含缓冲液类别为准。另外如果内切酶包装里含有 BSA，则需加入 BSA；如果未含，则不必加入 BSA。加入 BSA 的量根据其浓度确定，如有的公司出售的 BSA 为 10 倍浓度，则每反应（胶块）加入 20 μL；有的公司出售的 BSA 为 100 倍浓度，则每反应（胶块）加入 2 μL。

（3）在每个 1.5 mL 微量离心管中加入 200 μL 酶切缓冲液。

（4）小心用小铲从 TE 中取出胶块，放在干净的培养皿上。

（5）用刀片切下 2 mm 宽的胶块，放入含酶切缓冲液的 1.5 mL 微量离心管中。确保胶块在液面下面。将剩余的胶块放回原来的 TE 中。

注意：所切下的胶块的形状和大小要取决于灌注电泳胶所用的梳子齿大小。推荐用大齿（10 mm 宽）梳子，因为与小齿（5.5 mm）梳子相比，前者灌注的电泳胶在用计算机分析泳道时准确性高。

（6）用类似的方法处理标准株 H9812 的胶块。不管是进行何种菌的实验，标准株 H9812 始终用 *Xba* I 酶切。当测试菌株不是用 *Xba* I 酶切时，应按照 *Xba* I 的酶切要求单独为 H9812 配制酶切缓冲液和后面的酶切液。

（7）将管子放在 37 ℃ 水浴中孵育 5 ~ 10 min，或室温 10 ~ 15 min。

（8）在用酶切缓冲液孵育的过程中，按照表 4 - 60 的比例配制酶切液，混匀。

表 4 - 60 酶切液配制表

试剂	μL/胶块	μL/7 胶块	μL/11 胶块
灭菌纯水	175	1 225	1 925
10 × 缓冲液	20	140	220
酶（10U/μL）	5	35	55
总体积	200	1 400	2 200

内切酶需置于冰上，用后立即放在 - 20 ℃ 保存。

如果酶切液中加入 BSA，灭菌纯水量相应减少。内切酶的用量应该以内切酶的单位（U）为衡量指标，而不是体积。一般一个反应（胶块）加入 30 ~ 50 U 的内切酶。如果所切下的小胶块比较小，或用较少酶量能获得满意图像（泳道上没有不完全酶切的阴影），可以减少酶量至 20 ~ 30 U/块胶。

（9）用枪头吸出酶切缓冲液，避免损伤胶块。

（10）每管加入 200 μL 酶切液，轻轻在实验台上磕管子的底部，确保胶块在液面以下。

（11）在 37 ℃水浴中孵育至少 2 h。

（12）如果胶块以下述方法的第二种［6. 灌制电泳胶中的"（2）将胶块直接加在加样孔内"］加到加样孔中，可在限制性酶消化反应结束前 1 小时左右，开始这部分操作的 1～3 步，这样在加上胶块前，电泳胶至少能凝固 30 min，并节省操作时间。

6. 灌制电泳胶

将水浴温度调至 56 ℃，然后配制 0.5×TBE，用 0.5×TBE 配制 1% SKG 胶。若想加样后用少量（2～5 mL）熔化且平衡至 56 ℃的 1% SKG 胶覆盖加样孔，可在 250 mL 螺帽瓶中以 50 mL 0.5×TBE 和 0.5 g SKG 琼脂糖配制 50 mL 胶。未使用的 SKG 胶可保存于室温，熔化并重复使用多次。熔化时，微波加热 10～20 s，混合；每隔 10 s 重复 1 次，直到胶完全熔化。放在 56 ℃水浴备用。或从灌注电泳胶的 1% SKG 胶中取出 5 mL 于预热（55～60 ℃）的 50 mL 瓶中，放于 56 ℃水浴备用。

将含细菌 DNA 的胶块置入电泳琼脂糖凝胶中，可以选用以下两种方法中的一种。

（1）将胶块直接粘在梳子齿上。

1）调整梳子高度，使梳子齿与胶槽的底面相接触。用水平仪调整胶槽使其水平。

2）从 37 ℃水浴中取出胶块，平衡到室温。

3）用枪头吸出酶切液，避免损伤或吸出胶块。

4）每管加入 200 μL 0.5×TBE，室温平衡 5 min。

5）把梳子平放在胶槽上，把胶块加在梳子齿上。把标准菌株 H9812 加在第 1、5、10 个齿上（10 齿梳子）或第 1、5、10、15 个齿上（15 齿梳子）。

6）用吸水纸的边缘吸去胶块附近多余的液体，在室温下风干约 5 min，或用 1% SKG 胶（56 ℃）把胶块熔封在梳子上。

7）把梳子放入胶槽，确保所有的胶块在一条线上，并且胶块与胶槽的底面相接触。从胶槽的下部中央缓慢到入熔化的在 56 ℃平衡的 1% SKG。避免气泡的生成；如果有，用枪头消除。在室温下凝固 30 min 左右。

8）梳子拔出后可用 1% SKG 胶（56 ℃）覆盖加样孔。

9）记录加样顺序。

（2）将胶块直接加在加样孔内。

1）调整梳子高度，使梳子齿与胶槽的底面有约 2 mm 间距。用水平仪调整胶槽使其水平。

2）把梳子放入胶槽，从胶槽的中央缓慢倒入熔化的在 56 ℃平衡的 1% SKG。避免气泡的生成；如果有，用枪头消除。在室温下凝固 30 min 左右。

3）小心拔出梳子。

4）从 37 ℃水浴中取出胶块，平衡到室温。

5）用枪头吸出酶切混合液，避免损伤或吸出胶块。

6）每管加入 200 μL 0.5×TBE 平衡，室温平衡 5 min。

7）用小铲轻轻把胶块贴加样孔前壁推到加样孔底部。避免气泡产生。把标准菌株

H9812 加在第 1、5、10 个点样孔（10 齿梳子）或第 1、5、10、15 个点样孔（15 齿梳子）。

8）用 1% SKG 胶（56 ℃）封闭加样孔，凝固 3～5 min。

可以在加样孔中加入 0.5×TBE，利用毛细作用将胶块沉在加样孔底，尽量避免气泡形成。

9）记录加样顺序。

7. 电泳

（1）确保电泳槽是水平的。如果不水平，调整槽底部的旋钮。不要触碰电极。

（2）加入 2～2.2 L 新配制的 0.5×TBE，关上盖子。

（3）打开主机和泵的开关，确保泵设在 "-70"（这时缓冲液的流速约 1 L/min），缓冲液在管道中正常循环。

（4）打开冷凝机，确保预设温度在 14 ℃（缓冲液达到该温度通常需要 20 min 左右）。

（5）打开胶槽的旋钮，取出凝固好的胶，用吸水纸清除胶四周和底面多余的胶，把胶小心放入电泳槽，关上盖子。

（6）设置电泳参数，不同菌的电泳参数不同。记录电泳初始电流（通常 120～145 mA）。

注意：在不同实验室，电泳时间可能不同；调整电泳时间，使电泳胶中 H9812 最小片段距胶底端 1.0～1.5 cm。

（六）第二天的操作

1. 染色脱色

（1）电泳结束后，关闭仪器，关闭顺序：冷凝机—泵—主机。放掉电泳槽中的 TBE，用 2 L 纯水清洗电泳槽，并倒掉液体。如果以后几天不使用电泳设备，打开泵，用纯水冲洗管道 5～10 min，然后放掉电泳槽和管道中的水。

（2）取出胶，放在盛放 400 mL Gelred 或 EB 溶液的托盘内，染色 20～30 min。此体积适用于约 14 cm×24 cm 的染色缸；大的容器要相应增加染色液体积。注意：EB 有毒，是致突变剂。

（3）以 500 mL 纯水脱色 30 min（Gelred）或者 90 min（EB），如果可能每 20～30 min 换 1 次纯水。

（4）用 Gel Doc 1000、Gel Doc 2000 或其他设备拍摄图像。如果背景干扰分析，可进一步脱色 30 min。

2. 读胶成像

以 Bio-Rad 的 Gel Doc 2000 成像仪为例。

（1）点击 "QUANTITY ONE" 按钮打开该软件，点击菜单 "FILE" → "GEL DOC"。

（2）打开抽屉，把胶放在台板上，用黑色胶框把胶放在合适的位置，关上抽屉门。

（3）按下 "EPI-LIGHT" 按钮打开白光。

（4）把胶放在调准网格线内，使胶的加样孔和网格线的最上面一条蓝线对齐。保

证调准网格线和过饱和按钮被选中

（5）调整图像的大小，使图像占据整个窗口，胶的加样孔、下边界和左右边界在屏幕上都可以看到。

（6）降低透光量，取消调准网格线，关掉白光，按下"UV"按钮打开透射紫外光。

（7）点击"AUTO EXPOSE"以确定大概的曝光时间，当图像出现在窗口时，AUTO EXPOSE 自动关闭而 MANUAL EXPOSE 被激活。

（8）点击"MANUAL EXPOSE"的"↑↓"按钮，调整曝光时间；而调整饱和度时，点击箭头或"TURN THE TOP RING"以降低光量（如果图像过饱和，图像显现红色）。

（9）调整饱和度使样品条带没有红色，而胶加样孔的过饱和属于正常现象。

（10）当图像调整的比较满意时，取消过饱和按钮，按下 FREEZE 按钮停止曝光过程，按下"UV"按钮关掉紫外光。

（11）保存图像（∗.lsc），确保选择正确的路径。

（12）转为 ∗.TIFF 格式："FILE" → "EXPORT TO TIFF IMAGE" → "EXPORT"，选择正确的路径。

（13）关闭 QUANTITY ONE 程序，取出胶暂时保存或处理，用吸水纸擦掉台板表面多余的液体，图像输出后即可进行软件分析。

3. 注意事项

（1）如果不要求或不打算在 24～28 h 内获得 PFGE 结果，以下一些步骤可以延长时间，但需注意凝胶块有可能经过较长时间后降解（3～16 h）。

（2）用 TE 洗胶以除去凝胶块中的裂解液，此步骤可延长时间至 30～45 min，在较低温度（37 ℃或室温）进行。可以在第一天开始，第二天结束，凝胶块放在 TE 中冰箱过夜。

（3）限制性酶切时间可延长至 3～16 h。

（4）如果标准株 H9812 的最小片段未达到电泳胶底端以上 1.0～1.5 cm，电泳时间需要根据每个实验室的经验确定。

（5）图像的读取。

电泳图像通常用 Bio-Rad 的 Gel Doc 2000 或其他成像系统来获取。其他可以替代的成像设备，只要具有 CCD 相机，可以提供 IBM 兼容的未压缩的 TIFF 图像，且分辨力≥768×640 像素，能够用 BioNumerics（Applied Maths, Inc.）软件与 PulseNet 数据库中其他图像进行对比分析，也可以运用。在凝胶成像仪中应使胶的加样孔、下边界和左右边界在屏幕上都应该可以看到。

（周海健　阚　飙）

第五章　单个寄生虫病原体分型变异操作规程

样本是各监测实验室从症候群监测以及新发突发和不明原因传染病事件监测研究中，分离到的病原体。根据我国传染病流行特征及国内外的动态，本章选择了常见和重要的病原体，涵盖的寄生虫有隐孢子虫和疟原虫。

根据可行及有意义的原则，对进行分型或变异研究的病原进行了筛选，每种症候群涵盖 3～4 种病原体，具体见表 5-1。

表 5-1　五个症候群寄生虫病原体分型鉴定、变异研究和检测项目

病毒名称	血清分型或基因分子分型	实验材料
疟原虫	耐药检测	标本、病原体核酸、毒种
隐孢子虫	基因型	标本、病原体核酸、毒种

第一节　隐孢子虫基因分型变异操作规程

一、概述

隐孢子虫（*Cryptosporidium*）是一种重要的人兽共患胃肠道原虫，宿主广泛，可感染包括人在内的 240 多种动物，遍布除大洋洲外的 90 多个国家。隐孢子虫感染引发的腹泻可从动物传播到人，人传播到动物，并在人与人、人与动物、动物与动物之间广泛传播，造成重大的经济损失和社会影响。WHO 于 1986 年将隐孢子虫作为艾滋病患者的一项怀疑指标，被列为美国政府生物恐怖制剂名单的第三位[1]（B 类生物战剂），也是其中唯一一种寄生虫病原；是美国食源性疾病主动监测网（Food Net）监测的十大病原之一，也是我国《生活饮用水卫生标准》水质必检指标之一。隐孢子虫感染引起的隐孢子虫病（cryptosporidiosis）是一种全球性的人兽共患病，属新发传染病，可暴发流行，造成严重的突发公共卫生事件；被 WHO 列入全球六大腹泻病之一，并被 WHO 和美国疾病预防控制中心列入新发传染病；也是一种重要的食源性/水源性疾病，在 WHO 2004 年认定的 150 多种食源性/水源性疾病中隐孢子虫影响最大[2]。

隐孢子虫卵囊呈圆形或椭圆形，大小为 3 ～ 8 μm。自 Tyzzer 于 1907 年首次命名鼠隐孢子虫（*C. muris*），1912 年命名微小隐孢子虫（*C. parvum*），迄今已有 26 个有效种[3]，70 多个基因型，且新基因型仍不断被发现。其中感染人的主要为微小隐孢子虫和人隐孢子虫（*C. hominis*）。犬隐孢子虫（*C. canis*）、猫隐孢子虫（*C. felis*）、火鸡隐孢子虫（*C. meleagridis*）、鼠隐孢子虫（*C. muris*）、安氏隐孢子虫（*C. andersoni*）、兔隐孢子虫（*C. cuniculus*）、猪隐孢子虫（*C. suis*）、费氏隐孢子虫（*C. fayeri*）、泛在隐孢子虫（*C. ubiquitum*）等以及马基因型、猴基因型、臭鼬基因型和 CZB141 基因型也可感染人。隐孢子虫卵囊微小，不同隐孢子虫形态相似，大小略有差异，形态学方法难以鉴定虫种，更无法分型。

隐孢子虫种类多，基因型复杂，目前国内外均采用基于 18S rRNA 巢式 PCR 和测序或巢式 PCR-RFLP，鉴定隐孢子虫虫种和基因型。而基于微卫星、小卫星[4]多态性分析则用于隐孢子虫基因亚型分析和溯源研究。主要有微卫星、小卫星、60 kDa 糖蛋白（GP60）基因、双链 RNA 成分（dsRNA）和 rRNA 内部转录间隔区（ITS22）、HSP70等。其中 GP60 存在序列高度多态性区域，为目前最常用的亚型分析工具，可以用于区分人隐孢子虫、微小隐孢子虫和火鸡隐孢子虫[5]的不同亚型。

而近年发展的基于不同微卫星和小卫星的多位点序列分型（Multilocus sequence typing，MLST），可实现不同分离株的群体遗传结构分析，揭示地域和宿主特异性，以及传播动力学、溯源等。我国也已实现安氏隐孢子虫、鼠隐孢子虫的群体遗传结构分析[6]。

二、基因分型

（一）核酸提取

新鲜粪便样本，或 –20 ℃保存样本，或 2.5% 高锰酸钾溶液 4 ℃保存样本，均可用于核酸提取。如贮存在 2.5% 高锰酸钾溶液中的粪便样本，在核酸提取之前用去离子水洗涤除去残留的高锰酸钾，3 000 g 离心 10 min，洗涤 3 次，去上清并用去离子水重悬沉淀物。用 QIAamp DNA Stool Mini Kit（德国 Qiagen 公司）试剂盒或其他土壤微生物的核酸提取试剂盒，按试剂盒说明书要求操作，–20 ℃保存，作为 PCR 的 DNA 模板。

（二）基因分型操作

1. 巢式 PCR、测序（18SrRNA）

表 5 – 2 巢式 PCR 引物、反应体系和反应条件（18SrRNA）

类型	引物序列（5′→3′）	反应体系	反应条件
18SF1	TTCTAGAGCTAATACATGCG	2 × PCR Mix 12.5 μL	94 ℃，1 min，
18SR1	CCCATTTCCTTCGAAACAGGA	引物（10Mm）各 1 μL	94 ℃，10 s，
18SF2	GGAAGGGTTGTATTTATTAGATAAAG	ddH₂O 9.5 μL	55 ℃，30 s
18SR2	CTCATAAGGTGCTGAAGGAGTA	DNA 1 μL	72 ℃，1 min，35 个循环
		总计 25 μL	72 ℃，10 min

按照上述 PCR 反应体系，依次加入各个成分混合后瞬时离心，进行 PCR。第一轮设立阳性对照、阴性对照和空白对照；第二轮增设一个空白对照，模板为第一轮 PCR 扩增产物，PCR 条件同第一轮 PCR。

取第二轮巢式 PCR 扩增产物 5 μL，2% 琼脂糖电泳凝胶检测，100 bp DNA Marker。PCR 扩增目标片段大小约 830 bp。阳性样本送测序。

2. 巢式 PCR-RFLP（18SrRNA）

巢式 PCR-RFLP：在 50 μL 反应混合液中加 20 μL 第二轮 PCR 产物，酶切反应体系：*Ssp* I 或 *Vsp* I 20 μL，酶切反应缓冲液 5 μL，加水至 50 μL，37 ℃ 1h。2.0% 琼脂糖电泳检测（见表 5-3）。

注意：单个样本中有多个隐孢子虫种类则应用一个改进程序。每个样本至少用 PCR-RFLP 分析 3 次，每次用不同体积的 DNA 样本（0.25 μL、0.5 μL、1 μL）进行 PCR 扩增。

表 5-3　部分隐孢子虫巢式 PCR-RFLP 限制性酶切片断长度

隐孢子虫病	PCR 产物大小/bp	*Ssp* I 产物/bp	*Vsp* I 产物/bp
C. hominis	851	450, 267, 111, 12, 11	561, 115, 104, 71
C. parvum	848	450, 267, 108, 12, 11	629, 115, 104
C. cuniculus	849	473, 267, 109	559, 115, 104, 71
C. meleagridis	847	450, 267, 108, 11, 11	457, 171, 115, 104
C. canis	843	417, 267, 105, 34, 20	624, 115, 104
C. muris	847	449, 398	732, 115
C. andersoni	846	449, 397	731, 115
C. ubiquitum	849	454, 384, 11	461, 169, 115, 104
C. suis	852	454, 378, 11, 9	633, 115, 104
C. felis	878	426, 404, 34, 14	659, 115, 104
C. bovis	836	432, 267, 103, 34	617, 115, 104
C. baileyi	840	573, 267	621, 115, 104
C. Ferret	851	450, 267, 111, 12, 11	458, 174, 115, 104
C. serpentis	845	414, 383, 34, 14	730, 115
C. varanii	847	418, 267, 109, 34, 19	628, 115, 104
C. bovis in yak	836	413, 267, 103, 34, 19	617, 115, 104
Skunk genotype	852	418, 267, 110, 34, 12, 11	460, 173, 115, 104
Deer-like genotype	836	432, 267, 103, 34	617, 115, 104
Bear genotype	847	418, 267, 106, 34, 22	628, 115, 104
Mouse genotype	852	450, 273, 112, 12, 11	458, 175, 115, 104
Muskrat I	863	449, 380, 34	608, 115, 104, 36
Fox genotype	846	448, 377, 21	627, 115, 104
Muskrat II	847	417, 375, 34, 21	592, 115, 104, 36

（三）亚型分析（GP60）

应用于人隐孢子虫、微小隐孢子虫和火鸡隐孢子虫亚型分析，根据测序结果，分析其亚型。

表 5 - 4　巢式 PCR 引物、反应体系和反应条件（Gp60）

类型	引物序列（5'→3'）	反应体系	反应条件
GpF1	ATAGTCTCCGCTGTATTC	KOD plus buffer 5 μL	94 ℃，3 min，
GpR1	GGAAGGAACGATGTATCT	dNTPs 5 μL	94 ℃，45 s，
GpF2	TCCGCTGTATTCTCAGCC	MgSO₄ 3 μL	50 ℃/58 ℃，45 s
GpR2	GCAGAGGAACCAGCATC	KOD plus 酶 1 μL	72 ℃，1 min，35 个循环
		引物各 1 μL	72 ℃，7 min
		BSA 2 μL	
		DNA 1 μL	
		ddH₂O 31 μL	
		总计 50 μL	

注：第一轮 PCR，退火温度 50 ℃；第二轮 PCR，退火温度 58 ℃。

参考文献

［1］ http：//www.nsf.org/consumer/bioterrorism/bioterrorism_ agents.asp

［2］ Ferguson C，Deere D，Sinclair M，et al. Meeting report：Application of genotyping meshods to assess risks from *Cryptosporidium* in watersheds ［J］. Environ Health Perspect，2006，114：430 - 434.

［3］ Ryan U，Fayer R，Xiao L. *Cryptosporidium* species in humans and animals：current understanding and research needs ［J］. Parasitology，2014，11：1 - 19

［4］ Bouzid M，Tyler K M，Christen R，et al. Multi - locus analysis of human infective *Cryptosporidium* species and subtypes using ten novel genetic loci ［J］. BMC Microbiol，2010，doi：10.1186/1471 - 2180 - 10 - 213

［5］ Zhang W Z，Rong J，Wang R J，Yang F K，et al. Distribution and genetic characterizations of *Cryptosporidium spp.* in pre-weaned dairy calves in northeastern China's Heilongjiang Province ［J］. PLos One，2013，8（1）：e54857.

［6］ Feng Y Y，Wen L，Yang W L，Ryan，et al. Development of a multilocus sequence tool for typing *Cryptosporidium muris* and *Cryptosporidium andersoni* ［J］. J Clin Microbiol，2011，49（1）：34 - 41

（沈玉娟　曹建平）

第二节　疟原虫耐药性相关基因检测操作规程

疟疾是经按蚊叮咬或输入带疟原虫者的血液，而感染疟原虫引起的虫媒传染病。寄生于人体的疟原虫共有 4 种，即间日疟原虫，三日疟原虫，恶性疟原虫和卵形疟原虫。不同的疟原虫分别引起间日疟、三日疟、恶性疟及卵圆疟。发病后主要表现为周期性规律发作，全身发冷、发热、多汗，长期多次发作后，可引起贫血和脾肿大。据统计，全球约有 40% 的人口遭受疟疾威胁，每年临床病例数为 3 亿～5 亿，其中死亡人数为 150 万～270 万。我国曾是疟疾流行严重的国家，经过多年的防治，已经取得了巨大的成效。我国政府于 2010 年启动了中国消除疟疾行动，提出 2020 年实现全国消除疟疾的目标。自 2010 年我国消除疟疾行动计划以来，全国疫情总体呈持续下降趋势，但消除疟疾工作仍然面临着一个较大的问题，即输入性恶性疟病例逐年增多，每年都有较多死亡病例。

恶性疟原虫极易对抗疟药物产生抗药性，自从 20 世纪 50 年代末对氯喹首次发现抗药性以来，对多种抗疟药具有抗性的恶性疟原虫迅速出现并扩散，特别是非洲和东南亚地区，成为全球疟疾控制中所面临的最大挑战之一。青蒿素类药物作为 WHO 推荐的抗疟药物，2006 年在缅甸北部地区首次出现抗药性，目前已在泰国、缅甸及越南等东南亚地区相继出现。研究已发现，青蒿素抗药性是与位于疟原虫第 13 号染色体上的 K13 基因的突变有关[1]，虽然我国目前尚未出现临床抗性病例，但在云南边境地区已出现了对该类药物的敏感性下降的趋势，因此，通过分子监测疟原虫耐药性相关基因的检测，对我国抗疟药物的合理使用和到 2020 年疟疾消除具有重要意义。

目前，用于检测恶性疟原虫抗药性的分子标志包括：恶性疟原虫氯喹抗性转运蛋白基因（*Pfcrt*）[2]、恶性疟原虫多药抗性基因（*Pfmdr1*）、恶性疟原虫二氢喋酸合成酶基因（*Pfdhps*）、恶性疟原虫二氢叶酸还原酶基因（*Pfdhps*）[3]、恶性疟原虫 Kelch 13 基因（K13）[1] 等，疟原虫抗性分子标记检测方法包括 PCR-RFLP，PCR 测序，基因芯片（microarry）以及全基因组关联分析（genome-wide association study）等。

（一）样本采集

用一次性采血针收集手指或耳垂血约 100 μL，置于室温干燥处，待彻底干燥后置于密封袋常温密封保存。

（二）样本检测

1. 基因组 DNA 提取

采用 Qiagen Mini Kit 试剂盒，按说明书操作。

2. 引物设计

各分子标记的相关引物及 PCR 反应条件如表 5-5 所示。

表5-5 扩增引物序列与PCR条件

名称	引物、片段	引物序列（5′→3′）	PCR 条件
Pfcrt			94 ℃×3 min
			94 ℃×30sec
			56 ℃×30sec
	Outer, P1	CCGTTAATAATAAATACACGCAG	60 ℃×1 min, 45 个循环;
	537 bp, P2	CGGATGTTACAAAACTATAGTTACC	60 ℃×3 min
	Inner, D1	TGTGCTCATGTGTTTAAACTT	95 ℃×3 min
	145 bp, D2	CAAAACTATAGTTACCAATTTTG	95 ℃×30 s
			48 ℃×30 s
			65 ℃×30 s, 30 个循环;
			65 ℃×5 min
*Pfmdr*I			95 ℃×3 min
			95 ℃×30s
			54 ℃×30s
	Outer, A1	GGGGGATGACAAATTTTCAAGATTA	65 ℃×45sec, 45 个循环;
	400 bp, A2	GGGGGACTAACAAGTTTAACATCTT	72 ℃×5 min
	Inner, B1	AATGTAAATGAATTTTCAAACC	95 ℃×3 min
	203 bp, B2	CATCTTCTCTTCCAAATTTGATA	92 ℃×30s
			48 ℃×30s
			65 ℃×45s, 25 个循环;
			72 ℃×5 min
pfdhfr			94 ℃×3 min
			94 ℃×1 min,
			52 ℃×2 min,
			72 ℃×1 min, 40 个循环;
	Outer, M1	TTTATGATGGAACAAGTCTGC	72 ℃×10 min
	650 bp, M7	CTAGTATATACATCGCTAACA	94 ℃×3 min
			94 ℃×1 min
	Inner, M3b	TGATGGAACAAGTCTGCGACGTT	44 ℃×2 min
	594 bp, M9	CTGGAAAAAATACATCACATTCATATG	72 ℃×1 min, 4 个循环;
			94 ℃×1 min
			44 ℃×1 min
			72 ℃×1 min, 34 个循环;
			72 ℃×10 min

续表 5－5

名称	引物、片段	引物序列（5′→3′）	PCR 条件
pfdhps	Outer, N1 770 bp, N2	GATTCTTTTTCAGATGGAGG TTCCTCATGTAATTCATCTGA	94 ℃ ×3 min 94 ℃ ×1 min 51 ℃ ×2 min
	Inner, R2′ 711 bp, R	AACCTAAACGTGCTGTTCAA AATTGTGTGATTTGTCCACAA	72 ℃ ×1 min, 40 个循环； 72 ℃ ×10 min
*pf*K13	Outer, F1 2 097 bp, R1	CGGAGTGACCAAATCTGGGA GGGAATCTGGTGGTAACAGC	95 ℃ ×2 min 95 ℃ ×30 s 60 ℃ ×90 s 72 ℃ ×90 s, 40 个循环； 72 ℃ ×10 min
	Inner, F2 850bp, R2	GCCAAGCTGCCATTCATTTG GCCTTGTTGAAAGAAGCAGA	95 ℃ ×2 min 95 ℃ ×30 s 60 ℃ ×30 s 72 ℃ ×30 s, 40 个循环； 72 ℃ ×10 min

反应体系：1 μL DNA、100 μM 正反引物和 PCR Super Mix，总体积 25 μL。

3. 巢式 PCR-RFLP、巢式 PCR 测序

应用两种方法对恶性疟原虫的抗药性基因进行检测，确定样本中是否存在抗药性相关基因的点突变。

（1）*Pfcrt* 基因序列检测 K76T 点突变。

应用巢式 PCR-RFLP 方法，反应体系如下，若反应产物被酶切为 100 bp 片段表明为敏感株，反之则为耐药株。

反应体系：10×NE 缓冲液 3、2 μL，100×BSA 0.2 μL，*Apo*I 0.5 μL，第二轮扩增产物 5 μL，无菌 ddH₂O 12.3 μL，总体积 20 μL，反应条件：50 ℃，水浴过夜。

（2）*pfmdr*I 基因序列检测 D1246Y 点突变：应用巢式 PCR-RFLP 方法，反应体系如下，若反应产物被酶切为 100 bp 与 200 bp 两个片段表明为敏感株，反之则为耐药株。

反应体系：10×NE 缓冲液 3.2 μL，*Bgl* Ⅱ 0.5 μL，第二轮扩增产物 5 μL，无菌 ddH₂O 12.5 μL，总体积 20 μL。

反应条件：37 ℃，水浴过夜。

（3）*pfdhfr*、*pfdhps*、K13 基因序列点突变检测。

应用巢式 PCR 测序，确定序列以判断上述基因的耐药相关位点是否发生突变。

注：*pfcrt* 和 *pfmdr*I 针对氯喹抗性；*pfdhfr* 和 *pfdhps* 针对磺胺多辛－乙胺嘧啶抗性；K13 针对青蒿素抗性

（三）结果判断

比较 PCR-RFLP 方法或巢式 PCR 测序方法得到的抗性相关位点的序列，根据表 5 - 6 所示的各位点突变情况判断是否为耐药株。

表 5 - 6　耐药性判断指标

gene	A mino acid position	Sensitive a mino acid	Anti a mino acid
pfcrt	76	Lys	Thr
Pfmdrl	1246	Asp	—
Pfdhfr	16	Ala	—
	50, 51	Cys Asn	Cys Ile
	59	Cys	Arg
	108	Asn	
	164	Val	—
	140	Ile	Leu
pfdhps	436, 437	Ser Ala	Ser Gly
			Phe Ala
			Phe Gly
	540		Ala Gly
	581		Glu
	613	Lys	Gly
K13		Ala	—
		Ala	
	After 440		

参考文献

［1］ Djimde A, Doumbo O K, Cortese J F. A molecular marker for chloroquine-resistant *falciparum* malaria［J］. N Engl J Med, 2001, 344：257 - 263.

［2］ Kublin J G, Dzinjalamala F K, Kamwendo D D, et al. Molecular markers for failure of sulfadoxine-pyrimetha mine and chlorproguanil-dapsone treatment of *Plasmodium falciparum* malaria［J］. J Infect Dis, 2002, 185：380 - 388.

［3］ Ariey F, et al. A molecular marker of artemisinin-resistant *Plasmodium falciparum* malaria［J］. Nature, 2014. 505（7481）：50 - 55.

（曹建平　黄　芳　沈玉娟）

第六章　单个螺旋体病原体分型变异操作规程

伯氏疏螺旋体分型变异操作规程

一、概述

莱姆病（Lyme disease，Lyme borreliosis）是 20 世纪 70 年代发现的一种人兽共患病，主要经蜱叮咬人、兽而传播。其病原体为伯氏疏螺旋体（Borrelia burgdorferi），又称莱姆病螺旋体（Lyme disease spirochete）。人感染伯氏疏螺旋体后，可以引起人体多系统、多器官的损害，临床表现为脑膜炎、关节炎、神经根炎、慢性萎缩性肢皮炎、心肌炎等[1,13,14]。

在莱姆病研究初期，人们认为莱姆病螺旋体是一个同质的群体。随着病原学研究的深入，逐步证实不同来源的莱姆病螺旋体菌株间存在相当大的遗传异质性[15,16]。国际上应用 rRNA 基因多态性分析、5S ～ 23S rRNA 基因间隔区限制性片段长度多态性（restriction fragment length polymorphism，RFLP）分析、DNA-DNA 同源性分析等方法将莱姆病螺旋体分为 14 个基因型[4,3,11]：狭义伯氏疏螺旋体（*B. burgdorferi* sensu stricto）、伽氏疏螺旋体（*B. garinii*）、阿弗西尼疏螺旋体（*B. afzelii*）、日本疏螺旋体（*B. japonica*）、法雷斯疏螺旋体（*B. valaisiana*）、卢西塔尼（*B. lusitaniae*）、安德森疏螺旋体（*B. andersonii*）、塔卢基疏螺旋体（*B. tanukii*）、土德疏螺旋体（*B. turdi*）、比塞蒂疏螺旋体（*B. bissettii*）、西尼伽疏螺旋体（*B. sinica*）、斯柏曼疏螺旋体（*B. spielmani*）、哈里弗疏螺旋体（*B. californiensis*）和卡罗琳疏螺旋体（*B. carolinensis* sp. Nov），并且新的基因型仍然不断出现。其中明确对人类致病的基因型为：*B. burgdorferi* sensu stricto、*B. garinii* 和 *B. afzelii*。不同地区（如欧洲和北美）间的伯氏疏螺旋体基因型分布存在明显的差异。如在美国主要为 *B. burgdorferi* sensu strico 基因型，主要引起莱姆关节炎；而欧亚大陆的致病基因型则主要为 *B. garinii* 和 *B. afzelii*，主要分别与神经性疏螺旋体病和慢性萎缩性肢皮炎有关，3 种基因型均能引起早期莱姆病病症——皮肤游走性红斑[12,13,16]。

在我国，1986 年报道东北林区人群中有莱姆病的发生和流行，到目前为止，已从血清学上证实至少有 30 个省（市、自治区）的人群存在莱姆病的感染，并从 20 个省

（市、自治区）的患者、动物和/或蜱分离到病原体，证实存在莱姆病的自然疫源地，部分地区人群中有典型莱姆病病例存在[17,18]。目前研究表明，中国莱姆病螺旋体至少可分为 5 个基因型[3,6]：*B. burgdorferi* sensu stricto、*B. garinii*、*B. afzelii*、*B. sinica* 和 *B. valaisiana*。其中，*B. garinii* 和 *B. afzelii* 是我国主要的致病基因型。

用于莱姆病螺旋体的分型方法虽然有多种，但不同的方法有其不同的应用价值和优缺点，目前，较常用的是5S～23S rRNA 间隔区 PCR-RFLP 分析方法和 MLSA 的分型方法。近年来，随着莱姆病螺旋体全基因组序列的公布和研究的深入，人们试图寻求更为简便、快速，反应更多信息的基因分型方法，如 MLST[5]，MLVA 和核心基因组分型方法等。

二、5S～23S 基因间隔区 PCR-RFLP 分型[7]

（一）试剂和配液

（1）TE（pH 8.0）：10 mM Tris-HCl，1 mM EDTA。

（2）DNA-PAGE 电泳缓冲液：0.5×TBE：0.045 M Tris-硼酸，0.001M EDTA。

（3）DNA-PAGE 染色所用溶液。

1）固定液：10% 乙醇，0.5% 乙酸。

2）AgNO$_3$ 液：0.01M 硝酸银。

3）还原液：0.75 M NaOH，0.1M 甲醛。

4）终止液：5% 的乙酸。

（4）5×TBE：108 g Tris，55 g 硼酸，40 mL 0.5M EDTA（pH 8.0），加水至 2 000 mL。

（5）*Mse* I 和 *Dra* I 购于华美公司。

（二）步骤

1. 菌体的培养和收集（在 BSL-2）

（1）将0.5 mL 菌液加入5 mLBSK 培养基中，置于33 ℃培养箱中培养，5～7 d 检查1 次。

（2）取对数生长期的螺旋体菌液20 mL，12 000 r/min，离心30 min。用 PBS（pH 7.4）洗3 次，每次15 min。将沉淀悬于100 μL TE 中。

2. DNA 的提取与纯化（在 BSL-1）

（1）将沉淀悬于100 μL TE 中，加入适量的10% SDS，20 μL 的蛋白酶 K（20 mg/mL）混匀，37 ℃水浴2～3 h。

（2）加入等体积的酚:氯仿:异戊醇（25:24:1）抽提，直到蛋白抽提干净为止。

（3）加入1/10 体积的3M NaAc，等体积的异戊醇或2 倍体积的无水乙醇，-20 ℃沉淀过夜，12 000 转离心20 min，沉淀 DNA。

（4）75% 的无水乙醇洗1 次，自然干燥。

（5）加入适量的 TE 溶解 DNA，-20 ℃保存备用。

（三）5S～23S 间隔区扩增子的 RFLP 分析（在 BSL-1 进行）

1. 引物

引物 1：5′-GCGGCAGAGTAGGTTATT-3′。

引物 2：5′-CTAGGCATTCACCATAGACT-3′。

2. PCR 反应体系（表 6-1）

表 6-1　PCR 反应体系（50 μL）

体系组成	体积/μL
三蒸水	37.5
10×反应缓冲液	5
20 mM dNTP	5
25 μM 引物稀释混合业液	1
*Taq*DNA 多聚酶	0.5
模板	1

3. 循环参数（表 6-2）

表 6-2　循环参数

循环数	变性（94 ℃）	退火（56 ℃）	延伸（72 ℃）
1	2 min	1 min	2 min
2～34	45 s	45 s	45 s
35	45 s	45 s	2 min

4. 产物的纯化

在 PCR 产物中加入等体积氯仿，充分混匀后离心，12 000 r/min，20 min，将上清吸出，移入一干净的管中，-20 ℃ 保存备用。

5. 产物的检测

吸出 5 μL PCR 产物混以载样液，于 2% 琼脂糖电泳，100 V 电泳 1 h，紫外灯下检测。

6. PCR 产物的限制性酶切反应

5 μL PCR 产物分别加入 *Mse* I 2U 和 *Dra* I 10U 及相应的缓冲液，用三蒸水补加到总体积 10 μL，置 37 ℃ 水浴 5～8 h，取出冷藏备用。

7. 聚丙烯酰胺凝胶电泳

将 10 μL PCR 酶切物混以 2 μL 载样缓冲液，于 15% PAGE（胶厚 1 mm）电泳，恒压 100 V 电泳 10 h。分子量 Marker 为 PBR322/*Hae* Ⅲ。

8. 硝酸银染色

（1）电泳结束后，将胶转入固定液 100 mL 中固定 45 min。

（2）将胶转入 200 mL 硝酸银染液，轻摇 2 h。

（3）倒去染液，用三蒸水清洗 2 次。

（4）先加入少量还原液摇动 1 min，吸出液体，再加入 100 mL 还原液，作用至酶切片段显色清晰为止。

（5）加入显色终止液，将结果拍照。

（四）结果判断

硝酸银染色结果判断见表 6-3。

表 6-3　硝酸银染色结果判断

基因型	代表菌株	RFLP 图谱	*Mse* I 酶切片段长度	*Dra* I 酶切片段长度
B. burgdorferi sensustricto	B31	A	108, 51, 38, 29, 28	144, 53, 29, 28
B. garinii	20047	B	108, 95, 50	201, 52
	NT29	C	105, 57, 50, 38	144, 57, 52
B. afzelii	VS461	D	108, 68, 50, 20	174, 52, 20
B. japonica	HO14	E	108, 78, 50,	No restriction site
B. vailaisiana	VS116	F	175, 50, 23, 7	203, 52
	Am501	G	169, 51, 23, 7	
B. lusitaniae	PotiB2	H	108, 81, 39, 20	145, 83, 29
	PotiB3	I	108, 79, 52, 16	146, 109
B. bissettii	DN127	J	108, 51, 38, 33, 27	144, 53, 33, 27
	CA55	K	108, 51, 38, 29	144, 53, 29
	25015	L	108, 51, 34, 27, 17, 12, 4	173, 53, 27
B. andersonii	19857	M	120, 67, 51, 28	No restriction site
	CA2	N	91, 50, 40, 28, 22, 17, 7	No restriction site
B. tanukii	HK501	O	174, 51, 20	173, 52, 20
B. turdae	Ya501	P	107, 51, 38, 21, 16, 8, 7	144, 81, 23
Borreliasp	A14S	R	108, 66, 51	

三、MLSA 操作方法[10]

1. 引物

引物信息如表 6-4 所示。

表 6 - 4　PCR 反应信息

基因型	片段长度/bp	引物（5′→3′）	分析序列
rrs	522	F：AGAGTTTGATCCTGGCTTAG（10-29）	30-551
		R：CTTTACGCCCAATAATCCCGA（572-552）	
fla	457	F：AACACACCAGCATCACTTTCAGG（475-497）	497-844
		R：GATTWGCRTGCGCAATCATTGCC（976-957）	
*gro*EL	268	F：TACGATTTCTTATGTTGAGGG（552-572）	573-840
		R：CATTGCTTTTCGTCTATCACC（861-841）	
hbb	327	F：GCGAAGAATTCATAAAAATAAGGCTGC（-79 to +53）	1-327
		R：TATAAGAATTCACGATATTAACTGGC（End to +26）	
*rec*A	156	F：GTGGATCTATTGTATTAGATGAAGCTCTTG（170-199）	206-361
		R：GCCAAAGTTCTGAAACATTAACTCCCAAAG（391-362）	
*osp*A	261	F：AATAGGTCTAATATTAGCCTTAATAGC（21-47）	48-308
		R：TTGATACTAATGTTTTGCCATCTTCTT（334-308）	
rrf-rrl spacer	197	F：CTGCGAGTTCGCGGGAGAG（3′-rrf）	197
		R：AAGCTCCTAGGCATTCACCATA（5′-rrf）	

2. PCR 反应体系（表 6 - 5）

表 6 - 5　PCR 反应体系（50 μL）

体系组成	体积/μL
三蒸水	22
DNA 模板	1
2 × *Taq* PCR Master Mix	25
50 μM 正向引物	1
50 μM 反向引物	1

3. 循环参数（表 6 - 6）

表 6 - 6　循环参数

循环数	变性（94 ℃）	退火（50～55 ℃）	延伸（72 ℃）
1	5 min	1 min	1 min
2～34	1 min	1 min	1 min
35	1 min	1 min	5 min

4. PCR 产物测序

5. 数据分析

采用 CLUSTAL_ X 和 Mega 4.0 进行聚类分析。

参考文献

［1］ Burgdorfer W，Barbour A G，Hayes S F，et al. Lyme disease，a tick borne spirochetosis ［J］．Science. 1982；216：1317.

［2］ Fukunaga M，K. Okada K，et al. Phylogenetic analysis of *Borrelia* species based on flagellin gene sequences and its application for molecular typing of Lyme disease borreliae ［J］．Int J Syst Bacteriol，1996，46：898 – 905.

［3］ Hao Q，Hou X，Geng Z，et al. Distribution of *Borrelia burgdorferi sensu lato* in China ［J］．J Clin Microbiol，2011，49，647 – 650.

［4］ Lee S H，Kim B J，et al. Characterization of *Borrelia burgdorferi* strains isolated from Korea by 16SrDNA sequence analysis and PCR-RFLP analysis of *rrf* (5S) – *rrl* (23S) intergenic spacer amplicons ［J］. Int J Syst Evol Microbiol，2000，50 Pt 2：857 – 863.

［5］ Margos G，Gatewood A G，et al. MLST of housekeeping genes captures geographic population structure and suggests a European origin of *Borrelia burgdorferi* ［J］. Proc Natl Acad Sci USA，2008，105：8730 – 8735.

［6］ Masuzawa，T，Takada N，et al. *Borrelia sinica sp.* Nov.，a Lyme disease – related *Borrelia* species isolated in China ［J］．Int J Syst Evol Microbiol，2001，51：1817 – 1824.

［7］ Postic D，Assous M. V，et al. Diversity of *Borrelia burgdorferi sensu lato* evidenced by restriction fragment length polymorphism of *rrf* (5S) – *rrl* (23S) intergenic spacer amplicons ［J］．Int J Syst Bacteriol，1994，44：743 – 752.

［8］ Postic D，Garnier M，et al. Multilocus sequence analysis of atypical *Borrelia burgdorferi sensu lato* isolates—description of *Borrelia californiensis sp.* Nov.，and genomospecies 1 and 2 ［J］．Int J Med Microbiol，2007，297：263 – 271.

［9］ Postic D，Ras N. M，et al. Common ancestry of *Borrelia burgdorferi sensu lato* strains from North America and Europe ［J］．J Clin Microbiol，1999，37：3010 – 3012.

［10］ Richter D，Postic，D，et al. Delineation of *Borrelia burgdorferi sensu lato* species by multilocus sequence analysis and confirmation of the delineation of *Borrelia spielmanii* sp. Nov ［J］．Int J Syst Evol Microbiol，2006，56：873 – 881.

［11］ Rudenko N，Golovchenko M，et al. Borrelia carolinensis sp. nov.，a new（14th）member of the *Borrelia burgdorferi sensu lato* complex from the southeastern region of the United States ［J］．J Clin Microbiol，2009，47：134 – 141.

［12］ Steere A C，Lyme disease ［J］．N Engl J Med，1989，321：586 – 141.

［13］ Steere A C. Malawista S E，et al. Erythema chronicum migrans and Lyme arthritis ［J］.

The enlarging clinical spectrum. Ann Intern Med, 1977, 86: 685 - 698.

[14] Thompson J D, Gibson T J, et al. The CLUSTAL _ X windows interface: flexible strategies for multiple sequence alignment aided by quality analysis tools [J]. Nucleic Acids Res, 1997, 25: 4876 - 4882.

[15] Wilske B, Barbour A G et al. Antigenic variation and strain heterogeneity in *Borrelia spp.* [J]. Res Microbiol. 1992, 143: 583 - 596.

[16] Wang G, van Dam A P, et al. Molecular typing of *Borrelia burgdorferi sensu lato*: taxonomic, epidemiological, and clinical implications [J]. Clin Microbiol Rev, 1999, 12: 633 - 653.

[17] 张哲夫, 万康林, 张金生, 等. 我国莱姆病的流行病学和病原学研究 [J]. 中华流行病学杂志, 1997, 18 (1): 8 - 11.

[18] 耿震, 万康林. 莱姆病流行病学新进展 [J]. 中国自然医学杂志, 2007, 9: 158 - 160.

（郝　琴）

第七章　未知病原体高通量筛查分型变异操作规程

　　当传染病尤其是新发突发传染病出现时，及时准确地检测和鉴定病原体是有效控制疫情以及合理地选择治疗方案的关键。病原微生物所引发的公共卫生突发事件容易引起社会恐慌，在短时间内快速鉴别病原体，对于遏制疾病蔓延和消除社会恐慌具有重大意义。随着生物技术的发展，以基因芯片技术（核酸杂交）、多重 PCR 技术（核酸扩增）和多重实时荧光 PCR 技术（核酸扩增和杂交）、液态芯片技术（核酸扩增和核酸杂交）以及深度测序技术（核酸扩增和序列分析）为代表的高通量病原体核酸检测技术为及时快速地筛查鉴定病原体提供了有效的手段。本章选择液态芯片技术（核酸扩增和核酸杂交）以及深度测序技术（核酸扩增和序列分析）两部分做重点介绍。

第一节　病原体核酸的液态芯片高通量筛查检测操作规程

一、概述

　　当传染病尤其是新发突发传染病出现时，及时准确地检测和鉴定病原体是有效控制疫情，以及合理地选择治疗方案的关键。

　　多重 RT-PCR（multiplex reverse transcription PCR）技术采用多个反应体系以减少不同引物对之间的非特异性扩增，平衡各个引物对之间的扩增效率，且因各反应体系之间的扩增条件不一致而需要多台 PCR 仪器才能完成多个体系的扩增；为了提高多重 PCR 检测的灵敏度，会使用巢式或半巢式 PCR 的方式，而这种改进方式不但增加了检测时间，还容易产生 PCR 产物污染而造成检测假阳性[1-3]；多重实时荧光 PCR 技术（multiplex real-time reverse transcription PCR）是在多重 RT-PCR 技术的基础上引入荧光探针使得其灵敏性得以提高，但并没有突破多重 PCR 技术需要使用多个体系去完成一组检测[4]，且由于一组体系中检测多个靶点需要标记不同的荧光信号，荧光信号的数量受 PCR 仪器检测通道的限制很难获得突破。

　　液态芯片技术（flexible multi-analyte profiling，xMAP）国内又称为"液相悬浮芯片技术""流式荧光检测技术""多功能流式点阵技术""多功能多指标并行分析技术""（微球）悬浮阵列技术"等，是 Luminex 开发的一项开放的生物芯片技术。此项技术有如下四个核心。

1. 荧光编码微球技术

用不同配比的两种红色分类荧光染料将直径为 5.6 μm 的聚苯乙烯微球染成不同的荧光色，从而获得多达 100 种编码的微球。

2. 化合共价交联技术

将针对不同待测物的抗体分子或基因探针以共价交联的方式结合到特定的编码微球上，每个编码微球都对应相应的检测靶点。

3. 特异性结合反应

将针对不同待测物的荧光编码微球混合，加入待测物质或待测的基因扩增片段，形成复合物再与标记荧光素发生结合反应，从而起到级联放大作用。

4. 双色激光分析技术

微球在流动鞘液的带动下单列依次通过红绿 2 束激光，红光用以识别微球的荧光编码，绿光用以测量微球上的报告分子的荧光强度。这样，既达到了区别靶点的作用，同时所测得的荧光强度信号值又可以对所测不同靶点进行定量。

基于以上特点，液态芯片技术具有自由组合、高通量、高速度、低成本、准确性高、重复性好、灵敏度高、线性范围广、无需洗涤、操作简便以及在同一平台上即可完成蛋白质和核酸的检测等优点，改变了传统多重 PCR 及芯片的缺点，在多重病毒检测方面，得到广泛的使用。

二、呼吸道病毒核酸检测——液态芯片技术

本节主要介绍液态芯片技术应用于呼吸道病毒核酸的检测方法，Luminex 公司在 xMAP 平台的基础上又推出了通用标签（xTAG）技术。xTAG 技术的工作原理是使得靶基因标签核酸序列特异性地与反标签序列专一性互补配对，且这些标签序列的退火温度一致，这就保证了检测靶点之间具有相同的复性温度与杂交效率，从而避免了不同检测标记的微球之间的信号敏感度差异。在此基础上 Luminex 公司研发的检测试剂获得了美国 FDA 批准上市，如呼吸道病毒筛查试剂盒（xTAG Respiratory Viral Panel，RVP）、肠道病原检测试剂盒（xTAG Gastrointestinal Pathogen Panel，GPP）和单纯疱疹病毒分型检测试剂盒（MuLtiCode® -RTx HSV 1&2 Kit）。本文以 xTAG® RVP FAST v2 为例，用液态芯片技术来检测呼吸道病毒核酸的标准操作实验规程，按照 xTAG® RVP FAST v2 操作说明书进行，描述如下。

xTAG® RVP FAST v2 检测实验分为核酸的抽提、多重 RT-PCR、PCR 产物的靶特异性引物延伸（target specific primer extension，TSPE）、珠子杂交（bead hybridization）和上机检测获取和分析数据，共 4 个步骤。

（一）核酸抽提

可立即用于检测或 -70 ℃保存。建议核酸提取后直接分装 3 份至 0.2 mL PCR 管（或排管）中，一份用于检测，其他保存，用于后续的研究。详见本书第四章第十二节。

（二）多重 RT-PCR

1. 试剂（盒）、耗材和设备

（1）试剂（盒）：xTAG® RVP FAST v2 试剂盒。

（2）耗材：无 DNA、RNA 酶有（和无）滤芯 Tip 头，无 DNA、RNA 酶 EP 管（1.5 mL），无 DNA、RNA 酶 0.2 mL 薄壁 PCR 管，记号笔（标签纸）。

（3）设备和辅助器械：PCR 仪、−70 ℃低温冰箱、微量移液器、Vortex、Parafilm。

2. PCR 反应试剂配制

（1）将试剂盒（xTAG® RVP FAST v2 Primer Mix, the xTAG One-step Buffer, 5×, the xTAG dNTP Mix 和 xTAG RNase free water）的试剂放置室温至融解。

（2）将 xTAG One-step Enzyme Mix 从冰箱内拿出，涡漩振荡混匀后顺时离心 5s 后置于冰盒中。

（3）标记 0.2 mL 的 PCR 管，必须包含一管运行质控（Lambda DNA）和一管阴性对照，将管放置在冰盒中。

（4）准备好标记 Mix 的 EP 管置于冰盒中，按表 7−1 体积加入相对应的试剂。配制多管时，每种试剂加量 10%。将配制好的 Mix 用涡漩振荡混匀 6～8 s 后，瞬时离心 5 s。

表 7−1　PCR 反应体系

Mix 组分	体积/μL
xTAG® RNase-free Water	1.3
xTAG One-step Buffer, 5X	4
xTAG® dNTP Mix	1.1
xTAG RVP FAST v2 Primer Mix	2.0
xTAG one-step Enzyme Mix	1.6
总体积	10

（5）每 0.2 mL 的 PCR 管分装加入 10 μL 的 Mix 液体至管底。

（6）每管加入样本抽提核酸或 Lambada DNA。

（7）阴性对照加入 10 μL 的 RNase-free 水，作为最后一管。

（8）用涡漩振荡混匀 6～8 s 后，瞬时离心 5 s。

3. PCR 反应程序

首先 50 ℃ 20 min；接着 95 ℃ 15 min，然后 95 ℃ 30 s、59 ℃ 30 s、72 ℃ 30 s 扩增 36 个循环，最后 72 ℃ 2 min。产物 4 ℃保存。PCR 产物在 4 ℃放置 48 h 内可做检测。

（三）珠子杂交

应注意以下事项：①珠子对光敏感，在使用珠子的过程中尽量减少被光照射时间；②珠子杂交在 PCR 完成区域操作（the post-PCR area）；③PCR 仪要事先预热至 45 ℃；

④杂交之间不要使得 RT-PCR 产物变性；⑤杂交后珠子要放置在冰上并避免光照。

（1）将 xTAG® RVP FAST v2 试剂盒中提供的 xTAG® RVP FAST v2 Bead Mix 和 xTAG Reporter Buffer 放置室温溶解，涡漩振荡试剂 xTAG Reporter Buffer 液 5 s。

（2）涡漩振荡 试剂 SAPE 液 5 s，75 倍稀释 SAPE 液体。每个样本反应孔需要 75 μL 的 SAPE，因此根据自己所使用量稀释所需体积的 SAPE，现配现用。

（3）涡漩振荡 配制稀释好的 SAPE 液体 10 s。

（4）涡漩振荡 xTAG RVP FAST v2 Bead Mix 试剂 10 s，操作 2 次。

（5）在标记好的杂交 96 孔板内加入 20 μL 的 xTAG RVP FAST v2 Bead Mix 试剂。

（6）涡漩振荡 RT-PCR 产物 5 s，瞬时离心 5 s 后，加入 2 μL 的 RT-PCR 产物。

（7）上 PCR 仪器，45 ℃反应 20 min。

（四）数据获取和分析（data acquisition and analysis）

（1）将杂交好的 96 孔板放入 Lu minex 的加热模块中，操作"Retract"使得加热模块归位。

（2）选择设置好的程序（Batch），点击"Run Batch"。

（3）登陆数据分析软件"TDAS LSM"。

（4）从主菜单选择"File"后点击"Open"。

（5）浏览并选中文件后点击"Open"键后就可看到检测结果。

（6）如图 7-1 所示，所检测一份样本所检测病原体中鼻病毒（rhinovirus）为阳性（POS），用黄色阴影标注出来，所读数值为 2370.5。

Batch: rvp 2010-01-08 : Created on: "1/8/2010","5:59:09 PM" by ""
Page: 1 of 1
Sample: 22 1671
Analyzed: 01/08/2010, 18:02:37 with TDAS RVP-I 1.11 using xTAG™ Respiratory Viral Panel v.1.01 by

Target	Call	Signals (MFI)		Thresholds		Notes and explanations
		Raw	Background	Positive	Negative	
Run Control	ABS	2.0	23.0	300 / 1x	300 / 1x	
Internal Control	PRES	2164.0	0.0	300 / 1x	300 / 1x	
Influenza A	NEG	33.0	39.0	300 / 1x	150 / 1x	
H1	NEG	53.0	25.0	300 / 1x	150 / 1x	
H3	NEG	21.0	27.0	300 / 1x	150 / 1x	
Influenza B	NEG	38.5	21.0	300 / 1x	150 / 1x	
RSV A	NEG	19.0	0.0	300 / 1x	150 / 1x	
RSV B	NEG	20.0	26.0	300 / 1x	150 / 1x	
Para 1	NEG	37.0	32.0	300 / 1x	150 / 1x	
Para 2	NEG	30.0	36.0	300 / 1x	150 / 1x	
Para 3	NEG	17.0	30.0	300 / 1x	150 / 1x	
Rhinovirus	POS	2370.5	26.5	300 / 1x	150 / 1x	
Metapneumovirus	NEG	35.0	17.0	300 / 1x	150 / 1x	
Adenovirus	NEG	18.0	24.0	300 / 1x	150 / 1x	

图 7-1 应用液态态芯片技术模拟道病毒核酸检测结果

注：每次检测结果中抽提核酸（MS2）对照和阴性（水）对照都显示正常后数据才可使用。显示结果页面直接显示每份样本的各种病原体的阴阳性。

参考文献

[1] Jackson R, Morris D J, Cooper R J, et al. Multiplex polymerase chain reaction for adenovirus and herpes simplex virus in eye swabs [J]. J Virol Methods, 1996, 56 (1): 41–48.

[2] Brownie J, Shawcross S, Theaker J, et al. The elimination of primer-dimer accumulation in PCR [J]. Nucleic Acids Res, 1997, 25: 3235–3241.

[3] Yu X, Ghildyal R. Nested-RT-PCR and multiplex RT-PCR for diagnosis of rhinovirus infection in clinical samples [J]. Methods Mol Biol, 2015, 1221: 11–24.

[4] Olofsson S, Brittain-Long R, Andersson L M, et al. PCR for detection of respiratory viruses: seasonal variations of virus infections [J]. Expert Rev Anti Infect Ther, 2011, 9 (8): 615–626.

[5] http://www.lu minexcorp.com/Applications/ClinicalDiagnostics/Infectious Disease.

（张万菊　袁正宏）

第二节　病原体核酸的二代测序鉴定操作规程

一、概述

临床标本中微量已知病毒的鉴定通常根据其形态学、特异性抗原和特定基因序列，经过或不经过细胞培养分离，采用血清学和分子学检测方法来实现。但是，未知病毒的检测一直是个难点。高通量技术的出现为解决这一难题提供了一种新技术途径[1,2]。

高通量测序技术以通过导入特异性接头序列，对每个输入（input）的临床标本中的 DNA 分子进行大规模平行扩增和 PCR 测序，然后通过生物信息分析，将所得的每条序列与数据库序列进行比对、拼接和组装，从而完成病毒鉴定。它的最大检测优势在于不需要经过细胞培养，无需掌握病原体序列的情况下，直接对临床标本中的核酸池（pool）进行测序；而它的弱点在于检测敏感性较低，主要原因是建库过程中无法完全去除宿主基因组和环境微生物基因组的污染，故而相对于传统分子检测方法（如PCR），需要待检标本含有更高滴度的病毒。另外，它必需有专业生物信息平台的支持，才能对产生的海量测序数据进行后期处理[3]。因此，高通量测序技术较适用于无法体外培养分离的病毒、高度变异病毒、重组病毒以及新发病毒的鉴定和研究。

目前主流的高通量技术平台有三家，分别由 Roche、ABI 和 Illumina 公司开发。相对于一代桑格（Sanger）测序法，这些技术被统称为二代测序技术或深度测序技术（deep sequencing）。三家研发了不同的化学扩增体系、测序信号检测系统和分析软件，其各自具体原理本文不再赘述[2]。三家平台各有所长，根据其通量、平均读长、准确性和使用成本的差异，适合于不同研究应用。其中，Roche 454 平台具有测序读长达到 500～800 bp 的特色，适合于病原体重组和基因多态性等研究，而 Illumina 平台和 ABI 的 Ion Torrent 平台具有通量高和成本相对低等优势，因此是未知病毒鉴定常用的 2 个技术平台[1,2]。

Roche 454 技术平台已经在未知病毒鉴定方面有多个成功案例，如新型 MERS 冠状病毒和 H7N9 新型禽流感病毒[5,6]。但是，由于其操作步骤繁琐，测序成本高，已经逐渐被其他平台所取代。Life Tech 公司的 Ion Torrent 个人化操作基因组测序仪 PGM 与 Roche 454 Junior 采用相同的建库扩增原理，但是将测序部分由光学检测改为半导体检测，测序通量可增加数倍至数十倍。最小的 314 芯片一次可获得 45～55 万条 reads，最大的 318 芯片可获得 450～550 万条 reads，相比 Roche 454 Junior 获得 10～20 万条 reads，Ion Torrent 的单个碱基测序成本大大降低。虽然半导体检测准确性不及光学检测，但是由于其测序片段较短（100～150 bp），测序错配率尚在可接受范围。该系统自动化程度高，建库和 emPCR 操作步骤由 OT2 组件自动完成，因而实验操作更简易便捷，已经获得临床检测准入证。

本节以 Roche 454 Junior 平台和 Life Tech Ion Torrent PGM 平台为例，描述基于随机引物扩增建库和 De novo 测序方法的呼吸道未知病原的鉴定过程。

二、操作规程

（一）呼吸道标本核酸提取

1. 试剂

QIAamp Viral RNA mini Kit（Qiagen 52904）。

2. 仪器设备

台式离心机（任意品牌）。

3. 操作步骤

详见本书第四章第十二节。

（二）试剂、仪器和耗材

1. 试剂

SuperScript® Ⅲ First-Strand Synthesis SuperMix（Invitrogen 18080 – 400B），Platinum® *Taq* DNA Polymerase（Invitrogen 10966 – 034），低熔点琼脂粉（分子级，任意品牌），DNA Marker（覆盖 100～2 000 bp，任意品牌）。

2. 仪器设备

PCR 仪（任意品牌），水浴锅（任意品牌），制胶器（任意品牌），电泳仪（任意品牌），凝胶成像仪（任意品牌）。

3. 实验耗材

0.2 mL 薄壁 PCR 管（任意品牌），带滤芯枪头（任意品牌）。

4. 合成引物

任意公司合成，PAGE 纯化。Primer A 序列为 5′ – GCCGGAGCTCTGCAGATATC NNNNNN – 3′，Primer B 序列为 5′ – GCCGGAGCTCTGCAGATATC – 3′[4]

（三）反转录

1. 反应体系（表7 -2、表7 -3）

表7 -2　反转录混合物1

混合物1	初浓度	体积/μL
RNA	1～5 μg	n
引物 A	50 μM	1
退火缓冲液		1
RNase/DNase-free water		补足体系至 8

表7 -3　反转录混合物2

混合物2	初浓度	体积/μL
第一轮反应混合物	2×	1
酶混合物		2

2. 操作步骤

（1）水浴锅预热至65 ℃。

（2）在冰上 PCR 管内，分别配制反应混合物1和混合物2。

（3）将反应混合物1放入65 ℃水浴锅5 min，然后立即置冰上1 min。

（4）在冰上，向反应混合物1管中加入混合物2。

（5）混合物放入 PCR 仪器。

（6）设置 PCR 反应程序为：25 ℃ 10 min，50 ℃ 60 min，85 ℃ 5 min。

（四）dsDNA 合成

1. 反应体系（表7 -4）

表7 -4　dsDNA 合成体系

反应混合物	初浓度	体积/μL
PCR buffer	10 ×	5
$MgCl_2$	50 mM	1.5
dNTP	10 mM	1
Primer B	10 uM	1
Taq Enzyme	10 U/μL	0.2
cDNA		10
ddH_2O		补足体系至 50

2. 操作步骤

（1）在冰上配制反应体系。

（2）设置 PCR 反应程序：

首先 94 ℃预变性 5 min，然后 94 ℃ 30 s、55 ℃ 30 s、72 ℃ 1 min 扩增 45 个循环，最后 72 ℃延伸 7 min。

（3）琼脂凝胶电泳检验：10 μL PCR 产物与 2 μL 上样缓冲液混匀，加入 1.5% 琼脂糖凝胶，120 V 下电泳 30 min；紫外照射下，可见弥散 DNA 条带，范围在 300～1 000 bp，色淡。

如未见明显弥散状条带，取 10 μL PCR 产物，进行第二轮 PCR 扩增，反应体系和反应条件同第一轮 PCR。

（五）PCR 产物纯化

1. 试剂

MinElute Gel Extraction Kit（Qiagen 28604）、无水乙醇（分子级，任意品牌）、异丙醇（分子级，任意品牌）。

2. 仪器设备

紫外割胶仪（任意品牌）、台式称重仪（任意品牌）、台式离心机（任意品牌）、恒温水浴锅（任意品牌）。

3. 实验耗材

2.0 mL EP 管，一次性手术刀片（任意品牌）。

4. 操作步骤

（1）水浴锅 50 ℃预热；

（2）在 1.5% 琼脂胶上，割取含 500～1 000 bp 范围所有片段的部分，放入 2.0 mL EP 管，称重；每 100 mg 胶加入 300 μL QG buffer，每管中最多加入 1.5 mL QG buffer，如超量可将胶分装数管后逐一再加。

（3）放入 50 ℃水浴，约 10 min；不时混匀，使胶充分溶解；如溶液呈紫色或橙色，再加入 10 μL 3M 醋酸钠（pH 5.0）（自备）将溶液调至黄色。

（4）每 100 mg 胶加入 100 μL 异丙醇，震荡，快速离心。

（5）将样本移至提取柱，13 000 r/min 离心 1 min，单次最大上样 750 μL；弃去收集管中液体。

（6）重复至全部样本上样。

（7）加 500 μL QG buffer，13 000 r/min 离心 1 min，弃去收集管液体。

（8）加 750 μL PE buffer，静置 2～5 min，后 13 000r/min 离心 1 min，弃去收集管液体；换上新收集管，13 000 r/min 离心 1 min，弃去收集管；换上新 1.5 mL EP 管，加 25 μL ddH$_2$O，静置 3～5 min。

（9）13 000 r/min 离心 1 min，抛弃提取柱，洗脱的 DNA 保留在 EP 管中；

所得 DNA 可保存在 -20 ℃。

（六）建测序 DNA 文库

[方案一：Roche 454 Junior 系统]

1. 试剂

Rocher，Library Prep Kit Rapid Library Rgt/Adaptors，05619203001；Roche，Library Prep Kit Rapid Library buffer，05619181001；Beckman，Agencourt AMPure XP Beads；Agilent，High Sensitivity DNA Analysis Kit，5067-4627。

2. 实验设备

Nanodrop 2000，分光光度计；PCR 仪（缓慢升温，任意品牌）；TBS 380 微型荧光计；Agilent 2100 生物分析仪；Invitrogen，1.5 mL EP 管磁力架。

3. 实验耗材

低吸附 1.5 mL EP 管（任意品牌），低吸附枪头（任意品牌），0.2 mL 薄壁 PCR 管。

4. 操作步骤

（1）DNA 定量：取 1 μL 样本，根据 Nanodrop 2000 操作说明，检测样本浓度；取 16 μL 样本，包含 DNA 500 ng～1 μg；

（2）冰上预先融解试剂盒各组份，在冰上准备下列 End-repair 反应体系（表 7-5）。

表 7-5　End-repair 反应体系

成分	体积/μL
10×缓冲液	2.5
ATP	2.5
dNTP	1
T4 Polymerase	1
PNK	1
Taq Polymerase	1
DNA	16

（3）设置 End-repair PCR，反应程序为：25 ℃ 20 min，75 ℃ 20 min，4 ℃ 保持。

（4）在冰上，End-repair 产物中加入 RL 接头和 RL 连接酶各 1 μL；设置接头 PCR，反应程序为：25 ℃ 10 min，4 ℃ 保持。

（5）产物纯化。

1）将纯化珠子充分振荡混匀 20 s 以上；取 125 μL 珠子加至 1.5 mL EP 管；在磁力架上静置至完全透明，弃去液体。

2）加入 73 μL TE 缓冲液，振荡混匀，再加入 500 μL Sizing Solution，振荡混匀后置冰上。

3）新鲜配制 70% 酒精 10 mL；将 27 μL 接头 PCR 产物移至已处理的含 AMP 珠子的 EP 管中，室温静置 5 min。

4）放至磁力架静置至澄清，200 μL 枪头多次缓慢吸液，弃去液体。

5）加入 100 μL TE 缓冲液，振荡混匀。

6）加入 500 μL Sizing Solution，振荡混匀。

7）室温静置 5 min，放回磁力架静置至澄清，200 μL 枪头多次缓慢吸液，弃去液体。

8）重复步骤 6）、7）1 次。

9）加入 1 mL 70% 酒精清洗 2 次，管子留在磁力架上，200 μL 枪头多次缓慢吸液，弃去液体。

10）重复步骤 9）1 次，将酒精吸净，管口敞开，室温干燥 5 min。

11）加入 53 μL TE 缓冲液，振荡混匀，放入磁力架静置至澄清；吸取 51 μL 上清至新的 1.5 mL EP 管，保存。

5. 文库定量

（1）准备定量标准品。

（2）取 8 个 1.5 mL EP 管编号。

（3）2～8 号管加入 60 μL TE 缓冲液；1 号管加入 90 μL 标准品（试剂盒提供）及 90 μL TE buffer，振荡混匀。

（4）梯度稀释标准品，从 1 号管内移取 120 μL 液体至 2 号管，以此类推，直至 8 号管。

（5）TBS 380 上机。

（6）开启仪器电源，取 10 根配套管，分别移入 8 个梯度稀释的标准品、1 个样本、1 个空白对照（TE 缓冲液）各 50 μL。

（7）按照仪器操作说明，将标准品及样本逐个上样，并记录荧光数值（RFU）读数。关闭机器，回收样本。

（8）在 Excel 软件中建立列表，把荧光数值作为横坐标，已知标准品浓度值（表 7-6）作为纵坐标，获得标准曲线和趋势线方程（图 7-2），方程中代入样本荧光数值，从而推算出样本中 DNA 分子浓度。

表 7-6　已知标准品分子浓度

标准品	分子浓度/mol · μL^{-1}
1	2.5×10^9
2	1.67×10^9
3	1.11×10^9
4	7.41×10^8
5	4.94×10^8
6	3.29×10^8
7	2.19×108
8	1.48×108

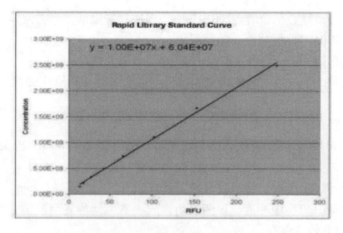

图7-2　标准品检测的标准曲线

6. DNA 文库片段大小分布检测

（1）从4℃冰箱中取出 Agilent High Sensitivity DNA Kit，室温平衡30 min 以上。按照试剂盒说明书操作（http：//www. chem. agilent. com/library/usermanuals/Public/G2938 - 90322_ HighSensitivityDNA_ QSG. pdf）。

（2）文库 DNA 片段应在500 bp 以上，无300 bp 以下小片段；如果发现样本存在小片段，重复产物纯化步骤。

（3）取适量样本文库，加入 TE buffer，稀释文库至107 mol/μL，共50 μL 作为工作库。

［方案二：Ion Torrent PGM 系统］

1. 试剂

Ion Xpress™ Plus Fragment Library Kit （Lifetech 4471269）；Beckman，Agencourt AMPure XP Beads；Qubit dsDNA HS Assay Kit （Invitrogen Q32851）；High Sensitivity DNA Analysis Kit （Agilent 5067 - 4627）。

2. 实验设备

PCR 仪（缓慢升温，任意品牌）；Invitrogen，Qubit 2.0 ；Agilent2100 生物分析仪；Invitrogen 1.5 mL EP 管磁力架。

3. 实验耗材

低吸附 1.5 mL EP 管（任意品牌），低吸附枪头（任意品牌），0.2 mL 薄壁 PCR 管。

4. 操作步骤

按照试剂盒说明书配置相应反应液即可上机操作，具体步骤见 Libraries Using the Ion Xpress™ Plus Fragment Library Kit （Pub. No. MAN0007044）所附说明书。

（七）高通量测序

[方案一：Roche 454 Junior 系统]

1. emPCR 扩增

（1）试剂：Roche, emPCR Kit Oil and Breaking Kit, 05996511011；Roche, emPCR Kit emPCR Reagent（Lib-L），05996503001。

（2）仪器设备：PCR 仪（缓慢升温，任意品牌）；水浴锅（任意品牌）；台式离心机（任意品牌）；Eppendorf 连续加样器；IKA, UTTD 分散仪。

2. emPCR 产物回收

（1）试剂：Roche, emPCR Kit Oil and Breaking Kit, 05996511011；Roche, emPCR Kit Bead Recovery Reagent, 05996490001；异丙醇（分子级，任意品牌）；无水乙醇（分子级，任意品牌）。

（2）仪器设备 Beckman Allegra® X-12 离心机；台式真空泵（任意品牌）；PCR 仪（缓慢升温，任意品牌）；水浴锅（任意品牌）；Invitrogen 1.5 mL EP 管磁力架；Eppendorf 8 道移液器 300 μL 量程；台式离心机（任意品牌）。

3. De novo 测序

（1）试剂：Roche, Sequencing Kit Buffer, 05996589001；Roche, Sequencing Kit Packing Beads and Supplement CB, 05996597001；Roche, Sequencing Kit Reagents and Enzymes, 05996562001。

（2）仪器设备：Beckman Allegra® X-12 离心机；PCR 仪（任意品牌）；台式离心机（任意品牌）；Roche, GS Junior 测序仪；Invitrogen 1.5 EP 管磁力架。

上述 1~3 操作，按照 Roche 提供的操作手册执行（http://454.com/downloads/my454/documentation/gs-junior/method-manuals/GSJunior_Sequencing-MM-RevJune2010.pdf）。

[方案二：Ion Torrent PGM 系统]

1. 试剂

LifeTech, Ion OneTouch™ 200 Template Kit v2 DL, 4480285；LifeTech, Ion PGM™ 200 Sequencing Kit, 4474004；LifeTech, Ion 318™ Chip Kit, 4466617。

2. 仪器设备

PCR 仪（缓慢升温，任意品牌）；18 MΩ 纯水仪（任意品牌）；台式离心机（任意品牌）；LifeTech, Ion Torrent 高通量测序平台。

3. 操作步骤

按照 LifeTech 提供的操作手册配置反应液即可上机。

三、数据分析

（1）Roche GS Junior 每次测序实验产生 10~15 万条 reads，平均读长在 500 bp，相当于 5×10^7 碱基。

（2）PGM 318 每次测序实验产生 500 万条 reads，平均读长在 150 bp，相当于 1.5 ×

10^8 碱基。

（3）采用 Perl 或 Python 语言，编写个体化数据分析脚本，通用分析流程应当包括：

1）所有原始 reads，去除 barcode 和引物序列。

2）去除低复杂性 reads（比如连续多个重复碱基序列）。

3）去除 50 bp 以下短 reads。

4）去除大量重复 reads。

5）通过 Blast 比对，去除匹配宿主基因组 DNA、mRNA 和 rRNA 序列的 reads 以及匹配环境微生物群落基因组的 reads。

6）根据 Blast 结果，找出匹配度最好、基因组覆盖度最大的病毒，列为待验证的候选病原体。

（4）根据候选病毒已知序列，设计多对特异性引物，包括 reads 覆盖区域以及未覆盖的保守区域，通过 PCR 方法，检测临床原始标本是否存在该病毒。

参考文献

［1］ Charles Y Chiu. Viral pathogen discovery ［J］. Current Opinion in Microbiology, 2013, 16 (4): 468 – 478.

［2］ Miguel E, Quiones-Mateu, Santiago Avila, et al. Deep sequencing: Becoming a critical tool in clinical virology ［J］. Journal of Clinical Virology, 2014, 61 (1): 9 – 19.

［3］ Luisa Barzon, Enrico Lavezzo, Gi μLia Costanzi, et al. Next-generation sequencing technologies in diagnostic virology ［J］, Journal of Clinical Virology, 2013, 58 (2): 346 – 350. http: //dx. doi. org/10. 1016/j. jcv. 2013. 03. 003.

［4］ Allander T, Tammi M T, Eriksson M, et al. Cloning of a human parvovirus by molecular screening of respiratory tract samples ［J］. Proc Natl Acad Sci U S A, 2005, 102 (36): 12891 – 12896.

［5］ Zaki A M, van Boheemen S, Bestebroer T M, et al. Isolation of a novel coronavirus from a man with pneumonia in Saudi Arabia ［J］. N Engl J Med, 2012, 367: 1814 – 1820.

［6］ Hu Y, Lu S, Song Z, et al. Association between adverse clinical outcome in human disease caused by novel influenza a H7N9 virus and sustained viral shedding and emergence of antiviral resistance ［J］. Lancet, 2013, 381 (9885): 2273 – 2279.

（王　蔚　胡芸文）

第八章　病原体耐药检测操作规程

自 1928 年 Alexander Fleming 发现青霉素开始，抗生素一直被人类作为抗感染的"神药"——像一颗有魔力的子弹，能消除细菌又对治疗个体的细胞无多大伤害，从此抗生素被迅速广泛地使用。随着抗菌药物的大量使用，尤其抗生素的滥用导致细菌在抗生素及环境压力下，细菌群体中的敏感株被灭杀，耐药株被选择或诱导出来并繁殖生长而成为优势菌群，通过多种形式获得了对抗生素耐药性。细菌耐药性不仅可通过基因水平在相同或不同种属细菌中传播，而且，结构完整的耐药菌株还可以在医院之间乃至全球播散，导致感染治疗棘手、病死率高，严重威胁人类健康，已成为全球关注的热点。根据 WHO 报道，全球平均每年有 1 700 多万人死于各类传染病，其中，细菌耐药菌株的广泛传播和多重耐药菌株的出现为主要原因之一。我国是世界上抗生素不合理使用较为严重的国家之一，耐药菌引起的医院感染人数已占到住院感染患者总人数的 30% 左右。因此，有专家预言，我国有可能率先进入"后抗生素时代"，即回到抗生素发现之前。

细菌耐药问题的日益严重引起了人们的重视，成为全球关注的热点。几十年来，各国学者对细菌耐药机制进行了深入的研究，发现了细菌耐药的分子生物学特征和遗传学特征，目前主要已明确的主要通过以下几种方式抵制抗菌药物作用：① 产生灭活酶或钝化酶，使抗菌药物失活或结构改变；②抗菌药物作用靶位改变或数目改变，使之不与抗菌药物结合；③改变细菌细胞壁的通透性，使之不能进入菌体内；④通过主动外排作用，将药物排出菌体之外；⑤细菌分泌细胞外多糖蛋白复合物将自身包绕形成而细菌生物被膜。细菌耐药机制复杂，多种耐药机制可协同作用，因此仍需对许多问题进行深入的研究，如未知的基因、质粒介导的 Amp C 酶的特性、产酶基因的结构和功能、药物作用靶位及突变方式的差异、主动外排泵出系统的地位、碳青霉烯酶的产生等为临床合理用药及探讨防止细菌耐药的途径提供依据。

目前，临床上进行细菌鉴定和耐药检测仍以表型检测方法为主。主要包括：传统手工鉴定与药敏实验方法、自动化药敏鉴定系统。临床手工细菌鉴定和细菌药敏实验是临床上尤其在中小医院应用最广泛的方法。细菌鉴定主要是根据细菌对生化物质的代谢特点进行。药敏方法包括纸片扩散法（常规实验室使用较普遍）和抗生素稀释法（MIC法）等，这些方法的特点是方便、易操作、成本低。而且灵活性强，测定的细菌和药物可灵活选择。其缺点是操作烦琐，经验依赖性强，报告结果慢，不能完全适应临床治疗的需要。使用自动化药敏和鉴定系统是临床微生物学实验包括体外药物敏感实验的发展方向，最有代表性的是 VITEK-AMS 微生物自动分析系统，与常规检测鉴定相同。此方法的优点是简便、快速、鉴定范围广，受人为的影响小，可靠性高，但它仍需要细菌培养的步骤，准确性也受到一定限制，同时其耗材价格较为昂贵。在细菌快速鉴定方面最有代表性的是 mini-Vidas 全自动免疫分析仪，其原理是应用细菌的特异性抗体对细菌进行鉴定，以荧光为标记，进行自动化检测。其最大优点是速度快，可以在 40 min 内快速鉴定沙门氏菌、大肠杆菌 O157∶H7、单核李斯特菌、空肠弯曲杆菌和葡萄球菌肠毒素等，但检测指标过少，主要限于这几种菌而且也不能进行药敏实验。随着分子生物学技术在临床检验领域的应用，近年来发展了一系列快速细菌鉴定和/或耐药检测技术。例如基于 PCR 技术和 DNA 探针杂交以及生物芯片技术等。这类方法的特点是快速而准确。一般在几个小时之内就可以得到检测结果。

病毒性传染病严重危害人类健康，在人类传染病中 70% 以上是由病毒引起的。尽管现代医药科技的发展已经使许多难治性疾病得到了治疗，但病毒性疾病的治疗仍是摆在医学科学家面前的难题，特别是病毒耐药性的出现，使抗病毒药物的临床应用和新的抗病毒药物的开发面临着巨大的挑战。对病毒耐药性的研究是病毒学研究领域的又一大热点。

至 1999 年，美国共批准了 4 种化学药物用于抗流感病毒感染，即金刚烷胺及其类似物甲基金刚烷胺、Zanamivir 和 Osleltamivir。金刚烷胺是合成胺类，甲基金刚烷胺具有与其相似的抗病毒作用，主要用于抗甲型流感病毒，对乙型流感病毒无效。金刚烷胺及甲基金刚烷胺作用的靶点是 M2 蛋白，通过阻断 M2 蛋白的离子活性而使病毒在进入细胞质时，使 M1 蛋白不能从病毒核糖 – 核蛋白复合物上解离下来，即抑制病毒的脱壳而抗甲型流感病毒的感染。同时，金刚烷胺对 HA 也有间接的抑制作用。近年来，耐金刚烷胺和甲基金刚烷胺的毒株不断出现，给临床治疗及新疫苗的开发带来了很大的压力。对金刚烷胺和甲基金刚烷胺的耐药病毒株基本是 M2 蛋白基因变异株，有报道 M2 蛋白的 27、30 和 31 位的氨基酸的变异就导致了对金刚烷胺和甲基金刚烷胺的耐药性，而把上述的变异型导入到对金刚烷胺和甲基金刚烷胺敏感的病毒株中，也使受体病毒株获得了相同的耐药性。Scholtissek C. 提出了两种克服甲型流感病毒对金刚烷胺衍生物耐药性的方法[1]：通过把金刚烷胺和其衍生物混合应用来干扰变异了的 M2 蛋白的离子通道功能来消除耐药性；由于金刚烷胺在低浓度作用于 M2 蛋白，而在高于此浓度 100 倍以上对 HA 有间接的抑制作用，所以选择一种在同一浓度能同时发挥上述两种作用的金刚烷胺衍生物会减少耐药性的出现。在这种情况下 M2 蛋白和 HA 的变异必须同时存在才能导致耐药性的发生，而两种变异同时存在发生的概率却极小[2]。

Zanamivir 和 Osleltamivir 是神经氨酸酶的抑制剂，对甲型流感病毒及乙型流感病毒均有效，但是 Zanamivir 只被批准用于 12 岁以上的患者。这 2 种药物只在患者被确诊为流感病毒感染，且只能在症状发生的 24～48 h 内应用。尽管这两个药物对减轻流感症状很有效，却不能预防肺炎及院内继发的流感病毒感染。对这两种药物的耐药性报道的资料还很有限。目前，开发新型有效的疫苗仍是预防和治疗流感病毒感染的首选方法[3]。

流感病毒产生耐药性的原因，一是病毒自发性氨基酸置换产生了耐药性，二是抗病毒药物对耐药株的选择性。因此，应避免抗病毒药物的不规范使用导致的耐药株的产生。目前，甲型流感病毒对烷胺类药物已存在普遍耐药，因此建议不再使用烷胺类抑制剂治疗和预防流感。流感毒株大多依然对 NA 抑制剂敏感，因而 NA 抑制剂是治疗和预防流感病毒的有效药物，但同时密切监测流行株对 NA 抑制剂耐药性的变化情况非常重要。

评价流感病毒药物敏感性的方法包括表型分析和基因型分析。表型分析法包括 NA 抑制实验（NA inhibition test，NIT）、ELISA 和空斑减数实验。其中，NIT 是一类高通量表型分析法，操作简单，最为常用。NIT 主要包括荧光法和化学发光法。基因型分析法通过检测 NA 基因上耐药突变的分子标记检测毒株是否耐药，主要包括测序法、以实时荧光定量 PCR（Real-time PCR）为基础的方法、以 PCR 为基础且联用高分辨率熔解曲线分析（high-resolution melting-curve analysis，HRM）的方法及基因芯片等方法。两类方法联合使用，在准确鉴定耐药株方面具有重大意义。

（陈　瑜）

第一节　产 NDM-1 泛耐药肠杆科细菌耐药检测操作规程

产 NDM-1（new delhi metallo-β-lactamase 1，Ⅰ型新德里金属 β - 内酰胺酶）泛耐药肠杆菌科细菌（以下简称 NDM-1 细菌）最早于 2008 年 1 月在一位印度裔瑞典尿路感染患者中发现。该菌株对现有的大多数抗菌药物包括 β - 内酰胺酶类、碳青霉烯类、氨基糖苷类、大环内酯类和喹诺酮类等抗菌药物具有广泛耐药性，仅对多黏菌素和替加环素敏感，给临床感染治疗带来很大困难。

NDM-1 细菌能产生水解 β - 内酰胺类抗菌药物的 β - 内酰胺酶，是该菌对 β - 内酰胺类抗菌药物耐药的主要机制。临床分离细菌大多能产生 β - 内酰胺酶，已经确定的 β - 内酰胺酶有数百种；各种酶分子结构和对 β - 内酰胺类水解能力存在较大差异，一般根据分子结构分为 A、B、D 三大类，其中 B 类酶在其活性部位结合有锌离子，因此又称为金属 β - 内酰胺酶。其水解底物包括青霉素类、头孢菌素类和碳青霉烯类等，表现为产酶细菌对这些药物广泛耐药。英国、印度等国研究人员在印度、巴基斯坦、英国等地开展了较大范围的流行病学调查，产 NDM-1 肠杆菌科细菌占所检测细菌的 1.2%～13%，主要菌种为大肠埃希菌和肺炎克雷伯菌，其他细菌还有阴沟肠杆菌、变形杆菌、弗劳地枸橼酸菌、产酸克雷伯菌、摩根摩根菌、普罗威登菌等。这些细菌主要引起尿路、血流、伤口、肺部和导管相关感染等。而在美国、加拿大、日本、韩国、澳大利亚、比利时以及中国香港、台湾地区等全球多个国家及地区都已经有病例报道。2010 年 10 月 26 日，中国疾病预防控制中心和军事医学科学院同时宣布中国大陆的宁夏和福建分别发现了 2 株携带该耐药基因的屎肠球菌和 1 株鲍曼不动杆菌。

产 NDM-1 细菌感染的易感人群包括：入住重症监护室、长期使用抗菌药物、插管、机械通气等人群。主要感染类型包括泌尿道感染、医院肺炎、呼吸机相关肺炎、血流感染、导管相关感染等。感染患者抗菌治疗无效，特别是碳青霉烯类治疗无效，需要考虑产 NDM-1 细菌感染的可能，应及时采集临床样本进行细菌检测。卫生部推荐产 NDM-1 酶细菌的病原学诊断包括表型筛查、表型确认和基因确证 3 个步骤。

一、表型初筛

临床分离肠杆菌科细菌有如下几种方法。

纸片法：厄他培南（10 μg）≤22 mm 或亚胺培南（10μg）≤22 mm 或美罗培南（10μg）≤22 mm。

微量稀释法或自动化药敏系统：厄他培南 MIC≥1.0 μg/mL 或亚胺培南 MIC≥2.0 μg/mL或美罗培南 MIC≥2.0 μg/mL。

同时对三代头孢菌素（头孢哌酮、头孢曲松、头孢噻肟、头孢他啶、头孢唑肟）一种或多种耐药，提示细菌可能产碳青霉烯酶，应进行表型确证试验或 PCR 方法确认。

二、表型确证试验

1. 改良 Hodge 试验

（1）使用无菌生理盐水或肉汤制备 0.5 麦氏浊度大肠埃希菌 ATCC-25922 菌悬液，并用生理盐水进行 1:10 稀释。

（2）按常规纸片扩散法程序，将稀释后菌液均匀涂布于 MH 琼脂平板上，干燥 3～10 min。

（3）将厄他培南（10 μg）或美罗培南（10 μg）纸片置于 MH 琼脂平板上。

（4）使用 10 μL 接种环或棉拭子，挑取血平板上过夜生长的 3～5 个待测菌或质控菌菌落从纸片边缘向外划直线，长度为 20～25 mm。

（5）35 ℃孵育 16～20 h。

（6）如果大肠埃希菌 ATCC 25922 抑菌圈与待测菌株划线交叉处出现大肠埃希菌生长增强，即提示碳青霉烯酶阳性。

（7）阳性质控菌为肺炎克雷伯菌 ATCCBAA-1705，阴性质控菌为肺炎克雷伯菌 ATCCBAA-1706。

2. 亚胺培南－EDTA 纸片法协同试验

（1）0.5 mol/L pH 8.0 的 EDTA 溶液制备（以 1 L 为例）。

1）将 186.1 g 二水乙二胺四乙酸二钠加入 800 mL 水中，在磁力搅拌器上剧烈搅拌 10 min。

2）用 NaOH 调节溶液 pH 至 8.0，约需 20 g NaOH 颗粒（注意不要一下子全部放进去，pH 至 8.0 时停止），在磁力搅拌器上剧烈搅拌至完全溶解。

3）定容至 1 L，分装后 121 ℃、20 min 高压灭菌，置 4 ℃冰箱备用。

（2）EDTA 纸片制备。

使用打孔器，用滤纸制备 6 mm 空白纸片，121 ℃ 20 min 高压灭菌，试验前空白纸片上，加 10 μL 0.5mol/L EDTA 溶液，晾干即可使用。

（3）纸片法协同试验操作。

1）挑取过夜培养待测菌 2～3 个菌落，用无菌生理盐水制备 0.5 麦氏浊度菌悬液。

2）将菌液均匀涂布于 MH 琼脂平板上，静置 3～10 min 待干燥。

3）将美罗培南、亚胺培南或厄他培南纸片置于琼脂平板表面，距其 1～2 cm 处贴 EDTA（含有 0.5 mol/L EDTA，10 μL）纸片。

4）35 ℃孵育 16～18 h。

5）美罗培南、亚胺培南或厄他培南抑菌圈在靠近 EDTA 纸片侧明显扩大者为产金属 β – 内酰胺酶（图 8 – 1、图 8 – 2）。

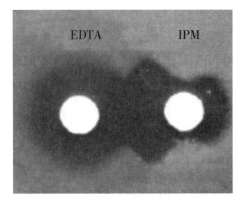 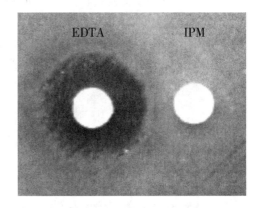

图 8 – 1　亚胺培南 – EDTA 协同试验阳性结果　　　图 8 – 2　亚胺培南 – EDTA 协同试验阴性结果

3. 亚胺培南 – EDTA E-test 协同试验

（1）挑取过夜培养待测菌 2～3 个菌落，用无菌生理盐水制备 0.5 麦氏浊度菌悬液。

（2）将菌液均匀涂布于 MH 琼脂平板上，静置 10 min 待干燥。

（3）将亚胺培南 – EDTA E-test 条置于 MH 琼脂表面。

（4）35 ℃孵育 16～18 h。

（5）结果判读*：IP/IPI≥8 为阳性（表 8 – 1、图 8 – 3）。

表 8 – 1　亚胺培南 – EDTA E-test 协同试验结果

IP/IPI	128/12 = 10.7	= MBL +
IP/IPI	>256/ <1≥256	= MBL +
IP/IPI	64/ <1≥64	= MBL +
IP/IPI	64/ >64≤1	= MBL –
IP/IPI	>256/ >64 或 <4/ <1	= ND

IP 表示"亚胺培南"，IPI 表示"亚胺培南/EDTA"，ND 表示"不能确定"。

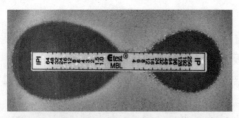

轮廓鲜明的MBL阳性
IP/IPI=16 /<1≥16

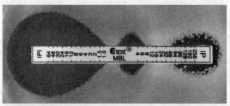

IP/IPI之间的幻影圈，MBL阳性

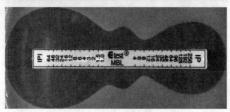

IP或IPI出现畸变圈，MBL阳性

图 8-3　亚胺培南 – EDTA E-test 试纸条结果

三、PCR 核酸检测方法

1. DNA 模板制备

水煮法：挑去一定量的新鲜培养物，悬浊于 100～200 μL 纯水，沸水浴 20 min 后，10 000 r/min 离心 5 min，吸取上清液即为 DNA 模板，–20 ℃以下保存。

也可采用商品化试剂盒，按照说明书提取细菌基因组 DNA。

2. 引物序列、产物大小及退火温度（表 8-2）

表 8-2　引物序列、产物大小及退火温度

引物	引物序列（5′→3′）	产物大小/bp	退火温度/℃
引物 1			
17U – 191	CAGCACACTTCCTATCTC	292	55
17L – 465	CCGCAACCATCCCCTCTT		
引物 2			
F – 58	GGCGGAATGGCTCATCACGA	287	60
R – 344	CGCAACACAGCCTGACTTTC		
引物 3			
F	GCAGCTTGTCGGCCATGCGGGC	782	60
R	GGTCGCGAAGCTGAGCACCGCAT		

3. 引物稀释

提供引物为冻干引物（1.0 OD），10 000 r/min 以上离心 5 min，加入无菌纯水，充分溶解后混匀，浓度约为 20 μM。

冻干引物可常温、4 ℃ 或 −20 ℃ 保存，溶解后引物 −20 ℃ 以下保存。

4. PCR 体系

采用 20 μL 体系：2 对引物分别建立体系扩增（表 8−3）

表 8−3　PCR 扩增体系

成分	体积/μL
10 × buffer	2
dNTP（10 mM each）	1.6
MgCl$_2$（2.5 mM）	1.2
引物−F（20 μM）	1
引物−R（20 μM）	1
Taq（5 U/μL）	0.2
纯水	12
DNA 模板	1
总体积	20

注：若使用含有 Mg^{2+} 的 10 × buffer 的加入量同上表，MgCl$_2$ 体积用水补齐。若使用 PCR Pre-Mix 体系，请按说明书配置。

5. 反应条件

首先 94 ℃ 5 min，接着 94 ℃ 15 s、退火温度 30s、72 ℃ 30 s 扩增 30 个循环，最后 72 ℃ 5 min。

6. 电泳

1.5% 琼脂糖电泳。

7. 检测

检测阳性菌株重新采用 50 μL 体系，PCR 产物送测序，测序结果网上 Blast 比对。

8. 注意事项

在没有阳性对照的情况下，需要对每批 PCR 体系正常运作进行评估，建议配置每批次 PCR 体系时，抽出 1 管做体系对照管。该管内不加入 NDM-1 检测引物与被检 DNA 模板，而是加入当地检测实验室常用的其他引物与本对引物的阳性 DNA 模板进行扩增。若体系对照管能够正常扩增出已知片段，则说明本批次 PCR 体系正常；若体系对照管不能扩增出已知片段，则说明本批次 PCR 体系配置有误，检测结果不可采用。

四、荧光定量 PCR 检测方法

1. 引物和探针（表 8-4）

表 8-4　引物和探针

引物	引物序列（5′→3′）
引物 NDM-F	GACCGCCCAGATCCTCAA
引物 NDM-R	CGCGACCGGCAG GTT
NDM-Probe（HEX）	HEX – TGGATCAAGCAGGAGAT – BHQ
16SrRNA – F	TGGAGCATGTGGTTTAATTCGA
16SrRNA – R	TGCGGGACTTAACCCAACA
16SrRNA-Probe（CY5）	CY5 – CACGAGCTGACGACAR* CCAT GCA – BHQ

＊ R = A 或 G。

2. 质量控制（质控）

阳性质控菌株肺炎克雷伯菌 ATCCBAA - 2146。

阴性质控菌为肺炎克雷伯菌 ATCCBAA - 1706。

无模板质控（no template control，NTC）：无菌纯水。

3. 样本处理（在标本制备区完成）

挑去一定量的新鲜培养物，悬浮于 25 μL 纯水，加 25 μL 0.1 N NaOH 震荡混匀，置于沸水浴中热裂解 10 min，冰上冷却 3 ～ 5 min，加 18 μL 0.5 M Tris-HCl（pH 8.0）中和，加 400 μL 预冷的无菌水，混匀后，10 000 r/min 离心 5 min 取上清，-20 ℃以下保存待用。

4. PCR Mix 配制及分装

（1）准备引物与探针的混合液，引物终浓度为 20 μM，探针终浓度为 10 μM，避免光照。

（2）设所需要的 PCR 反应管管数为 N（N = 被检样本数 + 阳性质控 + 阴性质控 + 试剂对照），按（$N+1$）配制 PCR Mix（表 8-5）。

表 8-5　PCR mix 配制体系

组分	1 个应加入量/μL
2 × PCR 预反应液	10
引物与探针混合液＊	5
无菌双蒸水	3

（3）轻弹混匀 PCR Mix，不能用振荡器，每个 PCR 反应管分别加入 18 μL PCR Mix。

5. 加样

反应管中加入提取的样本以及质控模板各 2 μL，移液器上下吹打混匀，确保无模板质控（NTC）最后加入。

6. PCR 扩增

将各反应管放入荧光 PCR 扩增仪，按对应顺序设置未知样本、阴性质控品和阳性质控品，并设置样品名称、标记荧光基团种类来设置反应程序进行 PCR 扩增：首先 95 ℃预变性 2 min，然后 94 ℃ 10 s、60 ℃ 30 s 扩增 40 个循环。

7. 结果分析与判定

（1）结果分析条件设定。

反应结束后仪器自动保存结果，根据分析后图像调节 Baseline 的 Start 值、End 值以及 Threshold 值（Start 值可设在 3 ～ 15，End 值可设在 5 ～ 20，阈值设定原则以阈值线刚好超过正常阴性对照扩增曲线的最高点，结果显示阴性为准）。

（2）质量控制。

阴性质控品：Ct >40，16S Ct 值为 10 ～ 30。

阳性质控品：Ct 值为 10 ～ 30。

NTC：Ct >40，允许 16S Ct 值为 31 ～ 40。

以上条件应同时满足，否则此次试验视为无效，全部试验应重新进行。

（3）结果判定（如表 8 – 6）。

表 8 – 6　范光容量 PR 的结果判定标准

16SrRNA 结果	NDM 结果	报告
Ct 值：10 ～ 30	Ct 值：10 ～ 30	阳性
Ct 值：10 ～ 30	Ct 值：>40	阴性
Ct 值：10 ～ 30	Ct 值：<10	1:100 稀释，重复检测
Ct 值：10 ～ 30	Ct 值：31 ～ 40	痕迹污染

8. 注意事项

（1）使用灭菌的、一次性的或购买无核酸酶的塑料、玻璃器皿等。

（2）实验室管理应严格按照 PCR 基因扩增实验室的管理规范，实验人员必须进行专业培训，所用消耗品应灭菌后一次性使用，实验操作的每个阶段使用专用的仪器和设备，各区各阶段用品不能交叉使用。

（3）试剂使用前要完全解冻，8 000 r/min 离心数秒钟后使用，但应避免反复冻融。

（4）标本制备区所用过的吸头需打入盛有消毒剂的容器，并与废弃物一起灭菌后方可丢弃。

（5）实验完毕用 75% 酒精或紫外灯处理工作台和移液器。

（6）本试剂盒内的阳性质控品应视为具有传染性，操作和处理均需符合相关法规要求如卫生部《微生物生物医学实验室生物安全通用准则》和《医疗废物管理条例》。

参考文献

［1］Yong D, Toleman M A, Giske C G, et al. Characterization of a new metallo-beta-lactamase gene, bla (NDM-1), and a novel erythromycin esterase gene carried on a unique genetic structure in *Klebsiella* pneumoniae sequence type 14 from India ［J］. Antimicrob Agents Chemother, 2009, 53 (12): 5046 – 5054.

［2］Queenan A M & Bush K. Carbapenemases: the versatile beta-lactamases ［J］. Clin Microbiol Rev, 2007, 20 (3): 440 – 458.

［3］Kumarasamy K K, Toleman M A, Walsh T R, et al. Emergence of a new antibiotic resistance mechanism in India, Pakistan, and the UK: a molecular, biological, and epidemiological study ［J］. Lancet Infect Dis, 2010, 10 (9): 597 – 602.

［4］黄留玉. 关于超级细菌 NDM-1 的若干思考 ［J］. 解放军医学杂志, 2010, 35 (12): 1409 – 1411.

［5］产 NDM-1 泛耐药肠杆菌科细菌感染诊疗指南（试行版）［J］. 传染病信息, 2010 (06): 319 – 320, 385.

（陈　瑜　陈　晓）

第二节　产 KPC 酶肠杆科细菌耐药检测操作规程

一、概述

　　肠杆菌科（Enterobacteria）细菌包含约 30 多个属和 100 多个种，是一群生物学性状相似的革兰氏阴性无芽胞杆菌。除沙门菌属、志贺菌属等少数细菌对人有较强的致病性外，大多数属于肠道正常菌群，在一定条件下可致病的条件致病菌。碳青霉烯类抗生素是目前临床使用的抗菌谱最广、抗菌活性最强的一类抗生素，尤其对产超广谱 β – 内酰胺酶（ESBLs 酶）和头孢菌素酶（*Amp*C 酶）肠杆菌科细菌（CRE）感染有较好的疗效，但随着碳青霉烯类抗菌药物广泛用于针对高产 ESBLs 酶和 *Amp* C 酶的多重耐药菌，临床已多见铜绿假单胞菌和不动杆菌属的耐碳青霉烯酶类耐药株。碳青霉烯酶是指能够明显水解至少 1 种碳氢霉烯类抗菌药物的一类 β – 内酰胺酶，按照 Ambler 分子结构分为 A、B、D 三类。其中 B 类为金属 β – 内酰胺酶，主要包括 IMP、VIM 和新发现的 NDM-1，见于铜绿假单胞菌、不动杆菌和肠杆菌科细菌。A、D 类为丝氨酸酶，A 类包括染色体编码的 SME、NMC 和 IMI，质粒编码的 KPC 和 GES，主要见于肠杆菌科细菌；大多数 D 类 OXA 型酶主要见于不动杆菌属细菌，但 OXA 48 型主要见于肠杆菌科细菌。KPC（Klebsiella pneumoniae carbapenemase）型碳青霉烯酶自 2001 年首次在美国报道后，近 10 年来已经成为肠杆菌科细菌中最引人注目的碳青霉烯酶，其能够水解除头霉素类

以外所有的 β - 内酰胺类抗生素，如青霉素类、头孢菌素类、单酰胺类和碳青霉烯类等。KPC 耐药基因位于质粒上，极易在不同菌种之间进行传播，产 KPC 型碳青霉烯酶的菌株也以惊人的速度不断增加。这引起了世界各国卫生部门的极大关注，不同国家地区陆续对产 KPC 型碳青霉烯酶细菌进行了报道，总体呈现出全球播散的趋势。目前报道的产 KPC 型碳青霉烯酶的菌株以肺炎克雷伯菌为主，其他尚有产酸克雷伯菌、沙门菌属和肠杆菌属细菌、黏质沙雷菌、弗劳地枸橼酸杆菌、大肠埃希菌属和奇异变形杆菌等肠杆菌科细菌，出现产 KPC 型碳青霉烯酶细菌的国家有美国、中国、法国、哥伦比亚、以色列、希腊、阿根廷、英国、巴西、挪威、瑞典、加拿大、波兰和意大利等。

二、表型初筛

临床分离肠杆菌科细菌有如下方法。

纸片法：厄他培南（10 μg）≤22 mm，或亚胺培南（10 μg）≤22 mm，或美罗培南（10 μg）≤22 mm。

微量稀释法或自动化药敏系统：厄他培南 MIC ≥1.0 μg/mL 或亚胺培南 MIC ≥2.0 μg/mL或美罗培南 MIC≥ 2.0 μg/mL。

同时对三代头孢菌素（头孢哌酮、头孢曲松、头孢噻肟、头孢他啶、头孢唑肟）一种或多种耐药，提示细菌可能产碳青霉烯酶，应进行表型确证试验或 PCR 方法确认。

三、表型确证试验（改良 Hodge 试验）

（1）使用无菌生理盐水或肉汤制备 0.5 麦氏浊度大肠埃希菌 ATCC-25922 菌悬液，并用生理盐水进行 1:10 稀释。

（2）按常规纸片扩散法程序，将稀释后菌液均匀涂布于 MH 琼脂平板上，干燥 3 ～10 min。

（3）将厄他培南（10 μg）或美罗培南（10 μg）纸片置于 MH 琼脂平板上。

（4）使用 10 μL 接种环或棉拭子，挑取血平板上过夜生长的 3 ～ 5 个待测菌或质控菌菌落从纸片边缘向外划直线，长度为 20 ～ 25 mm。

（5）35 ℃孵育 16 ～ 20 h。

（6）如果大肠埃希菌 ATCC-25922 抑菌圈与待测菌株划线交叉处出现大肠埃希菌生长增强，即提示碳青霉烯酶阳性。

（7）阳性质控菌为肺炎克雷伯菌 ATCCBAA-1705，阴性质控菌为肺炎克雷伯菌ATCCBAA – 1706。

四、PCR 检测方法

1. DNA 模板制备

（1）水煮法：挑去一定量的新鲜培养物，悬浊于 100 ～ 200 μL 纯水，沸水浴

20 min后，10 000 r/min 离心 5 min，吸取上清液即为 DNA 模板，-20 ℃以下保存。

（2）也可采用商品化试剂盒，按照说明书提取细菌基因组 DNA。

2. 引物设计

KPC - F：5′- TGTCACTGTATCGCCGTC - 3′；KPC - R：5′- CTCAGTGCTCTACAGA AAACC - 3′，产物大小为 900 bp。

3. 引物稀释

提供引物为冻干引物（1.0 OD），10 000 r/min 以上离心 5 min，加入无菌纯水，充分溶解后混匀，浓度约为 20 μM/μL。

冻干引物可常温、4 ℃或 -20 ℃保存，溶解后引物 -20 ℃以下保存。

4. PCR 体系

采用 25 μL，扩增体系（表 8 - 7）。

表 8 - 7　PCR 扩增体系

成分	体积/μL
10 × buffer	2.5
dNTP（10 mM each）	2.0
MgCl$_2$（2.5 mM）	1.5
引物 - F（20 μM）	0.5
引物 - R（20 μM）	0.5
Taq（5 U/μL）	0.25
纯水	16.75
DNA 模板	1.0
总体积	25

注：若使用含有 Mg^{2+} 的 10 × buffer 的加入量同上表，MgCl$_2$ 体积用水补齐。若使用 PCR Pre-Mix 体系，请按说明书配置。

5. 反应条件

首先 94 ℃预变性 5 min，然后 95 ℃ 45 s、60 ℃ 45 s、72 ℃ 1 min 扩增 30 个循环，最后 72 ℃延伸 8 min。

6. 电泳

1.5% 琼脂糖电泳，电压 120 V，电泳时间 40 min。经溴化乙锭染色在凝胶成像系统上观察结果。若使用 PCR Pre-Mix 体系，可以不经溴化乙锭染色。

7. 结果检查

阳性菌株重新采用 50 μL 体系，PCR 产物送测序，测序结果网上 Blast 比对。

8. 注意事项

在没有阳性对照的情况下，又需要保证可对每批 PCR 体系正常运作进行评估，建议配置每批次 PCR 体系时，抽出 1 管做体系对照管。该管内不加入 NDM-1 检测引物与被检 DNA 模板，而是加入当地检测实验室常用的其他引物与本对引物的阳性 DNA 模板进行扩增。若体系对照管能够正常扩增出已知片段，则说明本批次 PCR 体系正常，若体系对照管不能扩增出已知片段，则说明本批次 PCR 体系配置有误，检测结果不可采用。

五、荧光定量 PCR 检测方法

1. 引物设计（表 8-8）

表 8-8　PCR 检测的引物

引物	引物序列（5'→3'）
KPC-F	GGCCGCCGTGCAATAC
KPC-R	GCCGCCCAACTCCTTCA
KPC-Probe（FAM）	FAM－TGATAACGCCGCCGCCAATTTGT－BHQ
16SrRNA-F	TGGAGCATGTGGTTTAATTCGA
16SrRNA-R	TGCGGGACTTAACCCAACA
16SrRNA-Probe（CY5）	CY5－CACGAGCTGACGACAR＊CCATGCA－BHQ

＊ R 表示 A 或 G。

2. 质控

阳性质控菌为肺炎克雷伯菌 ATCCBAA-1705。

阴性质控菌为肺炎克雷伯菌 ATCCBAA-1706。

无模板质控（no template control，NTC）：无菌纯水。

3. 样本处理（在标本制备区完成）

挑去一定量的新鲜培养物，悬浊于 25 μL 纯水，加 25 μL 0.1N NaOH 震荡混匀，置于沸水浴中热裂解 10 min，冰上冷却 3～5 min，加 18 μL 0.5 M Tris-HCl（pH 8.0）中和，加 400 μL 预冷的无菌水，混匀后，10 000 r/min 离心 5 min 取上清，-20 ℃以下保存待用。

4. PCR Mix 配制及分装

（1）准备引物与探针的混合液，引物终浓度为 20 μM，探针终浓度为 10 μM，避免光照。

（2）设所需要的 PCR 反应管管数为 N（N 为被检样本、各种质控总和），按（N+1）配制 PCR Mix（表 8-9）。

表 8-9　PCR Mix 配制及分装

组分	1 个应加入量/μL
2×PCR 预反应液	10
引物与探针混合液＊	5
无菌双蒸水	3

引物和探针最终浓度分别为 500 nM 和 250 nM。

（3）轻弹混匀 PCR Mix，不能用振荡器，每个 PCR 反应管分别加入 18 μL PCR Mix。

5. 加样模板

反应管中加入提取的样本以及质控模板各 2 μL，移液器上下吹打混匀，确保无模板质控（NTC）最后加入。

6. PCR 扩增

将各反应管放入荧光 PCR 扩增仪，按对应顺序设置未知样本、各种质控，并设置样品名称、标记荧光基团种类。PCR 扩增程序：首先 95℃预变性 3 min，然后 94℃3 s、60℃ 30 s 扩增 40 个循环。

7. 结果分析与判定

（1）结果分析条件设定。

反应结束后仪器自动保存结果，根据分析后图像调节 Baseline 的 Start 值、End 值以及 Threshold 值（Start 值可设在 3～15，End 值可设在 5～20，阈值设定原则以阈值线刚好超过正常阴性对照扩增曲线的最高点，结果显示阴性为准）。

（2）质量控制。

阴性质控品：KPC Ct 值 >40，16SrRNA Ct 值为 10～30。

阳性质控品：Ct 值 10～30。

NTC：Ct >40，允许 16SrRNA Ct 值为 31～40。

以上条件应同时满足，否则，此次试验视为无效，全部试验应重新进行。

（3）结果判定（表 8 - 10）。

表 8 - 10 PCR 结果制定

16SrRNA（CY5）结果	KPC（FAM）结果	报告
Ct 值 10～30	Ct 值 10～30	阳性
Ct 值 10～30	Ct 值 >40	阴性
Ct 值 10～30	Ct 值 <10	1:100 稀释，重复检测
Ct 值 10～30	Ct 值 31～40	痕迹污染

8. 注意事项

（1）使用灭菌的、一次性的或购买无核酸酶的塑料、玻璃器皿等。

（2）实验室管理应严格按照 PCR 基因扩增实验室的管理规范，实验人员必须进行专业培训，所用消耗品应灭菌后一次性使用，实验操作的每个阶段使用专用的仪器和设备，各区各阶段用品不能交叉使用。

（3）试剂使用前要完全解冻，8 000 r/min 离心数秒后使用，但应避免反复冻融。

（4）标本制备区所用过的吸头需打入盛有消毒剂的容器，并与废弃物一起灭菌后方可丢弃。

（5）实验完毕用 75% 酒精或紫外灯处理工作台和移液器。

（6）本试剂盒内的阳性质控品应视为具有传染性，操作和处理均应符合卫生部《微生物生物医学实验室生物安全通用准则》和《医疗废物管理条例》的要求。

参考文献

[1] Deshpande L M, Jones R N, Fritsche T R, et al. Occurrence and characterization of carbapenemase producing Enterobacteriaceae: report from the SENTRY Antimicrobial Surveillance Program (2000—2004) [J]. Microb Drug Resist, 2006, 12 (4): 223 – 230.

[2] Yigit H, Queenan A M, Anderson G J, et al. KPC-resistant strain of *Klebsiella pneumonia* [J]. Antimicrob Agents Chemother, 2001, 45 (4): 1151 – 1161.

[3] Fauci A S, Morens D M. The perpetual challenge of infectious diseases [J]. N Engl J Med, 2012, 366 (5): 454 – 461.

[4] Poirel L, Lienhard R, Potron A, et al. Plasmid-mediated car-bapenem-hydrolysing beta-lactamase KPC-2 in a *Klebsiella* pneumoniae isolate from Switzerland [J]. J Antimicrob Che-mother, 2011, 66 (3): 675 – 676.

[5] Mavroidi A, Neonakis I, Liakopoulos A, et al. Detection of Citrobacter koseri carrying beta-lactamase KPC-2 in a hospitalised patient, Greece, July 2011 [J]. Euro Surveill, 2011, 16 (41).

[6] da Silva RM, Traebert J, Galato D. *Klebsiella* pneumonia carbapenemase (KPC) -producing *Klebsiella* pneumoniae: areview of epidemiological and clinical aspects [J]. Expert OpinBiol Ther, 2012, 12 (6): 663 – 671.

（陈　瑜　杨　青）

第三节　耐万古霉素肠球菌耐药检测操作规程

肠球菌广泛分布在自然界，常栖居人、动物的肠道和女性泌尿生殖系统，是人体的正常菌群之一。由于对内酰胺类和氨基糖苷类等抗菌药物的耐药，万古霉素和替考拉宁已成为临床上治疗革兰氏阳性菌引起严重感染的常用糖肽类抗菌药物。自 1958 年万古霉素在美国获准应用以来，1986 年英国首次报道了耐万古霉素肠球菌（Vancomycin-Resistant Enterococcus，VRE），短短十几年内，耐万古霉素肠球菌先后在澳大利亚、比利时、加拿大、丹麦、德国、瑞士和美国等地报道。1989—1993 年，美国疾病预防控制中心报道，院内感染 VRE 病例从 0.3% 迅速上升至 7.9%，而 ICU 的情况则从 0.4% 升至 13.6%。我国在 2006 年首次报道耐万古霉素肠球菌，通过卫生部全国细菌耐药监测网（Mohnarin）发现，粪肠球菌、屎肠球菌和其他肠球菌中分别有 1.3%、3.2% 和

4.9% 对万古霉素耐药。近年来，由于广谱抗菌药物和免疫抑制剂的广泛应用及侵入性治疗的增加，肠球菌属感染和耐药日益增多，特别是 VRE 的出现给临床治疗造成极大的困难。

万古霉素能干扰革兰阳性球菌细胞壁合成最终阶段，其作用靶位是 N‐乙酰胞壁酰五肽侧链末端的丙氨酰‐丙氨酸（Ala-Ala）。当二者结合后可抑制转肽酶和羧肽酶的作用，阻断四肽或五肽侧链的形成或交联，从而阻止细胞壁合成导致细菌死亡。VRE 以丙氨酰‐乳酸（5-Ala-D-Lac）替代 Ala-Ala 合成细胞壁的肽聚糖结构，破坏了万古霉素与靶位之间的氢键，使细胞壁与糖肽的亲和力下降，从而导致万古霉素不能阻断侧链交联，细菌得以生存，产生了耐药。根据对万古霉素耐药水平、可传递性和可诱导性，VRE 主要分为 6 种表型：VanA、VanB、VanC、VanD、VanE 和 VanG，分别由不同耐药基因簇编码，其中 VanC 型天然固有耐药，其余 4 型均为获得性耐药。在这 5 种表型中，VanA 型最常见，已在全球范围内蔓延。2002 年一项调查表明，美国泌尿系感染患者中 75.0% 的 VRE 都是 VanA 型。

耐万古霉素肠球菌实验室检测方法主要有纸片扩散法、肉汤稀释法、琼脂筛选法和分子生物学等方法。纸片扩散法在检测 VanC 型肠球菌时容易漏检，分子生物学方法如 PCR 方法具有快速、灵敏度较高等特点。

一、表型筛选

1. 纸片扩散法

遵照标准的纸片扩散法，在 MH 平板上均匀涂布 0.5 麦氏单位待检细菌后，干燥 3～10 min，将万古霉素药敏纸片（30 μg）平整地放置在平板上，35 ℃空气环境下孵育 24 h，测定万古霉素抑菌圈直径，如抑菌圈直径 <17 mm，需进一步测定 MIC 确认。以粪肠球菌 ATCC-29212 为质控菌。

2. 微量肉汤稀释法

遵照标准的微量肉汤稀释法，采用阳离子调节 MH 肉汤，（35±2）℃，空气环境孵育 24 h，测定万古霉素最低抑菌浓度（MIC），如万古霉素 MIC >4 μg/mL，即为耐万古霉素肠球菌（包括 VRE、VIE）。以粪肠球菌 ATCC‐29212 为质控菌。

也可采用琼脂稀释法测定万古霉素 MIC。

3. BHI 万古霉素琼脂筛选法

吸取 10 μL 0.5 麦氏单位待检细菌菌悬液，点种于含 6 μg/mL 万古霉素的心脑浸出（BHI）琼脂平板上，或以无菌棉签蘸取菌悬液在 BHI 平板上均匀涂布直径为 10～15 mm 的接种圈，35 ℃培养 24 h，点种处即便有一个菌落生长则为 VRE。

4. E-test

0.5 麦氏单位待检细菌菌悬液均匀涂布在 MH 平板，将万古霉素 E-test 贴于琼脂上，35 ℃培养 24 h，阅读万古霉素 MIC。如万古霉素 MIC >4 μg/mL，即为万古霉素耐药肠球菌（包括 VRE、VIE）。

二、万古霉素耐药基因 PCR 检测

1. DNA 模板制备

水煮法：挑去一定量的新鲜培养物，悬浊于 100～200 μL 纯水，沸水浴 20 min 后，10 000 r/min 离心 5 min，吸取上清液即为 DNA 模板，−20 ℃ 以下保存。

也可采用商品化试剂盒，按照说明书提取细菌基因组 DNA。

2. 引物设计（表 8−11）

表 8−11　万古霉素耐药基因 PCR 扩增引物

耐药基因	引物（5′→3′）	PCR 产物/bp	退火温度/℃
vanA	CATGAATAGAATAAAAGTTGCAATA CCCCTTTAACGCTAATACGATCAA	1 030	55
vanB	CATCGCCGTCCCCGAATITCAAA GATGCGGAAGATACCGTGGCT	297	55
vanC1	GGTATCAAGGAAACCTC CTTCCGCCATCATAGCT	822	55
vanC2/3	CTCCTACGATTCTCTTG CGAGCAAGACCTITAAG	439	53. 4

3. PCR 反应体系

25 μL 反应体系中，含 1×PCR 反应缓冲液，3.5 mmol/L 镁离子，2 mmol/L dNTPs，500 μmol/L 引物，0.25 U Taq 酶，1 μL 模板。若使用 PCR Pre-Mix 体系，请按说明书配置。

4. PCR 反应条件

反应参数为：首先 94 ℃ 预变性 5 min，然后 94 ℃ 25 s，相应的退火温度 45 s，72 ℃ 90 s，扩增 30 个循环，最后 72 ℃ 延伸 10 min。

5. 电泳

1.5% 琼脂糖电泳，电压 120 V，电泳时间 40 min。经溴化乙锭染色在凝胶成像系统上观察结果。若使用 PCR Pre-Mix 体系，可以不经溴化乙锭染色。

三、万古霉素耐药基因多重 PCR 检测

1. DNA 模板制备

水煮法：挑去一定量的新鲜培养物，悬浊于 100～200 μL 纯水，沸水浴 20 min 后，10 000 r/min 离心 5 min，吸取上清液即为 DNA 模板，−20 ℃ 以下保存。

也可采用商品化试剂盒，按照说明书提取细菌基因组 DNA。

2. 引物设计（表 8 – 12）

表 8 – 12　多重 PCR 检测万古霉素耐药基因引物序列

基因	序列（5′→3′）	引物位置	片段长度/bp
*van*A	GGGAAAACGACAATTGC	176～192	732
	GTACAATGCGGCCGTTA	907～891	
*van*B	ACGGAATGGGAAGCCGA	169～185	647
	TGCACCCGATTTCGTTC	815～799	
*van*C1/2	ATGGATTGGTAYTKGTAT	133～150/142～159	815/827
	TAGCGGGAGTGMCYMGTAA	947～929/968～950	

K 表示 G 或 T；M 表示 A 或 C；Y = C 或 T。

3. PCR 反应体系

50 μL 反应体系：5 μL 10×PCR 反应缓冲液，4 μL dNTPs，引物各 1 μL，0.25 μL *Taq* 酶，32.75 μL 无菌水，2 μL 模板。若使用 PCR Pre-Mix 体系，请按说明书配置。

4. PCR 反应条件

反应参数：首先 94 ℃ 预变性 3 min，然后 94 ℃ 1 min，54 ℃ 1 min，72 ℃ 1 min，扩增 30 个循环，最后 72 ℃ 延伸 7 min。

5. 电泳

1.5% 琼脂糖电泳，电压 120V，电泳时间 40 min。经溴化乙锭染色在凝胶成像系统上观察结果。若使用 PCR Pre-Mix 体系，可以不经溴化乙锭染色。

参考文献

［1］ Meetings of the WHO working group on surveillance of influenza antiviral susceptibility-Geneva, November 2011 and June 2012 ［J］. Wkly Epidemiol Rec, 2012, 87 (39)：369 – 374.

［2］ Meijer A, Lackenby A, Huagnes O, et al. Oseltamivir-resistant influenza virus A (H1N1), Europe, 2007 – 08 season ［J］. Emerg Infect Dis, 2009. 15 (4)：552 – 560.

［3］ Nguyen H T. Fry A M. and Gubareva. L V. Neura minidase inhibitor resistance in influenza viruses and laboratory testing methods ［J］. Antivir Ther, 2012, 17 (1 Pt B)：159 – 173.

［4］ Suzuki Y, Saito R, Zaraket H, et al. Rapid and specific detection of amantadine-resistant influenza A viruses with a Ser31Asn mutation by the cycling probe method ［J］. J Clin Microbiol, 2010. 48 (1)：57 – 63.

（陈　瑜　杨　青）

第四节　耐甲氧西林金黄色葡萄球菌耐药检测操作规程

一、概述

金黄色葡萄球菌是革兰氏阳性需氧或兼性厌氧球菌，隶属于葡萄球菌属。该菌是人皮肤上和口腔内的正常菌群，但同时也是最常见的病原体之一，常引起化脓性感染、肺炎、伪膜性肠炎、心包炎等，也可以导致败血症、脓毒症等全身感染。20世纪40年代，青霉素问世后，金黄色葡萄球菌引起的感染性疾病得到了有效治疗，但随即就出现了由β-内酰胺酶介导的耐药株（对青霉素、氨苄西林和阿莫西林等耐药），为应对这种情况，研究者开发了对β-内酰胺酶稳定的药物（如甲氧西林和邻氯青霉素）以及β-内酰胺酶抑制剂（如克拉维酸和舒巴坦），但随后该菌又获得了一种可以编码青霉素结合蛋白的新基因（mecA），进而抵抗对甲氧西林等β-内酰胺类抗菌药物，这种菌株被称为耐甲氧西林金黄色葡萄球菌（methicillin-resistant Staphylococcus aureus，MRSA）。

MRSA于1961年在英国的Jevons首次发现，20世纪80年代后MRSA感染逐年增多，目前已经成为全球最知名的"超级病菌"之一。根据WHO 2014年的报道，世界绝大多数区域金黄色葡萄球菌中MRSA的比例超过20%，部分地区甚至超过80%。中国卫生部全国细菌耐药监测网（Mohnarin）的2011年数据显示，金黄色葡萄球菌是临床最常见的革兰阳性菌（9.7%），其中MRSA的比例占53.4%。大量的研究结果显示MRSA感染患者与非耐药性感染患者相比，患者死亡率显著升高、治疗时间显著延长、治疗费用显著增多，进而给个人和社会带来严重的负担[1]。MRSA对目前已经上市的所有β-内酰胺类抗菌药物耐药，对大环内酯类、氨基糖苷类、氟喹诺酮类等抗菌药物的耐药率基本上都在80%以上，治疗该菌所致的感染需要依赖如万古霉素、利奈唑胺等更昂贵、毒性更强的二线药物。因此，针对MRSA感染的治疗，合理选择抗菌药物非常重要[1]。

MRSA发病率具有较大的地域性差异，同一医院不同科室也存在差异。如上海华山医院MRSA检出率高达83.9%，浙江大学附属第一医院为64.4%。华西一院的研究显示，ICU的MRSA检出率是其他科室的2～15倍。另外，近十年来社区相关性MRSA（community-acquired MRSA，CA-MRSA）流行率逐渐上升，进入医院传播的CA-MRSA会选择成多重耐药株，社区传播能力更强[5]。

针对以上情况，临床经验性用药需要更加谨慎，需要根据实验室检测结果选择和评估治疗方案以及隔离措施，因此临床实验室必须掌握快速、准确检测MRSA的方法。

二、纸片扩散法

选择以下方法之一操作与报告。

1. 纸片扩散法

（1）培养基：MH琼脂。

（2）接种物：直接菌落悬液法。

从非选择性琼脂平皿上挑取少许分离良好单个菌落至无菌生理盐水，调至浊度 0.5 McFarland。

（3）药敏纸片：30 μg 头孢西丁。

（4）接种物：遵照标准纸片扩散法。

（5）孵育条件：33～35 ℃；空气条件（试验温度高于 35 ℃不能检出 MRSA）。

（6）孵育时间：16～18 h。

（7）结果判断。

抑菌圈直径≥22 mm 报告苯唑西林敏感，抑菌圈直径≤21 mm 报告苯唑西林耐药。

对于耐甲氧西林的金黄色葡萄球菌（MRSA）应报告对除抗 MRSA 头孢菌素外的所有 β－内酰胺类耐药。

（8）质量控制：金黄色葡萄球菌 ATCC 25923 结果为敏感（抑菌圈直径 23～29 mm）。金黄色葡萄球菌 ATCC 43300 结果为耐药（抑菌圈直径≤21 mm）。

2. 琼脂稀释法

（1）培养基：MH 琼脂 +4% NaCl。

（2）抗菌药物浓度：6 μg/mL 苯唑西林。

（3）接种物：调取直接菌落悬液浊度 0.5McFarland，使用 1 μL 接种环蘸取菌液，在平板上涂成直径 10～15 mm 斑点。

（4）孵育条件：33～35 ℃；空气条件（试验温度高于 35 ℃不能检出 MRSA）

（5）孵育时间：24 h，用透射光判读。

（6）结果判断。

>1 个菌落生长 = 苯唑西林耐药。

对于耐甲氧西林的金黄色葡萄球菌（MRSA）应报告对除抗 MRSA 头孢菌素外的所有 β－内酰胺类耐药。

（8）质量控制

金黄色葡萄球菌 ATCC 29213 结果为敏感。

金黄色葡萄球菌 ATCC 43300 结果为耐药。

3. 自动化仪器法

（1）按照 vitek2 compact 型号自动化仪器操作规程进行操作，适用于自动化微生物鉴定与药敏分析系统仪器。

（2）抗菌药物：苯唑西林、头孢西丁

（3）结果判断。

苯唑西林：≤2 μg/mL 为敏感，≥4 μg/mL 为耐药。

头孢西丁：≤4 μg/mL 为敏感，≥8 μg/mL 为耐药。

苯唑西林和头孢西丁二者之一结果耐药报告为 MRSA。

（4）质量控制：按照厂商推荐的参考方法进行。

（陈　瑜　孔海深）

第五节 流感病毒耐药检测操作规程

流行性感冒病毒简称流感病毒，属于黏液病毒科（Orthomyxoviridae），是分节状负链 RNA 病毒。据核蛋白（NP）和基质蛋白（M）的抗原性不同，可分为甲、乙和丙型，即 A、B 和 C 型。按血凝素（HA）和神经氨酸酶（NA）的抗原性不同，同型病毒又分若干亚型。流感病毒的抗原性变异就是指 HA 和 NA 抗原结构的改变，主要是 HA 在亚型内部经常发生小变异（量变），称为抗原漂移（antiganic drift）。甲型流感病毒的抗原变异较快，2～3 年可发生一次，乙型流感病毒的抗原变异很慢。大的抗原变异出现的亚型（质变）即称抗原转变（antiganic shift），即为 HA 和（或）NA 都发生了大的变异，由此而产生新的亚型，可引起世界性大流行。变异的病毒株称为变种。甲型流感病毒大约每隔十几年发生一次大变异。鉴于流感病毒的特性和流行特点，WHO 要求全球的流感监测网络在每年的流感流行季节进行流感监测，以便为预防和控制流感提供必要的信息。

临床上用于抗流感病毒的药物主要有两类：一类是烷胺类药物，即 M2 离子通道抑制剂，包括金刚烷胺和金刚乙胺，该类药物仅作用于 A 型流感病毒，对 B 型流感病毒无效。另一类是神经氨酸酶（neura minidase，NA）抑制剂，主要包括扎那米韦（zanamivir，依乐韦）、奥司他韦（oseltamivir，达菲）、帕拉米韦（peramivir）和拉尼那米韦（laninamivir）。流感病毒耐药株的出现使得流感临床治疗，尤其是对重症病例的合理用药变得更为棘手，必须及时对流感病毒开展耐药性监测以获得科学依据。

流感病毒产生耐药性的原因，一是病毒自发性氨基酸置换产生了耐药性，二是抗病毒药物对耐药株的选择性。因此，应避免抗病毒药物的不规范使用导致的耐药株的产生。目前，甲型流感病毒对烷胺类药物已存在普遍耐药，因此建议不再使用烷胺类抑制剂治疗和预防流感。流感毒株大多依然对 NA 抑制剂敏感，因而 NA 抑制剂是治疗和预防流感病毒的有效药物，但同时密切监测流行株对 NA 抑制剂耐药性的变化情况非常重要。

评价流感病毒药物敏感性的方法包括表型分析和基因型分析。表型分析法包括 NA 抑制实验（NA inhibition test，NIT）、ELISA 和空斑减数实验。其中，NIT 是一类高通量表型分析法，操作简单，最为常用。NIT 主要包括荧光法和化学发光法。基因型分析法通过检测 NA 基因上耐药突变的分子标记检测毒株是否耐药，主要包括测序法、以实时荧光定量 PCR（real-time PCR）为基础的方法、以 PCR 为基础且联用高分辨率熔解曲线分析（high-resolution melting-curve analysis，HRM）的方法及基因芯片等方法。两类方法联合使用，在准确鉴定耐药株方面具有重大意义。

一、流感病毒病毒组织细胞半数感染量（$TCID_{50}$）滴定

（一）生物安全要求

高致病性禽流感病毒（如 H5N1、H7N9 等）的操作需要在 BSL-3 级实验室中进行。

普通流感病毒的操作需要在 BSL-2 级实验室中进行。实验操作人员严格按照相应实验室要求进行个人防护。

（二）实验步骤

1. MDCK 细胞的制备

第 1 天，将细胞瓶中成片生长的 MDCK 用 EDTA - 胰酶消化计数，以 3×10^4/孔接种。MDCK 细胞于 96 孔细胞板中，37 ℃ 5% 二氧化碳孵育 24 h 备用。

2. 病毒的稀释

可采取对数或者半对数稀释的方法。以下介绍半对数稀释法。

（1）取 1 管冻存病毒液，用病毒培养液进行 1:100 稀释。

（2）第 1 列 4 个孔每孔加入 146 μL 1:100 稀释过的病毒液，其他各列每孔加入 100 μL 病毒培养液。然后用多道加样器从第 1 孔吸 46 μL 至第 2 孔，做系列半对数稀释，使之成为 10^{-2}、$10^{-2.5}$、10^{-3}、$10^{-3.5}\cdots10^{-7}$。每孔含有 100 μL 病毒液。

（3）流感病毒一般在胰酶存在的条件下才能感染 MDCK 细胞，因此病毒稀释液中需加入终浓度为 2 μg/mL TPCK - 胰酶。某些毒性很高的禽流感病毒在无胰酶存在条件下即可感染 MDCK 细胞，因此在测定新病毒滴度时，最好配制含有和不含有胰酶的 2 种稀释液，以获得最佳结果。

3. 滴度检测

（1）洗细胞：使用多道加样器，每孔加入 100 μL Hank's 液洗细胞 2 次。

（2）将上述方法稀释的病毒液，接种于 96 孔 MDCK 细胞板，每稀释度 4 孔，35 ℃（流感病毒）或 37 ℃（禽流感病毒）孵育 1 h，每间隔半小时晃动细胞板 1 次。

（3）使用多道加样器，每孔加入 100 μL Hank's 液清洗细胞 1 次。

（4）每孔加入含有终浓度为 2 μg/mL TPCK - 胰酶的病毒培养液，35 ℃（流感病毒）或 37 ℃（禽流感病毒）孵育，每日观察细胞病变。

（5）待细胞病变停止发展时（通常 72 ～ 96 h），后检测病毒的红细胞凝集滴度（HA）。

4. 结果判读

根据 Reed 和 Muench 方法对病毒滴度进行计算，计算出病毒的 $TCID_{50}$/mL（表 8 - 13）。

表 8 - 13　Reed - Muench 方法计算 TCID50 滴度的病毒稀释度配比情况

稀释度	阳性孔数（1）	阴性孔数（2）	阳性数（3）	阴性数（4）	比率（5）	阳性数百分比（6）
10^{-4}	4	0	11	0	11/11	100
$10^{-4.5}$	4	0	7	0	7/7	100
10^{-5}	3	1	3	1	3/4	75
$10^{-5.5}$	0	4	0	5	0/5	0

计算各病毒稀释度阳性孔数目（1）和阴性孔数目（2）。

计算阳性孔和阴性孔的累积数，阳性孔累计数由下向上累积（3），阴性孔累积由上向下累积（4）。

计算阳性孔的百分比：比率（5）＝（3）／［（3）＋（4）］（6）＝（5）×100。

计算距离比：距离比例＝（大于50％的阳性百分比－50）／（大于50％的阳性比－小于50％的阳性百分比）＝（75－50）／（75－0）＝0.3。

$TCID_{50}$的对数＝大于50％的阳性百分比的最高稀释对数＋距离比例×稀释度对数之间的差＝5＋0.3×0.5＝5.15

$TCID_{50} = 10^{-5.15}/100 \ \mu L = 10^{-5.15}/0.1 \ mL = 10^{-6.15}/mL$。

含义：将该病毒稀释$10^{5.15}$接种100 μL可使50％的细胞发生病变。

二、流感病毒稀释度的确定

流感病毒感染中，MOI的含义是指平均每个细胞感染病毒的病毒颗粒。

因为 $M \times C = \dfrac{0.7 \times N}{DF} \times V$，所以 $DF = \dfrac{0.7 \times N \times V}{M \times C}$。

注：DF为稀释比例，N为病毒数（TCID50/mL），C为细胞数；V为吸取的病毒液，M为MOI（multiplicity of infection，MOI）。

通常流感病毒的耐药性分析中，$MOI = 0.01$，$C = 2 \times 10^5$细胞/孔（24孔板）。

三、流感病毒对药物（如奥司他韦）耐药性分析

1. MDCK 细胞的制备

第1天，将细胞瓶中成片生长的MDCK用EDTA－胰酶消化计数，以2×10^5/孔接种于24孔细胞板中，37 ℃含5％二氧化碳的细胞培养箱中孵育24 h备用。

2. 各种奥司他韦药物浓度的准备

倍H稀释获得100、10、1、0.1、0.01、0.001和0 μM各种浓度的奥司他韦溶液。

3. 洗细胞

使用多道加样器，每孔加入100～200 μL Hank's液洗细胞2次。

4. MDCK 的预处理

第2天，在3中加入2中的各种奥司他韦浓度的药物，35 ℃（流感病毒）或37 ℃（禽流感病毒）孵育1 h（每种药物浓度至少有2孔）。

5. 洗细胞

使用多道加样器，每孔加入100～200 μL Hank's液洗细胞2次。

6. 病毒感染

（1）应用2中的各种奥司他韦浓度的药物对流感病毒进行稀释，使其病毒的终浓度为MOI＝0.01。

（2）在洗涤后的MDCK细胞4中，加入5（1）中的病毒液（200 μL/孔）35 ℃（流感病毒）或37 ℃（禽流感病毒）孵育1～2 h。

（3）感染 $1\sim2$ h 后，使用多道加样器，每孔加入 $100\sim200$ μL Hank's 液洗细胞 2 次。

（4）然后每孔加入含有终浓度为 2 μg/mL TPCK – 胰酶，不同浓度药物的病毒培养液 500 μL，35 ℃（流感病毒）或 37 ℃（禽流感病毒）孵育 48 h。

6. 滴度测定

（1）收集样本，对每孔样本进行病毒滴度（$TCID_{50}$）的测定。

（2）根据药物处理的病毒滴度（$TCID_{50}$）判断药物的半数有效量（50% effective dose，ED_{50}），从而判断药物的耐药性。

注意：药物的 ED_{50} 越小，敏感性越好；反之，耐药性越大。流感病毒的实验中，通常用一个已知的耐药/敏感株来区分药物的敏感/耐药性情况。

四、神经氨酸酶活性 ELISA 检测方法

1. 试剂与仪器

ABI 公司 NA-star 试剂盒（Cat NO. 4374422 或 4374348 或 4374349）；PE 公司 2103 Multilablel Reader 化学发光检测仪。

2. 实验步骤

本试验步骤参照 ABI 公司 NA-star 试剂盒诊断试剂盒说明书进行。

（1）取 96 孔板，第 $1\sim10$ 列每孔加入 25 μL NA-star 缓冲液，用于稀释神经氨酸酶，第 11、12 列加入 NA-star 缓冲液。

（2）第 $1\sim11$ 孔加入 25 μL 的待检测病毒液，第 12 孔加入 25 μL NA-star 缓冲液作为空白对照。

（3）摇动 96 孔板，使其完全混匀，放置 37 ℃孵育 20 min。

（4）将试剂盒内的神经氨酸酶底物用缓冲液稀释 1∶1 000 稀释备用。

（5）每孔加入 NA-star 中的神经氨酸酶底物 10 μL，充分混匀，放置 37 ℃孵育 10 min。

（6）每孔加入神经氨酸酶促进剂 60 μL，立即用 PE 公司 2103 Multilabel Reader 仪器检测化学发光信号。由于化学发光信号在 5 min 内将减弱，读取数据时每孔不要超过 1 s。

（7）每个数据减去空白对照，绘制标准曲线。或者利用 GraphPad 软件分析数据。

（陈　瑜　崔大伟）

第九章　分型变异录入信息登记表

细菌变异分型结果登记表

1. 基本信息

1.1 开展检测的网络实验室：

1.2 样本编号：

1.3 细菌名称：□金黄色葡萄球菌□A 组链球菌□非伤寒沙门菌□志贺菌

　　　　　　　□小肠结肠炎耶尔森菌□空肠弯曲菌□肺炎克雷伯菌□霍乱弧菌

　　　　　　　□副溶血弧菌□致泻性大肠杆菌□伤寒副伤寒沙门菌

　　　　　　　□脑膜炎奈瑟菌□猪链球菌

1.4 菌种传代次数：

2. 血清分型结果（根据所选的细菌名称，填写相应的结果）

2.1 所用血清类型和厂家批号：

2.2 检测结果

2.2.1 非伤寒沙门菌血清分型：

分型结果：O；H

2.2.2 志贺菌血清分型：

分型结果：□1a□1b□1c□2a□2b □2b＊□3a□3b□3c□4

　　　　　□4a□4b□4c□5a□5b □6 □x 变种□y 变种

2.2.3 小肠结肠炎耶尔森菌血清分型：

分型结果：O

2.2.4 霍乱弧菌血清分型：

分型结果：O

2.2.5 脑膜炎奈瑟菌血清分型：

分型结果：□A□B□C□W135□Y□其他

2.2.6 猪链球菌血清分型：

分型结果：□1 型□2 型

2.2.7 致泻性大肠血清分型：

分型结果：□O□H□K

　　　　　　　□ETEC　□EIEC　□EHEC　□EAEC　□EPEC

2.3 实验过程：（请填写）

血清分型日期：20　　　年　　　月　　　日

血清凝集操作人：　　　　　　　　复核人：

联系人：　　　　　　　　　　　联系电话：

3. PFGE 分型结果（根据所选的细菌名称，填写相应的结果）

需要检测的细菌：金黄色葡萄球菌、A 组链球菌、非伤寒沙门菌、志贺菌、小肠结肠炎耶尔森菌、空肠弯曲菌、霍乱弧菌、副溶血弧菌、致泻性大肠杆菌、伤寒副伤寒沙门菌、脑膜炎奈瑟菌、猪链球菌。

菌株条形码号：		PFGE 日期：
图像递交实验室名称：		报告结果日期：
菌株接收日期：		凝胶图像编号：
Marker 及内切酶：		样本所在泳道号：

Conditions		插入凝胶图像
Run Time		
Initial Switch Time		
Final Switch Time		
Voltage Gradient		
Included Angle		
Ramping		
起始电流（ma）		

泳道	菌株编号	内切酶	备注
1			
2			
3			
4			
5			
6			
7			
8			
9			
10			
11			
12			
13			
14			
15			

4. MLST 分型结果（根据所选的细菌名称，填写相应的结果）

需要检测的细菌：金黄色葡萄球菌、A 组链球菌、小肠结肠炎耶尔森菌、空肠弯曲菌、肺炎克雷伯菌、副溶血弧菌、脑膜炎奈瑟菌。

MLST 记录表格

菌株条形码号：	MLST 日期：
图像递交实验室名称：	报告结果日期：
菌株名称及分纯日期：	凝胶图像编号：
提取 DNA 浓度：	测序序列号：

靶标基因	引物名称	引物序列	插入 PCR 产物验证凝胶图像

泳道	靶标基因	片段大小	是否与目的片段大小一致	测序公司	GenBank 号
1	Marker				
2					
3					
4					
5					
6					
7	Marker				
8					
9					
10					
11					
12					

5. 金黄色葡萄球菌蛋白 A 多肽性分析结果及过程

所选基因：□spa 基因 □其他

多肽性分析：spa 基因 24 bp 串联重复序列数目：

6. A 组链球菌 emm 分型结果及过程

所选基因：□M 蛋白基因 □其他

引物名称	引物序列	扩增条件	片段大小	测序单号	GenBank 号

（朱召芹　胡芸文）

病毒变异分型结果登记表

1. 基本信息

1.1 开展检测的网络实验室：

1.2 样本编号：

1.3 病毒名称：□人流感病毒□人呼吸道合胞病毒□人副流感病毒□人冠状病毒
　　　　　　　□汉坦病毒□登革病毒□麻疹病毒□乙型脑炎病毒□轮状病毒

2. 基因分型结果（根据所选的病毒名称，填写相应的结果）

2.1 检测结果

2.1.1 人流感病毒分型：

所选基因：□M 基因□NS 基因□HA 基因□其他

分型结果：□A 型□B 型□C 型□H□N

2.1.2 人呼吸道合胞病毒分型：

所选基因：□F 基因□其他

分型结果：□A 型□B 型

2.1.3 副流感病毒分型：

所选基因：□HA 基因□其他

分型结果：

2.1.4 人冠状病毒分型：

分型结果：□HKU1 □229E □OC43 □NL63 □SARS-CoV □其他

2.1.5 汉坦病毒分型：

所选基因：□M 基因 □其他

分型结果：□L 型 □M 型 □S 型
　　　　　□hantann □Seoul □其他

2.1.6 登革病毒分型：

分型结果：□1 型 □2 型 □3 型 □4 型 □其他

2.1.7 麻疹病毒分型：

所选基因：□核蛋白（N）基因碳末端 450 个核苷酸片段 □血凝素蛋白（H）基因
　　　　　□其他

分型结果：□A □B（1－3）□C（1－2）□D（1－11）
　　　　　□E □F □G（1－3）□H（1－2）

2.1.8 乙型脑炎病毒分型：

所选基因：□E 基因 □其他

分型结果：□1 型 □2 型 □3 型 □4 型 □5 型 □其他

2.1.9 轮状病毒分型：

基因序列是否完全来自方案：□是□否

所选基因：□VP4 □VP7 □其他

分型结果：□A 组轮状病毒 □B 组轮状病毒 □ C 组轮状病毒

A 组血清型：（G 型）

A 组基因型：（P 型）

B 组血清型：

B 组基因型：

C 组血清型：

C 组基因型：

2.2 基因序列是否完全来自方案：□是□否

引物名称	引物序列	扩增条件	片段大小	测序单号	GenBank 号

2.3 实验过程（请填写）

基因分型日期：20   年   月   日

操作人：   复核人：

联系人：   联系电话：

（张万菊   胡芸文）

寄生虫变异分型结果登记表

1. 基本信息

1.1 开展检测的网络实验室：

1.2 样本编号：

1.3 寄生虫名称：□疟原虫□隐孢子虫

2. 基因分型结果（根据所选的病毒名称，填写相应的结果）

2.1 检测结果

2.1.1 疟原虫分型：

所选基因：□*pfcrt* □*pfmdr1*□*pfdhfr*□*pfdhps* □*pfATPase6* □其他

分型结果：□A 型（氯喹抗性）□B 型（磺胺多辛 – 乙胺嘧啶抗性）

　　　　　□C 型（青蒿素抗性）

2.1.2 隐孢子虫分型：

所选基因：□ GP60 基因□其他

分型结果：*C. ho minis* □Ⅰa 型 □Ⅰb 型 □Ⅰd 型 □Ⅰe 型 □Ⅰf 型 □Ⅰg 型

　　　　　C. parvum □Ⅱa 型 □Ⅱb 型 □ Ⅱc 型 □ Ⅱd 型 □ Ⅱe 型

　　　　　□ Ⅱf 型 □ Ⅱg 型 □ Ⅱh 型 □ Ⅱi 型 □ Ⅱk 型 □ Ⅱbl 型

注：分型结果仅适用于人隐孢子虫（*C. hominis*）和微小隐孢子虫（*C. parvum*）

2.2 基因序列是否完全来自方案：□是□否

引物名称	引物序列	扩增条件	片段大小	测序单号	GenBank 号

2.3 实验过程（请填写）

基因分型日期：20　　年　　月　　日

操作人：　　　　　　　　　　复核人：

联系人：　　　　　　　　　　联系电话：

（朱召芹　胡芸文）

螺旋体变异分型结果登记表

1. 基本信息

1.1 开展检测的网络实验室：

1.2 样本编号：

1.3 螺旋体名称：□伯氏疏螺旋体

2. 基因分型结果（根据所选的螺旋体名称，填写相应的结果）

2.1 检测结果

2.1.1 伯氏疏螺旋体分型：

分型结果：□*B. burgdorferi sensu stricto* 型 □*B. garinii* 型 □*B. afzelii* 型

□*B. japonica* 型 □*B. vailaisiana* 型 □*B. lusitaniae* 型 □*B. bissettii* 型

□*B. andersonii* 型 □*B. tanukii* 型 □*B. turdae* 型 □*Borrelia sp* 型

□其他

RFLP 图谱：□A 型 □B 型 □C 型 □D 型 □ E 型 □F 型 □G 型 □H 型 □I 型

□J 型 □K 型 □L 型 □M 型 □O 型 □P 型 □R 型

2.2 基因序列是否完全来自方案：□是□否

引物名称	引物序列	扩增条件	片段大小	测序单号	GenBank 号

2.3 实验过程（请填写）

基因分型日期：20　　年　　月　　日

操作人：　　　　　　　　　　　复核人：

联系人：　　　　　　　　　　　联系电话：